JN172088

国策と犠牲

増補改訂版

原爆・原発　そして現代医療のゆくえ

山口研一郎 編著
YAMAGUCHI Kenichiro

社会評論社

【増補改訂版】国策と犠牲──原爆・原発　そして現代医療のゆくえ＊目次

まえがき　戦後日本における「国策」をめぐって

山口　研一郎

「国策」。『広辞苑』（岩波書店、一九七七年）によると「国家の政策」とされており、「国策会社」＝「主として満州事変から第二次大戦中まで、日本政府の援助ないし指導の下に設立された特殊会社。満州重工業開発会社など侵略的意図でつくられたものが多い」との注釈がつけられています。従ってその意味するところは、国家のための政策であって必ずしも国民のための政策ではありません。国家が国民と一体のもの、すなわち国家のため＝国民のためということであれば問題はないのですが、いずれの国においても国家のためが必ずしも国民のためとはなっていないのが常です。翻って我が国、日本の場合はどうでしょうか。日本における歴史を繙《ひもと》いていくと、「国策」が国民のためどころか、逆に国民に被害を強いることに繋がってきた、との感が拭えません。

「現代医療を考える会」は一九九二年四月以来二〇年余りにわたり、過去から現在に至る医学や科学の有り様について、専門家より話を聞き、市民の方々と共に考えてまいりました。その結果、戦中、戦後、連綿と続けられてきた医療政策や科学技術が、国のほんの一握りの人たちにとっては有意義である一方、多くの人々に多大な被害や被災をもたらすものであったとの実証を数多く得ました。

本書においても触れている、戦時中の七三一部隊を始めとする戦時医学、水俣・三池における企業優先の災害処理、薬害エイズに関する医師や薬剤企業の責任不問は言うまでもありません。人の「いのち」にかかわるテーマである「脳死・尊厳死」や「臓器移植」、「生殖医療」、「遺伝子診断・操作」といった先進医療、或いは予防医学やがん治療の中にさえも、国策または企業の論理によって一般国民がモルモットと化し、その生死が牛耳られている現実を垣間見ることができるのです。

二〇一三年三月一六日東京において開かれた、「731部隊・細菌戦資料センター」主催によるノンフィクション作家高杉晋吾氏（一九三三年生まれ）の講演会「国策としての731部隊と原発」に参加しました。高杉氏と言えば、医療・医学のあり方や社会的位置づけ、歴史的役割について考えようとしていた私の学生時代やその後、必ず参考にしたのが、『日本医療の原罪――人体実験と戦争責任』（亜紀書房、一九七三年）、『七三一部隊細菌戦の医師を追え――今も続く恐怖の人体実験』（徳間書店、一九八二年）、『にっぽんのアウィシュビッツを追って』（教育資料出版会、一九八四年）といった著作でした。そこには私どもの知らなかった、戦時中の細菌戦部隊の存在、部隊内における人体実験、それが戦後も刑務所や病院（特に精神病院や老人病院）、療養所などで続けられてきた事実が書き連ねてありました。

当日の講演のレジュメには、冒頭以下のような文章が述べられています。

国策とは我々にとって、何であろうか？国策と言うものは、底辺国民のものではない。国民大多数は国策から排除されながら、国策に従うことをやむを得なくされ、この国を支配する三パーセントにも及ばない政官財、ごく少数エリートの利益にかなう政策、すなわち政界、官界、財界の利益にかなう政策に従属させられている。エリート支配者は彼等の利権による政策と、それを支える技術の安全性、地域社会を富裕化させるという幻想を国策、国益と呼号して、我々を支配してきた。（中略）

戦前は凶悪な細菌戦を頂点とする他国民を侵略する医療の戦争動員。医療は軍事方針の下で直ちに他国民を殺戮しながら、侵略軍の戦力を維持する謀略につながる。戦後の現在は原発問題。核の平和利用幻想による国策動員。そういう意味で両者とも国策という名でつながっている。

戦前の具体的国策としては、七三一部隊を中心とする細菌戦部隊による感染・凍傷・輸血実験、生体解剖、また電力エネルギー創設に向けた巨大ダム建設（そのための農地焼き払い・略奪、農民殺戮）について具体的に語られました。戦後の国策として、製薬を目的とした様々な施設での人体実験、さらにエネルギー問題としてのダム問題や原発問題が列挙されました。

戦後の国策の中でより象徴的な事件として高杉氏は、「浜岡原発が嶋橋伸之さんを放射能で殺し、医療はその因果関係を隠す」事件について、以下詳細にレポートされました。高杉氏の御許可を得て、当日のレジュメの中からそのまま抜粋します（以下の「原発被曝労働の実態」について、高杉氏は二〇一四年一月、緑風出版より『原発の底で働いて――浜岡原発と原発下請労働者の死』を出版されました）。

病気があれば、その社会的、歴史的な因果関係を調べる。それが医療の社会的役割であろう。（浜岡原発で数年間働いた）嶋橋さんについても彼の白血病の社会的、歴史的な因果関係が調査されなければならない。だが、私が書いた嶋橋さんの死に至る経過のあらゆる場面で、彼の病因の起因するところを調査した形跡がない。（中略）

嶋橋さんが白血病であると診断されたのは、浜松医科大学病院に入院してから後である。職場では彼の健康は、すべて「異常なし」という診断であった。しかし、職場のあらゆる場面で放射能と白血病の因果関係が疑われる情況に彼は置かれていた。（中略）

これらの嶋橋さんの置かれていた諸関係を簡略化して、分析してみれば、どう考えても彼の白血病の病因は職場の放射能に起因すると考えざるを得ない。それが労働者や住民の命を守ろうという医学的常識だ。だが原発関係の中部電力も、彼を雇った下請け企業も、（重症化した後受診した）浜岡病院も、

①嶋橋さんの病気を認めず、
②白血病としか考えられない症状にもかかわらず白血病の血球数を欺瞞し、
③病気の原因となった原発による被曝の事実を隠し、
④白血病が分かった段階でも原発による発病の原因を隠し、
⑤被曝手帳を渡さずに死後まで隠し、
⑥死後に渡した時には被曝手帳を改ざんし、
⑦最後まで彼の死と病気の発病の原因を隠し通した。

以上の事実から中部電力も、その下請け、孫請け企業も、それらの関わる医療も、国策としての原発推進のために、国策としての事業の確立の基盤をゆるがさないために、医療を国策動員して産業医に原発との因果関係を隠ぺいする役割を与え、嶋橋さんと両親を騙《だま》し死に追いやった。（中略）

医療が原発と嶋橋さんの白血病との因果関係を隠しておけば、嶋橋さんを死に追い込んだのが原発であることを隠すことができる。そうすれば原発と産業医療が手を組んで、原発による労働者の死を隠し、労働者に安心して原発で働けと言い続けることが可能である。（中略）

電力会社と産業医の行為には国民、労働者、住民の命を守ろうという視点が全くない。彼らの視点は財界、政界、官界の利権を最重点の視点として尻尾を振って自己の利益を守るという姿勢があるだけだ。裁判に至ってはこの財界と政界、官界の冷酷で残忍極まる姿勢にだけ一〇〇パーセント追随し、住民、労働者、国民の命の求めを一〇〇パーセント否定するという反国民的存在なのである。

これが国益、国策政治の正体なのであり、浜岡原発の問題の核心はそこにある。以上のように嶋橋さんの死は原発推進の国策による死である。

「原発推進の国策による死」、それは「犠牲」という一言で表わすことができます。「犠牲」という言葉の表わす意味について、『社会臨床雑誌』第二〇巻第一号（日本社会臨床学会編集、現代書館、二〇一二年六月発行）において、三輪寿二《しゅうじ》氏（茨城大学、水戸在住）が書かれた論文「学習会「原発問題と優生思想」（二〇一二年一月に行なわれた、和光大学人間関係学科元教授篠原睦治氏と小児科医山田真氏の対談—山口）に参加して」（二七〜三〇頁）中に、以下のような一節があります。

原子力が人間に悪影響を与えることは原爆がなくても明らかなのに、基準がわからないまま産業化されたこと。これはもう国家による「人体実験」としか言いようがない。（中略）（原発事故後の安全地域の判断、すなわち安全／危険の線引きは）いまの科学では見極めが難しいことは明白である。それゆえ、政治的に線引きを判断することになるわけだが、この基準を「補償費用」を根拠に作ったならば、それは国家的な「見殺し」だ。この国の政治的決断は恐ろしく冷徹に国民の一部を見殺しにするという選択肢を選んだのである。こんなことは戦争でしか起きない。
こうして、お二人の話を聞く限り、国家による「人体実験」と「見殺し」が行なわれた、と理解する他なかった。

三輪氏は原発推進の「国策」による「犠牲」を、「人体実験」による「見殺し」と言い換えておられることが、以上の論文で明らかです。その観点から歴史をふり返ると、様々な事実がみえてきます。国民の犠牲の上に国家が存在しているどころか、犠牲がなければ国家が成り立たないという厳然たる事実です。「戦争」や「大量虐殺」は言うに及ばず、各種の産業の発展、そして科学技術、そこにあるのは「国策」と「犠牲」の連鎖と言えるでしょう。三・一一の福島第一原発事故は、地域周辺の自然や人々の暮らしという大きな犠牲を払うことで、その事実を改めて私たちに突きつけ、これから先私たちがどのように生きていくのかを考えざるを得ないきっかけをつくったように思うのです。

今後どのように生きるのかを考える時、避けて通れないのが「いのち」の問題と言えます。産業や科学技術の発展において必ず建て前とされるのは、「快適な生活」「生きがい」「健康」「長寿」といった謳い文句です。しかし、どれも「いのち」を抜きに語ることはできません。そこで私共は、二〇一一年三月一一日の東北大震災二カ月後の五月一四日、「改めて生命（いのち）を問う―

――人体リサイクル時代を迎えて」という講演会を開催しました。

この場に、日本に生まれ育ち幾多の苦難を受けながら生きてこられた在日朝鮮人作家の高史明《コサミョン》さんをお招きし、「いま深くいのちを見つめる」と題する講演をお願いしました。高さんは一九五〇年代前半の朝鮮戦争やレッドパージの時期、日本共産党に入党し政治活動を行ない、一九五五年の六全協（第六回全国協議会）をきっかけに離党した、自らの体験にもとづく小説『夜がときの歩みを暗くするとき』（筑摩書房、一九七一年）を書かれました。一九六二年に岡百合子さんとの間に生まれた岡真史《まさふみ》君へのメッセージを書いた『生きることの意味――ある少年のおいたち』（ちくま文庫、一九七五年）を出した直後の一九七五年七月に、一二歳の真史君の自死という事態を迎えます。その後、真史君が残した詩を集めた『ぼくは12歳』（筑摩書房、一九七六年）を出版し、全国の子どもや親たちから大きな反響を呼びました。我が子の死をきっかけにそれまで手にしていた『歎異抄』に改めて導かれ、日本の歴史に関する大著『月愛三昧《がつあいさんまい》――親鸞に聞く』（大月書店、二〇一〇年）をまとめ上げられました。高さんが、東北大震災や福島第一原発事故に関連して「いのち」をどのように語られるのか、序章に収めさせていただきました。

また続けて、「いのち」を生命科学の立場からとらえ直し、一九七二年より定期雑誌『技術と人間』の編集を担当、一九八〇年よりＤＮＡ問題研究会を主催してこられた天笠啓祐さんにも講演をお願いしました。「人体部品資源化・商品化のいま」と題するお話は、人（間）が総体としての「いのち」どころか「部品」として語られ、「資源」や「商品」として扱われる現実を私たちに突き付けました。

一般には極めて難解なためについ専門家に任せきりにしてしまいがちな生命操作技術やそれを推進する社会的しくみについて、分かり易く語っていただきました。その内容を第4章に収めさせていただきました。

震災に関しても、原発事故に関しても、「復興」は掛け声とは裏腹に全く進んでいない。それどころか、年月が経つうちにますます深刻化しているのが現実ではないでしょうか。特に原発については、爆発による放射能漏れによって直接的に生じた周辺地域の深刻な人的被害と同時に、今後必然的に生じる放射能により汚染した土や落ち葉、汚染水の処理、放射性廃棄物、そして被曝した子どもたちの将来など、課題は山積みしているにもかかわらず、何の有効な解決法も呈示されていません。そこで、原発事故二年四カ月後の二〇一三年七月二七日、「国策としての先進医療・原発―犠牲の上に成り立つ科学技術の行く末」と題し、講演会を催しました。

前半はまず、呼吸器系を専門とする内科医師として、原発事故後福島の罹災した人々に関わり続けておられる松井英介さんに講演をお願いしました。松井さんは医学の戦争責任について一貫して追求してこられた方であり、一九九三年七月より一九九四年一二月の一年半、全国で催された〝七三一部隊展〟において、岐阜（一九九四年六月〜七月）での開催に際し中心的に動かれました。高槻において同年一一月〜一二月に開催された際も、応援に駆け付けていただきました。また、二〇〇一年五月に開かれた「現代医療を考える会」結成一〇周年「二〇世紀の検証と現代――医師・医学者の戦争責任への認識と克服」において、第二分科会「七三一部隊と細菌戦」のお世話をしていただきました。そのような松井さんに、「「低線量」放射線内部被曝と健康障害」と題して、放射線被害において軽視されがちな「内部被曝」の問題に言及していただきました。豊富なスライドの説明にあっという間の一時間でしたが、第1章に収めることができました。

私共にとって、原子力発電が建設され稼働している現地の方のお話を是非お聞きしたいというのが従来よりの念願でした。その点で二〇一一年五月にもおいでいただいた真言宗僧侶の中嶌哲演さんは最適の方でした。何よりも中嶌さんが住む小浜市は、長い間の闘いによって一基の原発もつくらせることはありませんでした。一方でその周辺約四〇キロ圏内に一五基の原発が設置され、小浜市はそれに取り囲まれているのです。一方では反原発の闘いに挑みながら、もう一方では原発に包囲された生活を送らざるを得ない現地の方の思いを、「若狭湾における反原発の闘い」として語っていただき、その中で、福島現地の方々の切々たる声も紹介していただきました。第2章にまとめさせていただいています。

三・一一以来、マスメディアによって原発の問題が毎日センセーショナルに取り上げられる中で、どちらかと言えば国民に注目されずに進められている動きとして「脳死・臓器移植」や「安楽死・尊厳死」があります。また同時に、生殖医療における「新型出生前診断」やｉＰＳ細胞を利用した「再生医療」、あるいは遺伝子診断によるがん発生防止のための予防的組織（臓器）切除などの臨床応用が半ば公然と進められています。果たして原発と先進医療とは全く関連性のないものでしょうか？

そこで七月二七日の会の後半では、科学史・科学論を専門にされている小松美彦さんに、特に戦後の科学技術の流れの中で、原発や先進医療がどのようにして現在の姿になったのか、歴史的過程をふまえながら、「医療政策としての脳死・尊厳死――私たちはナチスを断罪できるのか」と題して丁寧に語っていただきました。小松さんは、「脳死」「尊厳死」問題に関して、国内でも国際的にもリーダー的論客として生命倫理の立場から数々の著書を出版され、批判論者の急先鋒とも言える方です。二〇一三年一〇月二七日『読売新聞』（日曜版）の〝本よみうり堂〟コーナーにおいて、同年八月に出版された著書『生を肯定する――いのちの弁別にあらがうために』（青土社）が紹介されています。また、同年一一月二六日『朝日新聞』の文化欄に、ダンサー黒田育世さんが「〝命の操作〟に抗う」として、「私の大学時代の恩師である小松美彦先生は、臓器移植法に一貫して反対の立場をとり、「自己決定権は幻想である」と主張されていました。その言葉が非常に強く残っています。私も、何に対しても、そもそも権利などないと思っていたい。私自身の命を所有する権利をも。命は所有や権利を超え、人々の間で溶けあっている。これは、踊ることで私に刻み込まれた実感です」とのコメントを載せています。このように、今や「脳死・臓器移植」の推進役となっているマスメディア上においても、多大なインパクトを与えておられます。その貴重なお話を第3章にまとめさせていただきました。

第4章は前述の通り、天笠さんにお願いしました。生命操作は日進月歩であり、講演より三年半のブランクがあることから、このたび新たに書き下ろしていただきました。前回のお話の中で印象深かった箇所を、長くなりますがご紹介させていただきます。

DNA問題研究会という小さな研究会で二〇一一年の二月五日にシンポジウムを持ちまして、現在の状況というのは、原発が人類を滅ぼすか、バイオが人類を滅ぼすか、どっちかが先に人類を滅ぼすような状況ではないかという話をしたのです。まさかその一カ月後に、これほど大きな事故（福島第一原発事故）が起きることは想像もしていませんでした。私たちは二つの侵してはならない領域を弄《いじ》ってしまったのではないかという思いがしてしょうがないんです。一つは物質の根幹である原子核を弄ってしまった。もう一つはDNAという生命の源を弄ってしまった。それが私たちにとって大きな間違いではないかと思っているのです。

（中略）

私は、二〇一〇年に山口研一郎さんと共に出版した『生命（いのち）――人体リサイクル時代を迎えて』（緑風出版）に、「いのち観変貌の社会史」という一文を掲載しました（一六一～一九五頁）。冒頭の部分に書きました内容が、序章の高史明さんの話と重なるところが随分あったのでびっくりしたのです。原子爆弾を開発したマンハッタン計画というのがあり、アメリカ、イギリス、カナダの科学者がアメリカを中心として研究したのですが、そこで開発された原爆が広島と長崎で使用されました。そこには多くの物理学者が動員をかけられたのです。

物理学者の動員により原爆を開発して戦争が終わり、マンハッタン計画が終了しました。マンハッタン計画は、ヒットラーが先に原爆を開発したら大変なことになるということを大義名分にして行なわれたわけです。それが一段落した時に、研究者は大きな挫折感を持ちました。マンハッタン計画は科学者にとって予算が潤沢に付きますし、自由に研究ができたのです。彼らにとってこれほど素晴らしい研究機関はなかったのです。それが原爆を生み出したのです。そこから放り出されることになり、研究目標を失いました。

そこで彼らが出会ったのが、高さんも紹介されたシュレーディンガーの『生命とは何か――物理的にみた生細胞』という本だったのです。その時、生命というものを原子物理学者の言葉で解き明かしたら、これまでと違う生命観が生まれるのではないかということで始まったのが〝分子生物学〟だったのです。ですから、〝原子物理学〟と〝分子生物学〟は共通のところから生まれたのです。そこでＤＮＡの二重螺旋《らせん》構造、遺伝子構造が解明されていくのです。（中略）

現在、バイオテクノロジーはどういう状況にあるのでしょうか。例えば〝細胞融合〟という技術があります。これは異なる細胞同士を結合させるのですが、今の研究者というのは「木を見て森を見ない」どころか、今日の生物学の対象は森でもなく木でもなく、細胞そのもの、その中のＤＮＡなのです。ここを見て、生物と考えるのです。これは本当に困ることなのです。生命というものをＤＮＡの問題とみてしまう。（中略）

次に〝遺伝子組み換え〟がありまして、これは他の生物の遺伝子を導入するのです。有名なのは、近畿大学で開発したホウレン草の遺伝子を入れたブタというのがあります。ヘルシーなブタ肉になるということでしょう。他の生物の遺伝子を入れると、従来その生物が持っていなかった性質を持つことができるので開発されたのです。いろいろな技術があり、植物とか家畜とか魚とか昆虫とか、いろんな生物に応用されているのです。

今遺伝子組み換え作物というのがクローズアップされています。例えば全ての植物を殺す強い除草剤をつくり、それに抵抗力のある植物を作ると、除草剤を撒いた後、他の雑草は全滅し、その植物だけが生き残ります。その結果、手間暇かからずに除草ができるということで開発されました。もう一つは、殺虫毒素を持つ植物です。虫がやってきておいしそうだなと食べると、毒素が体に入り死んでしまうというものです。こうして人間の一方的都合で様々な植物や動物の操作が行なわれているのです。動物（家畜）で行なわれていることは必ず人間にも応用されます。（中略）

科学技術の二〇世紀は、戦争や産業や開発などが自然を破壊し続けてきた世紀だったような気がします。それに対し二一世紀は、核（原水爆、原発）が放射線によって生命の内部を破壊しています。同様にバイオテクノロジーも生命を内側から破壊してしまうものではないか

と感じるようになりました。しかも、それに経済が拍車をかけています。(中略)

こういう事態が拡がっていきますと、冒頭申しましたように、原発が人類を滅ぼすのか、バイオテクノロジーが滅ぼすのか、という感じがしてくるのです。絶望的な感じを受けてしまいます。高史明さんは「根こそぎ」という表現を何度となくされていましたが、徹底的にそういった価値観を変えていかないと大変なことになるのではないでしょうか。

以上、講演の場では原発問題に関連して、核開発という原子物理学から分子生物学が誕生したこと、またその後のバイオテクノロジーの多様な開発について述べられました。その過程において、遺伝子やDNAという「科学」が、遺伝子組み換え・操作、再生医療という「技術」に移行し、さらに、人間の生や死に関わる操作をも生み出していることを指摘されました。天笠さんの「原子核とDNAという、侵してはならない領域を弄ってしまった」という言葉に、「生命」の本質を物質で解明しようとする関心の持ち方が、「生物」という具体的な存在を感じさせなくなってしまったのではないかと危惧します。経済政策とともに進められる原子核とバイオテクノロジーの開発が、生命を内側から破壊していく技術と化している現状。その歯止めとしては、私たちが根底から「いのち」あるいは「生き物」に対する価値観を変えていくしかないと指摘されています。

続く第5章には、子どもの立場から現在の社会や教育・医療のあり方を検証してこられた亀口公一さんに、「子どもと臓器移植・原発事故・遺伝子診断」と題する記述をお願いしました。ややもすれば見落としがちな子どもの視点よりの科学技術に対する重要な見方といえるでしょう。

二〇一三年七月の会のまとめとして、山口研一郎より「科学技術における「国策」と「犠牲」の連鎖の構図」と題し、話をさせていただきました。このたびの会が、同年二月に岩波書店より出版された『思想としての「医学概論」――いま「いのち」とどう向き合うか』の出版記念もかねていたことから、第6章に収めています私の話の内容は、同書の内容と一部重なっております。是非、本書と共に『思想としての「医学概論」』にもお目通しいただければ幸いです。

私の話の中に触れている永井隆氏について論考を深めることは、このたびの「フクシマ」を考える上でも極めて重要ではないかと考えました。確かに一九七〇年代より永井氏を再考する論文は散見されますが、まだまだ「永井理論」批判はタブー視され、永井氏は偶像化されていると言っても過言ではありません。このたび、戦中、戦後にわたり永井氏と身近に接してこられた土山秀夫氏にお話を伺うべく御連絡したところ、快諾していただき、第7章「長崎の医師・永井隆、秋月辰一郎のことなど――土山秀夫先生に聞く」と題するインタビュー記事に結実しました。幸い土山氏は秋月氏とも親しく接しておられ、〈永井氏―秋月氏という、長崎における原爆投下後、同じ時期に医師として救護活動を展開しながら、対極的な立場を貫かれたお二人の姿〉を浮き彫りにできた気がします。また土山氏が、七人の兄弟を女手一つで育ててくれたお母さんのお話をされる中で、私も特別な日などに何度か訪れたことのあるレストラン喫茶〝銀嶺〟の創設者ということが分かり、店内に飾ってあった数々の調度品や静かなレコード音楽の謎も解けました。様々な意味で意義深いインタビューであったと感じています。

第7章には注1～7を加筆し、土山氏へのインタビュー中に出てくる様々な人物や事象について解説いたしました。私の手もとには限られた資料しか存在せず、本書出版に至るまでの短期間に多くの方々よりご提供いただき、またご助言いただきました。この場をお借りし、次の方々に改めて心よりお礼申し上げます。高橋眞司氏（永井氏の「浦上燔祭説」に関して）、山田和子さん（被爆者である夫・山田かん氏の詩作活動について）、伊藤修一氏（永井氏に関するカトリック雑誌上の記事について）、羽田治夫氏（長崎大学角尾内科時代の父・曄氏に関して）、長崎文献社（秋月氏の『死の同心円』に関して）。

Ⅰから Ⅲにおいて、二〇一三年七月二七日の会にご出席いただいた水戸喜世子さん（一九八〇年代先駆的に原発を告発し献身的に活動された夫・水戸巖氏と共に活動）、川見公子さん（「臓器移植法」の問題点を一貫して告発し市民運動を展開）、沖克太郎さん（一九六〇年以来、三池闘争、ＣＯ闘争を労働組合の先頭になって担う）、藤信子さん（秋月辰一郎氏の長女として、幼少期より父の被爆者への医療に携わる姿をみて育つ）、西村豊行さん（一九七〇年代初頭、長崎における被爆者に関する幾多の差別の構造―キリシタン、部落、在日朝鮮・中国人―について聞き取り調査を行ない執筆）の、五名の方々の発言内容をコラムとして紹介しました。

また、Ⅰ、Ⅱの「はじめに」を、七月二七日の会において司会の大任を果たしていただいた塩見有生さん、西沢いづみさんに担当していただきました。さらに、「あとがき」を神戸修さんにまとめていただきました。

最後にどうしても触れておかなくてはならないことがあります。一つは、二〇一三年の暮れ一二月六日に国会において成立した「特定秘密保護法」の問題です。第7章の土山氏へのインタビューにおいても、太平洋戦争勃発から敗戦に至る過程において、当時の「治安維持法」により、いかに市民の生活が監視され、取締、摘発、連行、拷問に至ったか話されました（お話の中では、お兄さんが運動会の写真を撮っただけで憲兵から連行されたこと、家の中でクラッシックを聞いただけで通報されそうになったこと、が語られました）。しかしその「治安維持法」も一九二五年の成立時においては、ただ一点「国家転覆を計る共産主義者」がその対象とされ、多くの国民は、「国家転覆を計画する人間を取締るためであれば仕方がない」という気持ちにさせられたと言います。今回の「秘密保護法」が、表向きは「防衛、外交、スパイ行動防止、テロリズム防止に関わり、国の安全保障に著しい支障を与えるおそれがある情報を〝特定秘密〟に指定し、その漏洩《ろうえい》を禁止し、違反者に厳罰を科す」とされている事実と、いかに似通っているでしょうか。

コラム2において川見さんも述べておられるように、「脳死・臓器移植」の過程において、ドナーに関する具体的情報、急性期の救命治療の過程がほとんど公開されておりません。例えば、二〇一〇年七月より改定「臓器移植法」が施行されていますが、以降二〇一二年末の時点で、「脳死」からの臓器移植一一四例中九二例が「（本人による）臓器提供の意思表示」のない事例です（ちなみに、二〇一三年一二月初旬の時点では一六一例。うち、一五歳未満は四例）。正確な数字は示されていませんが、二割近くが自死行為によって「脳死状態」になった方々ではないかと推察されます。この間、「脳死」の原因が明らかにされず、表向きは「蘇生後脳症」や「低酸素脳症」といった病名が多くなっています。これは、突然呼吸ができなくなったり、心臓が止まったりする病態を言います。急性心筋梗塞で心臓が止まる方もいますが、その多くが縊《い》死（首つり自殺）によるものではないかと想定されています。二〇一二年一〇月の『世界』（岩波書店）掲載論文（出河雅彦・橳島次郎「脳死の次ぎは安楽死？」）に、改定「臓器移植法」施行前の十数年間に四例しか「蘇生後脳症」がなかったのに、改定後は二年間で二〇例あることが報告されています。おそらく自死の方から臓器提供されているのではないかということです。自死ということになれば様々な社会的背景があります。特に小児や未成年の場合、虐待やイジメの問題とも関連します。このような重要な情報が全く公開されていないのです。

今後、同様な傾向は「国家的な政策」としての「脳死・臓器移植」推進の中でさらに強くなるでしょう。脳死移植の推進を支持する医師たちの間では、「これまで（脳死移植に関する）事後検証会議を開催してきたが、医学的不合理を指摘された事例は一例もなかった。厚労省による検証作業の役割は既に終了し、今後は関連医学会に検証が任されることが望ましく、行政が介入すべきでない」という意見も出始めているのです（有賀徹他「改正臓器移植法が施行されるにあたっての諸問題」日本脳死・脳蘇生学会機関誌『脳死・脳蘇生』第二二巻第二号、二〇一〇年一月、六九〜七四頁）。その結果、検証の内容は一般には公開されなくなります。「秘密保護法」は、このような風潮を必ず後押しするに違いありません。

二つ目として、第4章で天笠さんも触れておられるTPP（環太平洋戦略的経済連携協定）の問題があります。来たるべきTPPへの参加は、農業や郵政など様々な分野において多大な影響をもたらしますが、現在進められている医療・医学の再編の大きな分岐点となるのは間違いありません。それは一言で表わすならば、「医療や介護など、人々の命の維持や生活自体を資本の投資・利潤追求の場、カネ儲けの手段」（埼玉大学名誉教授・鎌倉孝夫氏）にすることに他ならず、現実的にはアメリカ型医療・医学が日本へ一気に上陸する契機になるもの、と言えます。「株式会社による病院経営」「公的医療保険と保険外の医療内容（自由診療）とが併用される混合診療の推進」は言うに及ばず、「薬代や検査料の高騰化」にも拍車がかかります。

薬代や検査料（画像診断、血液・生化学、免疫学、染色体・遺伝子）などに反映するのが特許の存在です。既にWTO（世界貿易機関）が一九九五年に定めた「TRIPS協定」（「知的財産権の貿易関連の側面に関する協定」）があります。同協定において、加盟国に対し特許権の保護期間が二〇年以上と義務付けられています。特許権とは別に「データ保存期間」が認められる可能性もあり、安い後発のジェネリック医薬品の使用が禁じられます。また、薬剤のみならず検査法、治療（手術）法にまで、特許の対象が拡大されるかもしれません。こうして医療（検査、服薬、手術）全般に至る費用の高騰化は避けられない状況になります。しかもその事態は、株式への配当のための営利活動として医療行為を実施する株式会社病院や、保険外診療の増加によって加入が促される民間保険会社の存在により、さらに促進されていくでしょう。

最近の話題として、二〇一三年五月に乳癌の発生予防のために乳房を切除した米女優アンジェリーナ・ジョリーさん（三八歳）の遺伝子検査があります。家族性乳癌、卵巣癌の遺伝子とされるＢＲＣＡ１・ＢＲＣＡ２については、ミリアド・ジェネティックス社（ユタ州）が特許を保有しています。そのため検査料が三千〜四千ドル（約二九〜三九万円）とされています。アンジェリーナさんのニュースが各紙に載るや、日本でも同遺伝子の検査を受ける女性が殺到しました。アンジェリーナさんの言動は、遺伝子検査会社によって巧妙に利用されたとも言えます。

一方、同年六月、米連邦最高裁は「遺伝子特許は認めない」との判決を下し、同社の遺伝子に関する特許権は無効とされました。その結果、乳癌遺伝子に関する研究は自由に認められますが、従来の診断法についてはは相変わらず同社の許可が必要になります。また、米国における遺伝子特許は〝チャクラバーティ事件〟（遺伝子組み換えによって作られた原油を分解するバクテリア＝細菌の特許をめぐって争われた事件。バクテリアの生成にかかわったインド人微生物学者の名前がつけられた。米国最高裁は「認める」と判決し、人工的に作られた生物を特許の対象とすることを許可した）における一九八〇年の最高裁判決以来三〇年以上認められてきており、今後の動向について予断を許しません。

以上のようなＴＰＰによる米国型医療の導入は、一九六一年以来堅持されてきた国民皆保険制度下における公的医療保険とは全く相容れません。「株式会社病院の参入」「混合診療」「薬代や検査料の高騰」全てに対し国や自治体における社会保障制度が壁となり、容易に進むとは考えられません。それを見越してＴＰＰには「毒素条項」と言われる数多くの条項が設定され、特に二つの条項が問題になります。まずは「ＩＳＤＳ条項」（投資家対国家の紛争解決条項）ですが、投資先の国や自治体の施策・規制により不利益を被ったと企業や投資家が判断した場合、裁判に訴えることが可能になります。「国際投資紛争解決センター」が仲裁にあたり、これまでも訴訟を受けた国が莫大な賠償金を支払わされている事例が多いのです。その結果、自然と公的保険による規制が解かれる可能性が高くなります。例えば、現在保険によって患者の自己負担は一定額に限定されていますが、米国の民間会社が「それでは保険に入いる人が少ない」と訴えれば改めざるを得ない場合も出てきます。

また「ラチェット条項」というのがあり、これは一度前述のような規制緩和を行なうとそれ以降元には戻せないというものです。その結果、わが国で長い間受け継がれてきた医療保険上の規制は名ばかりとなり、ひいては国民皆保険の存続にかかわる深刻な問題に発展していくことになります。

以上のような、国民の健康や福祉にかかわる社会保障制度、公的保険制度の変更を梃に、米国の巨大生命保険会社を始め、医療・介護サービス、製薬・薬局などありとあらゆるヘルスケア産業が日本国内へ進出し、国民の生命や生活を丸ごと喰い物にすることこそ、ＴＰＰの本質に他なりません。一般国民の健康や病気に関する生活は根底から一変することになります。

同時に、生命科学に関する研究・開発や知的財産（特許）権獲得、臨床応用、産業化の競争は一挙に過熱し、それに吸い寄せられるように、国民の「いのち」観も根底から変革を迫られる可能性が高くなります。

以上、国民に徹底して「犠牲」を強いる「国策」は、今後もさらにその規模や凶暴性を増して推進されようとしています。その連鎖の構図をどこかで断ち切らなければ、今後私共の「生命（いのち）」や「生活（くらし）」は、ますます追いつめられていくのではないでしょうか。

原発や先進医療に関する歴史的背景や現代社会における問題点を探ることは、とりもなおさず、科学や医学・医療というものが私たちにとってどうあらねばならないのかを問うことです。新しい科学技術や検査法、治療法の「発見」や「開発」、「発展」、「進歩」が果たして私たちの心や体、他者との関係、人生の充実に繋がっているのか、深く考えてみなくてはなりません。ひいては地球上の生命体全てにかかわる「生命（いのち）」そのものにいかなる影響を与えていくのか、思索を深める必要があるでしょう。

このたび『国策と犠牲』を出版する私共の思いを、是非分かち合っていただきたく存じます。

（注）本書における各著者の論文は、以下二回の「現代医療を考える会」の講演・発言をもとにしております。

・二〇一一年五月一四日、『改めて生命（いのち）を問う　―人体リサイクル時代を迎えて―』

講演1：高史明さん「いま深くいのちをみつめる」

講演2：天笠啓祐さん「人体部品資源化・商品化のいま」

・二〇一三年七月二七日、『国策としての先進医療・原発　―犠牲の上に成り立つ科学技術の行く末―』

講演1：松井英介さん「〝低線量〟放射線内部被曝と健康障害」

講演2：中嶌哲演さん「若狭湾における反原発の闘い」

講演3：小松美彦さん「医療政策としての脳死・尊厳死」

発言1：水戸喜世子さん「原発を告発し続けた夫・水戸巌」

発言2：川見公子さん「改定臓器移植法施行後三年の実態」

発言3：亀口公一さん「〈子ども臨床〉の立場から〝臓器移植〟と〝原発〟を考える」

発言4：沖克太郎さん「三池CO闘争五〇周年の今日的意義」

発言5：藤信子さん「長崎の地で被爆者医療に50年間取り組んだ父・秋月辰一郎」

発言6：西村豊行さん「被爆地・長崎で見た現実」

まとめ：山口研一郎「科学技術における〝国策〟と〝犠牲〟の連鎖の構図」

序章　いま深くいのちをみつめる

高《コ》　史明《サミョン》

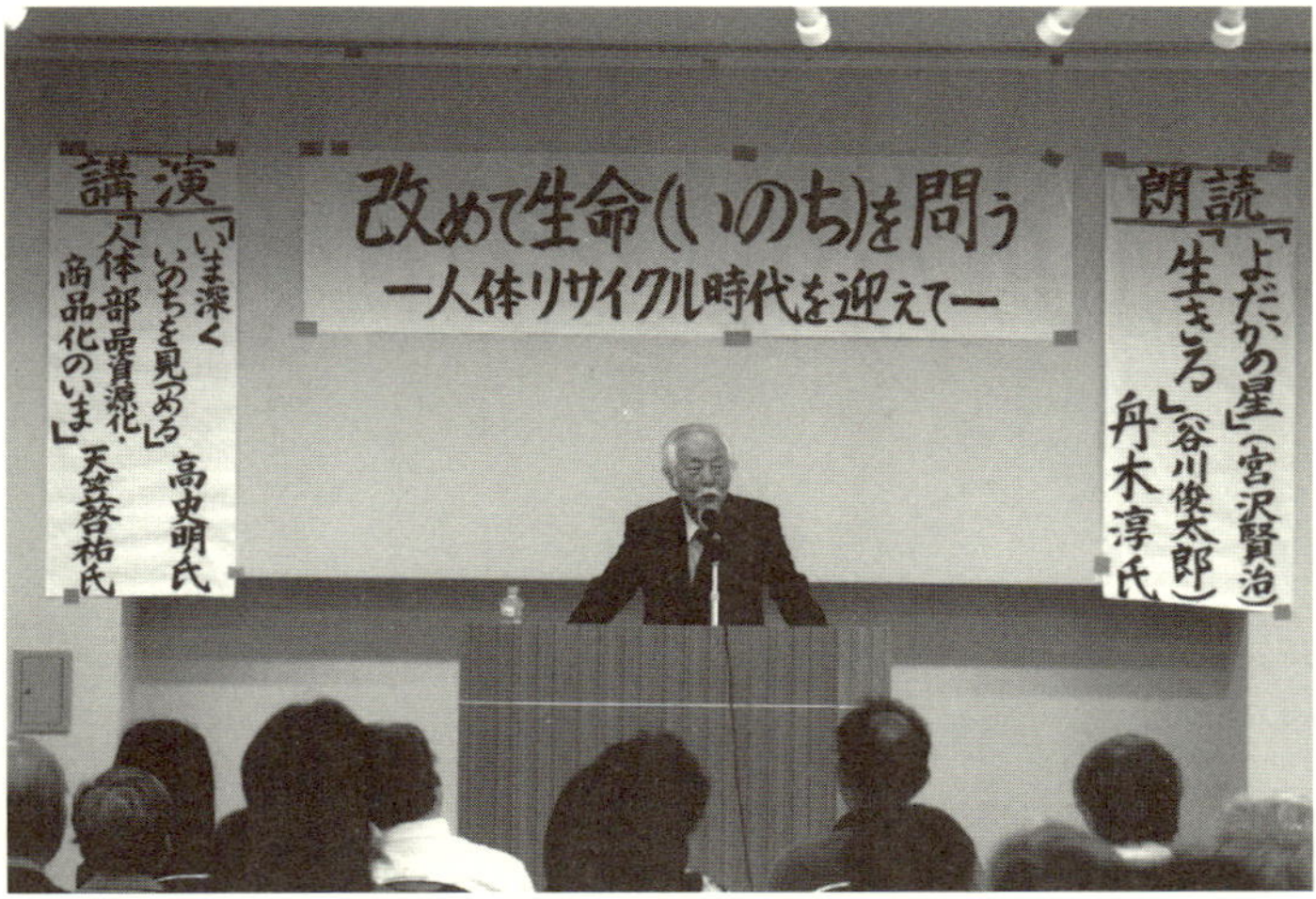
講演
「いま深く
いのちを見つめる」
高史明氏
「人体部品資源化・
商品化のいま」
天笠啓祐氏
改めて生命(いのち)を問う
―人体リサイクル時代を迎えて―
朗読
「よだかの星」(宮沢賢治)
「生きる」(谷川俊太郎)
舟木淳氏

高史明さん講演会（2011 年 5 月 14 日）

はじめに

二〇一〇年八月六日、広島で開催されました「2010ヒロシマ—平和の夕べ」に呼ばれまして、「ヒロシマの継承と連帯を考える」との演題名で「原爆の日を深く見つめ続けていこう」という内容の話をさせていただきました。その場において、本日(二〇一一年五月一四日)の主催者である山口研一郎さんとお会いさせていただいたのが、皆様との御縁の始まりです。〝現代医療を考える会〟に私は全く無関係な人間ですが、「いのち」という点で、それなりの年も喰っていますので、私なりの思いを話すように声をかけていただき、本日の御縁となりました。

大変重い、そして大切なテーマをいただいたと思っています。最近の状況を考えてみますと、真に「いのち」というものが真正面から問われなくてはならない時代がきていると、深く思います。そのような思いを私の実体験を通して紹介させていただき、私自身が普段から考えています「いのち」、個人の「いのち」であり、人類の「いのち」、さらには地球全体の「いのち」をどう考えたらいいのか、また考えなくてはならないのかを、未熟ではございますが、思いの一端を与えられた時間内でお話しいたします。

一　私の生い立ち

まずは、「いのち」というものを身辺のことからお話しします。私は一九三二年の生まれですが、子どもの時からいのちということを、裏と表、そして小さないのちから大きな全体のいのちに亘《わた》って考えさせられるような環境の中で生かされてきたと思います。

小さな子どもの時のことを申しますと、大変な貧乏長屋の一室で四畳半ほどの広さだったでしょうか、窓もない掘っ立て小屋で大きくなりました。外に出て遊ばないと、息苦しくて一日を過ごすことができませんでした。外に出ますと、いろいろな「いのち」があって、ものすごく貧乏だったのですが、豊かないのちに取り囲まれて生きてきたなぁと思います。ある時はバッタがいて佃煮になる。その他佃煮になるような海の小さな生物がいっぱい育っていました。

一方戦争の時代でもあり、忘れられない記憶を一つだけ申しますと、小学校の五、六年生、そろそろ敗戦を迎える頃でした。私は下関で生まれましたが、側に関門海峡があります。その関門海峡には毎日のように機雷が空襲で落とされていました。焼夷弾が落ちて下関の街が焼けたのは一度だけでしたが、その空襲は毎日です。時に陸上にもそれが落ちてくることがあり、子ども心に大きいものだなぁと思ったものです。

海上を封鎖するための機雷による布陣でしたが、当時の日本の政治家、軍人たちは、その封鎖された海を通過して、中国大陸との物流を確保しなくてはならなかったのです。機雷がぎっしりと敷き詰められた海上を船が通るのです。船のスクリュー音に反応して当たってくる音響機雷や、船底が鉄のときにはその鉄板に張り付いてくる機雷、船が通ると浮き上がって爆発し船を沈没させる機雷もあった。そのような仕組みになっているのを承知の上で、必ず船は通る。どうするかというと、三隻が並んで通ります。一隻が通り運悪く引っかかれば、次の船が通過できるのです。二隻目が通過できなくても、三隻目は通過できる。そのような方法で大陸に物が運ばれるのです。だから、毎日のように水柱と轟音《ごうおん》が上がっていました。

負傷者が次から次に陸上に運ばれていました。今のような救急車というものはありません。荷物のようにトラックの荷台に乗せられるのです。トラックが急発進しますと、後方で血煙りが立ち昇っていくのを子ども心に何度も見ております。さらに恐ろしいのは、船が沈没しますと死人が岸に流れ着きます。陸上の大人たちは一人ひとりを陸に上げるのですが、その際弔《とむら》う暇も神経も無くしたのであろうと、子ども心にも思ったのですが、ロープに繋《つな》いで岸に結えつけていました。そのうちに弔うつもりはあったのでしょうが、そのまま岸に繋げられたままにしている。すると死人の胴体が二つに切れて、やがて海の方へ流れていく。そういう光景が続いていた、まさに大量死の時代でした。

人間の世界には個人の死があると同時に「大量死」というのがあります。子どもはどういう精神状態になるか。岸に繋がれている亡くなった人の側で、子どもたちが平気で泳ぐという光景が起きていた。死人がプカプカ浮いている、そのすぐ隣で子どもたちが泳いでいる。生きるということと死ぬということが、このように根底から逆転してしまうことが人間の世界にはある、少年時代を振り返っての私の思いです。これが戦争というものだ。死ぬことが生きることになっていて、死ぬということを本当に見つめないのです。私はそういう戦争中の時代を過ごしました。そういう自分を振り返りながら、現在ということを考えます。

二　東北大震災における「大量死」がつきつけた課題

現代人にも「大量死」ということが現実に起きています。「改めて生命（いのち）を問う」が本日の会の主題ですが、皆さんは「命」という漢字を見つめて何をイメージなさいますか。「命令」の「命」という字のいのち。これには「おしりをたたく」という意味があるとされます。「たたく」という記号が「命」の下にくっついています。命令をきかなければたたくぞという「命」です。上下関係がはっきりした、例えば軍隊における命というものが、「命」という漢字によく表されています。「上官の命令は天皇陛下の命令」「命令に従わない者は直ちに処罰する」。これが、「命」という字についての戦時中における私たちの考え方ではなかったでしょうか。

それが今、戦後随分と経ちますが、「命」という漢字を巡ってまた曖昧模糊としたものの感じ方、考え方が拡まっているように思います。

「命」のもう一つの意味、「生命」の「命」という漢字。この中にはたたくという意味は全くありません。この場合の命は、一粒の種は二葉に出て、四葉になって、さらに延びていく、命の働きを表すのが、生という字で考えられた「命」なのです。しかし現代という時代は、この生という意味での本当の命を見失っているのではないか。しかもそれは、戦後六〇年以上の時代を経ながら、戦前のそのような「命」、曖昧摸糊とさせてきた目線をはっきりと反省しきれないまま、現代も引き続いてきているのではないかと、私にはそう思えるのです。

あの第二次世界大戦で、日本人だけの戦死者が三百万人を超えている。おそるべき数の死者です。そのうちの二百万人以上が太平洋の海の底に沈んでいるのです。朝鮮人の数はその中には入っていません。そういういのち、戦前のいのち、戦後のいのちを見つめることを、私たちはどっかで怠ってきて、現在を迎えているのではないのか。つまり、別の言い方をしますと、戦前の日本と韓国・朝鮮、あるいは中国、東南アジアとの関係において、いのちが無視されてきた状況をしっかりと見直し、見届けているでしょうか。このように考えますと、それは棚上げにされたというのが現代日本ではないかと思います。その結果、ちょうど裏返しになって、日本人自身の間でもいのちというものが見失われてきたのではないか。

その意味で今回の東北の大地震を含めて、現在という時代は、「いのち」をあの戦中にまで戻って深く見つめ直すべく、私は大事な機縁を与えられたと、このように思うのです。一粒の種は、必ず双葉になり、四つ葉になって成長するのです。

三　突然の息子の死

私がそのようなことを思うようになったのは、息子の岡真史《まさふみ》が一二歳という年で自ら死んでいくということがあってからでした（一九七五年七月）。初めて「いのち」というものを根こそぎに考えさせられました。それまでは、いのちは大事にしよう、生きていることは大事にしようと思い、息子にもせっせと言い聞かせてまいりました。その際の私の立場は、いのちは自分のものだ、たったひとつしかない大切なものだという思いでした。その思いの裏返しは、死というものについて深く考えたことがないということだったのです。「死」についても「生」としても対象化して考えていたと思うのです

皆さんは「死」という漢字を見て何をイメージなさいますか？　横に一本棒を引き、その下の左側にカタカナの「タ」の字を書きます。そういう記号が生まれ、「死」に至る書き順が進みます。ただ「タ」でストップすると「死」にはなりません。しかし記号としての意味は持っています。横棒を引いて左下に「タ」を書くと、それは骨を意味します。その右にカタカナの「ヒ」の字がきます。これが何を表すかというと、生きた人間です。生きた人間が骨に額《ぬか》づいている。このような記号の組み合わせが「死」という漢字を表します。それは漢字の歴史が人間の歴史を読み重ねて、死というものに何を見つめて、あの記号にまで歴史の過程で結晶させていったのか、という人間の営々たる歩みを考えさせられます。

ところが現代は、骨に額づく心はなくて、死を分かったつもりになる。そうであれば、生もいよいよ見失われる運命にありましょう。生がものすごいエゴイズムに取り囲まれている。本来の

「生」は、一粒の種が地面から出てくるときは二葉になり、四葉になる、命の働きを表している「生」なのです。なぜそれが問われなくなったのか。どこに問題があるのか。それが現代では深く問われないでいるのではないか。現代人はそれを根こそぎに問い詰められていると思います。

私は子どもに死なれて、念仏に導かれました。子どもが後に残していた手帳がありました。「自分」に強い悩みがあこにこういう言葉がありました。自分で死んでいった子どもですから、「自分」に強い悩みがありました。「じぶんじしんの／のうより／他人ののうの方が／わかりやすい／みんな／しんじられない／それは／じぶんが／しんじられないから」と。その子に向かって、「あなたは自分中心に生きなさい。自分のことは自分で責任をとりなさい」、私はそう言っておりました。ところが子どもにとっては、自分で自分が信じられない状況にあったのです。

思えば夏目漱石（一八六七〜一九一六年）の晩年、『こころ』の主人公の主題がそれでした。「私は私自身でさへ信用してゐないのです。つまり自分が信用出来ないから、人も信用できないやうになってゐるのです」と。これが漱石の晩年の作品の中心的テーマでした。

人間の生きる近代が開いた自分という拠所《よりどころ》には、深く考えると、とてつもなく大きな落とし穴があると、私は初めて教えられました。子どもは「自分」の前に、言葉を残していました。「人間／人間ってみんな百面相だ」。これが自分の姿だと、彼はそう気がついたわけです。そして、「ひとり／ただくずれさるのを／まつだけ」、と書いた。実に苦しい言葉でございます。ところが父親の私は、「ただくずれさるのを／まつだけ」、と言っている子どもに、自分のことは自分で責任をとれ、このように言っていたわけです。

二つ、詩を読みます。「ぼくは／うちゅうじんだ／また／土のそこから／じかんの／ながれにそって／ぼくを／よぶこえがする」。これが死ぬ寸前に残した二つの言葉の一つです。ある知人がいまして、彼がある時に「君の子は不思議な子やね。自分は宇宙人だと言っているのに、どうして土の底から時間の流れにそって声が聞こえるのか。宇宙人だと言うなら、空から声が聞こえてくるんじゃないか。不思議だな」。それをどう思うか聞かれて、返事ができませんでした。

その次はこうです。「ぼくは／しぬかもしれない／でもぼくはしねない／いやしなないんだ／ぼくだけは／ぜったいにしなない／なぜならば／ぼくは／じぶんじしんだから」。最後の「じぶんじしん」の一字一字には強い力で点を打っておりました。自分自身だから死なないと言う自分が、彼を死に追いやったのではないか。

人間とは自分と言えます。自分と言える知恵があります。その自分と言える知恵で、自然と向かいあって、人間の近代文明を発展させてきました。しかしながら、自分の中には非常に深い闇があるということも事実だったと言っていい。彼はその格闘の中から、宇宙と大地との間に引き裂かれていったのではないかと、私は今そう思います。

現代の地震という出来事でも私は改めて考えます。彼の言葉をもう一度読んでみます。「ぼくは／うちゅうじんだ／また／土のそこから／じかんの／ながれにそって／ぼくを／よぶこえがする」。現代人が、この宇宙を支配すると同時に、自分自身の虜《とりこ》になっているのではないか。ここが、現代人の当面している問題ではないかと思います。宇宙空間を飛び回ることができる乗り物をつくって、それに乗ってグルグル回る、そういうことはできている。そういうことができている自分自身の始末はどうなっているのか。ここが、現代世界が問われている問題ではないでしょうか。世界は今日、決して本当の意味で「平和」になっていないと思います。

四　親鸞聖人の教え

東北で大震災が起きました。夥《おびただ》しい犠牲者が出ました。自然にはかなわない、こういう声がテレビにもチラチラ出てきます。「自然」という漢字。日本で浄土真宗を開かれた親鸞聖人（一一七三～一二六二年）は最晩年に、「阿弥陀《あみだ》仏は、自然（じねん）のようをしらせんりょうなり」と述べられていました。阿弥陀仏は本物の自然を教えるための仏様の一つの手段であると。このように親鸞聖人はおっしゃっています。そのような解き方はまずは皆無ではないか。自然を見失うことは、言い方をかえれば阿弥陀仏を見失うことだと、私は自分なりに考えます。これは非常に大事なことだと思っています。

私は自身のものの考え方として、例えばデカルト（一五九六～一六五〇年）の自分というものを中心にする考え方、それに近寄っていました。「我思う故に我あり」というのが私自身の思いでした。私が私自身を思うことができるというのが、私の生きている第一であった。これは近代文明、ヨーロッパから始まって、それがアジアへ来て、日本に定着して、福沢諭吉（一八三五～一九〇一年）先生の所に来たことから、私たちの今日の常識になっています。

デカルトという人を知らなくても、私たちは福沢先生との御縁をいただかなければ毎日食べていけませんから、先生の顔はいやでも必ず拝むようになっています。先生はいつも近くに鎮座して、私たちが生きる根拠を示しておられます。「天は人の上に人を造らず、人の下に人を造らず」。皆平等につくっているはずだ。にもかかわらず、人間の現実世界にはなぜか不平等が存在する。先生によると、それは勉強したかしていないかによって決まってくるということになる。だからしっかり勉強しなさいというのが、福沢先生の『学問のすゝめ』（一八七二年）の思想の根本なのです。現代でも先生が一万円札になっていますから、大人は子どもたちに、福沢先生と同じことを言っているのではないか。

しかしそこには、現代人が本当にみつめなければならない自然、「自然とは阿弥陀仏である」と言い切った親鸞聖人と現代人との非常に大きな落差があります。仏教もそういう風には考えを進めない。例えば仏教でも、戦中の偉いお坊さんの中には、「阿弥陀仏は天皇陛下様である」とおっしゃる方もいました。だから早く御浄土にいくために、戦争に行って立派な手柄を立てて死ぬ、こういう説教をなさったお坊さんもおられました。その方々は、自然ということを真正面に据えられた親鸞聖人の教えがどれほど深いものであるか、どれだけの世界性を備えていたかを見失って、極めて狭いところに押し込んでしまった、と私には思えてなりません。

現代世界で問うならば、現在いのちを捉え直そうとする時に、根こそぎに自然とは何かを見つめ直さなければならない時代に入っていると思います。そこを突き詰めて考えたいと思います。

現代人にとって、現在の原発の危機、原子力の問題とも係わって、人間の知恵とは何か、学問をしておけばいいのかということを、根本的に考えなければならない困難な時代と考えます。親鸞聖人の最晩年の御言葉、九〇歳で亡くなられた方の八八歳の言葉です。「善悪の文字（もんじ）をもしらぬ人はみな　まことの心なりけるを　善悪の字しりがほは　おほそらごとのかたちなり」。善し悪しの文字の知り顔をしている、これは非常に大事な指摘です。

先ほどから福沢先生を貶《けな》しているわけではありませんが、大事にしようと思えば、間違いは間違いとしてみなければいけません。「学問をせい、学問をせい」とおっしゃっている時の文字に対する知恵とはどういうものであるか。この先生は文字についての理解を『学問のすゝめ』の中で解いていきます。家を建てる時に道具がいる、ノコギリやカンナがなければ家は建ちません。人間の言葉の知恵というものは、ノコギリやカンナと同じ道具だと言うのです。これが福沢先生の『学問のすゝめ』で解かれた文字に対する意味なのです。しかし親鸞聖人に言わせると、そういう心を持っている奴にろくな奴はいないということになるのです。それは私たちにとって、今根こそぎに見つめ直さなければならない所にきているという教えなのです。いま一度、「死」をまっすぐに見つめたい。白骨の前にひざまづく人間が、その生をも本物にするのでありましょう。

五　原子物理学の世界

文字の知恵は福沢先生の時代であればまだよろしかったのですが、現代では原子物理学の世界にまで入っています。原子は一億分の一ミリという小ささ、その核になると一兆分の一ミリ。そんな小さなものまで解析している。想像もつかない知恵だなぁと思います。

しかし人間は原子に踏み込んで原子爆弾をつくり、それを広島と長崎で爆発させた。三五万都市が一瞬にして火の柱に飲み込まれてしまいました。原子核はさらに小さな世界です。これが融合する爆弾、核融合爆弾＝水素爆弾になると原子爆弾の一千倍もの破壊力になると言います。そのようなものをこの地球にたくさん抱え込んでいます。一発や二発ではありません。どうしてあれほどたくさん用意するのか。自分で自分を殺すつもりなのかと思います。

冷戦状態の時、アメリカとソ連は、それぞれ数千発以上の核融合爆弾を持っていたのでありましょう。しかも現代の技術は極めて正確です。ミサイルに乗せてそれを飛ばすと、誤差一〇メートルの確率で確実に地球の反対側に届くと言われています。私たちは、そういうことを公然と主張する指導者の下で、今日の「幸せ」を享受しているのです。これを阿弥陀様から見たら、「人間は不思議な生き物だな」と思われるのではないか。「火薬の上でダンスをしていて火薬を踏み潰しそうになっているのに、いつまでダンスをやっているつもりだ」と思っておられるのではないでしょうか。

朝永振一郎（一九〇六〜一九七九年）先生という、日本の原子物理学の最初の道を拓かれた偉い先生がおられます。『物理学とはなんだろうか』（岩波新書、一九七九年）という本の中で原子物理について説かれました。核爆弾をどうして人間はつくってしまったのか、そんなに恐ろしいものならつくらなければいいじゃないか。賢い人なら分かっている筈なのに、つくらなければいいのに、どうしてつくるのだ。朝永先生の説明は実に納得できるものです。それは二一世紀の前半にあたる現在の高度に進歩した科学によって初めて可能になる現象ですね。それは日常生活と違った意味で異常と言えますけれど、その異常さが大きければ大きいほど、その脅威が大きければ大きいほど、つまり、恐ろしければ恐ろしいほど、科学者や技術者はそれをつくってしまう。とてもパラドキシカルな、逆説的な状況が、現在の社会の構造の中に存在するからだということです、と先生はおっしゃる。

原子爆弾が登場した時の状況を説明しますと、原子力は実に大きな破壊力を発揮させることができる。ドイツの科学者も日本の科学者もアメリカの科学者も皆、そのことが分かっていた。そうすると、どういうことが起きるか。ドイツが先につくるとどうなるか、アメリカはアメリカで思う。アメリカが先につくるとどうなるか、ドイツはドイツで思う。そうなると、核爆弾の製造競争が起きるわけです。実に単純なのです。

あれだけの科学者たちが、子どもがお菓子をねだるのと同じような道理を唱えながら、その唱えの「チエ」で底のない不条理に落ち込んでいるわけです。そこには、人間という存在のもっている知恵の闇が潜んでいるとも言えましょう。それは単にカンナやノコギリではない。カンナやノコギリで家を建てるだけではなく、人間の体を切り刻んでいくことがあるんだということを、現代は根こそぎに考えなくてはならない時代に入っていると思います。

親鸞聖人の教えの凄さ、それは人間の根っこを見据えておられたことだと思います。それだからこそ、まもなく七五〇回忌ということですが、例えば『歎異抄《たんにしょう》』ですと、八〇〇年も読み継がれてきていて、未だに読み継ぐ人がいる。私たちにとって、非常に大事なことが教えられているからではないかと思います。

『歎異抄』の冒頭は、「弥陀の誓願不思議に助けられまいらせて」という言葉で始まります。「弥陀の誓願不思議に助けられまいらせて、往生をばとぐるなりと信じて念仏申さんとおもいたつこころのおこるとき、すなわち摂取不捨の利益にあづけしめたまうなり」。現代人にとっては、「誓願不思議」という冒頭からして、極めて受け入れがたいと言えましょう。現代人は科学的理性を杖として生きています。「理性」が要《かなめ》です。「阿弥陀」と聞くと頭から迷信とみるのではないでしょうか。しかし、現代人がその理性によって「自然」と向かい合うとき、すでにその「自然」は「記号化」された自然であって、あるがままの自然ではない。私はそう思いますが、どうでしょう。

一方、親鸞は「自然」を見つめ続けて言います。「自然（じねん）というは、自は、おのずからという。行者（人間）のはからいにあらず、しからしむということばなり」。これをしつこいみたいにくり返す、何度も何度もくり返します。「然というは、しからしむということば。行者のはからいにあらず」。「自然」というたった二字の問題について、くり返しまき返し見つめる。その目線は何を開いているか。

今回の大震災に関して、私たちがより深刻に考えているのは、同時に福島の原子力発電所が爆発したことですね。しかも、当事者たちが爆発を隠していた。あれだけのことを起こしていて、それを隠していたという人間の有様を考えてみますと、「自は、おのずからという。行者のはからいにあらず」をくり返し、「自然」というたった二字について二度も三度もくり返しておっしゃって、最後の結論が阿弥陀仏に行き着くということの意味を、現代人は深く考えていいと思います。その「自然」はまた、「生命」にもゆきつくのではないか。

六　シュレーディンガーの思考

現代は生命をどういう段階にまで降りて見つめているか。原子物理学が開かれた現代では分子という段階、原子の一つ上のレベルでしょうか、その分子のレベルまで降りて、生命とはどのようにして誕生してくるのか、細かく見つめております。

そういう教えを書いている本の著者で、シュレーディンガー（一八八七～一九六一年）という人がいます。シュレーディンガーの『生命とは何か』（岩波新書）という著作を学んでおりますと、この人は分子段階まで降りて生命とはどういう風に働いているのか見ています。私には自分の煩と悩しか頭に浮かびませんが、煩は身の患い、悩とは心の患いです。人間とはその二つに集約されると仏教はみますが、シュレーディンガー先生はそんなことはおっしゃいません。

先生の言葉を見つめてみると、「偏見を持たない生物学者なら誰でも、もし「自分自身が一個の純粋な機械仕掛けであると明言する」ことを不愉快に感ずるという一般的な感情さえなかったなら、右の考え方に賛成するだろうと私は信じています」。つまり、先生は分子の段階まで降りて人間の生命をみると、一個の純粋な機械仕掛けである、と明言できると見るわけです。ところで、問題が生じてくる。先生の見解は、第二の問題に直面します。「にもかかわらず、私は私がその運動の支配者であり、その運動の結果を予見し、その結果が生命にかかる重大なものである場合には、その全責任を感ずると同時に実際全責任を負っている、ということを疑う余地のない直接の経験によって知っている」。そして彼は人間にとっての根本を提示するのです。「私」とい い、「私」を生きる人間は何をなすべきかを問い、解答を出すのです。「私」は「とにかく〝原子の運動〟を自然法則に従って制御する人間である」という見解にゆきつくわけです。

彼の目線は何を見ているか。彼は自然法則に従って生きる人は、その法則に従って、いつかは「死ぬ」と見ているわけです。人間はしかも、それを知っていて、その「死」を越える課題を生きているのだとも言えましょう。どうするか。彼はまず、キリスト教の文化圏に生きている人として、「神」の存在を考えます。しかし、それこそ、その文化圏では決して許されないことでありましょう。人間は決して神ではない。そこで彼は言います。「生物学者が神と（霊魂の）不滅とを一挙に証明しようとして到達しうる結論に最も近いものとして考えるのは、次の世界です。古代インド哲学の聖典ウパニシャッドのつくられた時代の初期から「人と天は一致」、という世界観です」。

それを端的に言いますと、時計は止まるにしても、止まる前から私は止まるとは言わないし、私が止まるとも思っていないわけです。しかし人間は、機械仕掛けとしては同じであっても、止まる時は私が死ぬと思わざるを得ない。その時に、人間は時計とは違う宿題を負っている。私が止まったら、私はどこへ行ったらいいのか、ということが私の最大の課題になる。分子生物の過程で生物をみると、このような課題が出てくる、と先生はおっしゃいます。

例えばキリスト教徒の中で、「故に我は神の全能を具えたり」と言ったら、「神を冒涜したといわれるばかりか、気が狂ったと思われます」と。しかし言葉の中に含まれるかかる響きをしばらく無視して、「生物学者が神と霊魂（の不滅）とを一挙に証明しようとして到達しうる結論に最も近いものではないのか」と。

しかし神にはなかなかなれない。神になったと自分で思っても、自分はまた死ぬわけですから、自己矛盾に陥って堂々巡りです。そこで、彼はどこへ行くのか。彼が行き着いたところは、「私の知る限り最も古い記録は約二五〇〇年あるいはもっと以前にさかのぼります。古代インド哲学の聖典ウパニシャッドのつくられた時代の初期から、「人と天とは一致する」（人間の自我は普遍的な全宇宙を包括する永遠性それ自体に等しい）という認識がインドの哲学思想において、神を冒涜するものどころか森羅万象の最も深い洞察の真髄であると考えられていました」。「梵（ブラフマン）・我（アートマン）の一致」の世界に飛んでいく、飛び込む。これがこの先生の結論です。しかし、見ている前で飛べと言っても落ちてしまいますから、引力がある限りは飛ぶというわけにはいかない。ここへ人間の成就の問題が生命とかかわる時に、生命の主人になっている自分とは何者であるか、これを問うていかなければならない。人間の実に大きな課題があります。そういうところへ、私たちは今世界全体で当面しているのです。

七「自然」と科学の罪悪性

今度の大震災はそういうことを人間に突き付けて、「自然」とは何かということをもう一度根こそぎに尋ねていく、そこが課題になっていると思います。このたびの大震災について、私に誤りがあるかもしれませんが、直感で言いますと、マスコミの情報が日本国内にしぼられてしまった気配がします。この震災が、人類の歴史上で起きた世界全体で考えなくてはならない自然と人間の関係という風に目を拡げることなく、日本人と日本国の困難にしぼってみているように、どうしても私には見えてしまう。そのようにしぼってしまうと、今度の自然災害が問うている意味は解けてこないように思います。自然災害は、まさに私たちが自然というものをどのように考えているか、根本的に問うているものだと思います。

自然とは何か、ということをもう一度問うにあたって、先ほどの「善悪の文字をもしらぬ人はみな　まことの心なりけるを　善悪の字しりがほは　おほそらごとのかたちなり」とおっしゃった、その目線をもう一度深く見つめ直していいように思います。自然を解くというのは、私たちの理性でもって自然を都合よく切り取ってくるということを意味します。そして、人間の幸せのために使う。使っている自分については深く考えず、切り取ってくるその内部の意味は考えず、木を切るのにノコギリが便利かどうかくらいは考えます。しかし、切り取ってくる言葉の知恵とは何であるか、ここまで現在は考えなくてはならない。

もっと端的に言うと、「阿弥陀仏は自然のようをしらせんりょうなり」と親鸞聖人は諭す。自然とは阿弥陀様である。このように言い切っておられる。私たちが私たち自身の使う言葉の知恵の意味をも、科学のレベルをも汲んで、深く根こそぎに考えなければならない時代に来ていると考えます。それを考えないと、私たちにはどういうことが起きるかということを考えます。

先ほどの朝永先生の言葉で言えば、「核兵器を作る学者たち、科学の知恵の中には、大きな罪悪性がある。そういう悪があることを、しっかり見つめなければならない。科学は役に立つだけではなく、ある意味では害になり罪になる」ことを見つめておられました。

原爆が水爆になるということに関わってこうもおっしゃっています。「こういう歴史の跡を見ますと、科学や技術がこれ以上進歩しないならいいのですけど。進歩の余地があって、新しい発見とか新しい着想で何とか新しいものが作れるという可能性が残っている限り、人間の持つ本能に非常に深く根ざした恐怖心、相手に先を越されるという恐怖心、これが人にどんどん破壊力の大きな兵器を作らせ、あるいは性能をよくしようとする考えに駆り立て、自分でそういう考えはおかしいと思っていても、抑えられなくなる」。このようにも言われています。人間はその有り様をしっかり見つめないと、素晴らしい科学者がどんどん破壊力の大きな核兵器を作っていってしまう。ノーベル物理学賞を獲得した物理学者が言っていることですから、私は良心的で信頼できる考え方だと思います。

その考えを私はしっかりといただいていこうと思います。そういう思いで、日本の歴史が開いている非常に深い思想、「善悪の文字をもしらぬ人はみな　まことの心なりけるを」とおっしゃった親鸞聖人の文字の知恵というものに、本当にもう一度目を向けたいと思います。その意味で、親鸞聖人の『歎異抄』がたいへん普遍的です。『歎異抄』が八〇〇年も読まれてきているということは大変なことだと思います。

いま一度ひらきますと、冒頭には、「弥陀の誓願不思議に助けられまいらせて」、こう書いてあります。「誓願不思議に助けられる」。ここは非常に大事な言葉だと思います。その時に初めて、「往生をば遂ぐるなりと信じて念仏申さんと思い立つ心の起こるとき」、このように言葉は続きます。阿弥陀様の生きとし生けるもの、皆平等に救いたい、助けたい。それができなければ私は悟りを開かなくてもいい。このように誓われている、その誓いの不思議と、こう言います。それに助けられた「往生をば遂ぐるなり」と、そう続きます。「往生」とは何でしょうか。

「往生」という大事な言葉を、現代風にあるいは関西風に言うと、「往生したなぁ」という風にも、困ったなぁという意味でも使います。そこで阿弥陀様を拝んで何とかしてくれ、ということになります。そういうことは通りませんというのが浄土真宗の教えなのです。

日本で最初に親鸞聖人の教えを拡められた蓮如聖人（一四一五〜一四九九年）は、第一声ではっきりおっしゃっています。「たとひ名号（みょうごう）をとなふるとも、仏助け給えとは思うべからず」。あっちこっちで何万という一揆が勃発して食べられない人がいる時に、第一声が「助け給えとは思うべからず」。その声の下に何十万という人が結集してくる「ひびき」がある。そうすると何が起きたか。蓮如さんの方が今度は逃げ出していきます。結集してくる人のあまりの人の多さに逃げ出しました。

逃げ出して最後に何をおっしゃったかというと、「後生（ごしょう）の一大事を考えなさい」。人はいずれ死ぬんだから、後生の一大事が一番大事だ、と。しかも、その後の歴史は、その後生の一大事と言う時には、「助け給えとは思うべからず」という言葉の方はカットされてなくなっている。そして、あの世の幸せを願っているものだけが残されていく、ということになりました。

しかし今私は、名号（念仏）を称《とな》えるということは助け給えではない、そのことを真に踏まえたときに、初めて後生という本当の世界が開けるのだ、こういう風にいただいています。

八　原発事故について考える

原発の問題において、事故が起きた場合、電力の不足とか、どっから電気をとるかとか、そういうやりとりになりました。原子力を発電に利用した人間の知恵というものを、もう一度知恵の根っこまで降りて問いながら、世界でそれを語り合いながら、どういう風に未来を開くか、そういう論争や論議をしないといけません。これは世界的な課題だと思います。電気を使うじゃないか、という話になります。そういう話にしてしまって、行き先が見えるのでしょうか。電気を使わなければいいじゃないか、使えるようにしたらいいじゃないか、もっと再生エネルギーを使えばいいじゃないか、使うということを前提にして話すわけです。

一方、人間の有り様というものが、いかに自然から切断されたものになってしまっているか。この状況を、これから世界が根こそぎに変えていかなければならない。それが私たちの課題だと思います。

もう一度、ここで『歎異抄』の冒頭で語られている言葉をどういう風にみるか。第二章では、親鸞聖人が弟子たちに「往生極楽の道」を問われ、それに対する答えは、「しかるに念仏によりほかに往生の道を存知し、また法文等をもしりたるらんと、こころにくくおぼおしめしておわしましてはんべらんは、おおきなるあやまりなり」。

要するに、学問ではないという風に言っているのです。その世界を考えつつ、社会秩序の秩序そのものの根っこをえぐります。人間は、人間の知恵によって生きるかぎり、人間に通用する社会的な秩序が必要です。善人と悪人とを見分ける目が必要です。それが秩序として生きてくる。しかし、親鸞は、『歎異抄』の第三章になって開示します。「善人なおもて往生を遂ぐ、いわんや悪人をや」。善人は困り果ててしまいます。そんなことで世の中が成り立つかと。しかしながら、もっと厳しいことが言われていた。

四章では何と言うか。「慈悲に聖道・浄土のかわりめあり。聖道の慈悲というは、ものをあわれみ、かなしみ、はぐくむなり。しかれども、おもうがごとくたすけとぐること、きわめてありがたし」。その意味するところは、仏教は仏教であっても、「学問仏教」と「念仏」一筋の二つの道があるということが開示されていたのでした。実際、学問仏教は、その時代では大多数の人々の救いではなく、学問ができる富裕層のものになっていたのです。その時代に法然（一一三三～一二一二年）が現れて、「一枚起請文（いちまいきしょうもん）」を開示したのでした。「念仏を信ぜん人は、たとい一代の法を能く能く学（がく）すとも、一文不知の愚どん（鈍）の身になして、尼入道の無ち（智）のともがらに同（おなじく）して、ちしゃ（智者）のふるまいをせずして、ただ一こう（向）に念仏すべし」と説かれたのです。親鸞はその「ただ一向に」という信心の世界に全身を打たれたのだと言えます。そして、その道を深め、さらに、それこそ、一切の生きとし生けるものの、「生」の土台だととらえ直したのだとも言えます。

そして、五章になって初めて生命の問題を提起します。それは何であるか。「親鸞は父母の孝養のためとて、一返にても念仏申したること、未だ候はず。その故は、一切の有情は、皆もって世々生々（せせしょうじょう）の父母兄弟なり。いずれもいずれも、この順次生に仏に成りて、助け候うべきなり」。一切の有情は、命としては皆親兄弟に等しい。しかし人間は、そのような命の世界に背を向けて生きている、と親鸞はなかなか厳しい。私はこれを読んだ時、「この順次生」とありますから死ななければだめだと、そう思ったものです。死ななきゃ駄目なのかと思うのがまた私の知恵だった。これがくり返し、くり返し、私をしばりつけてきた。その自分から逃れられない。

私はそこで気がつきました。人間は自分から逃れることはできない。しかしながら道はある。逃れることができないもの同士が、逃れることができないのだと気がつけば、手を取り合うことが可能です。自分だけが上だと思えば、なかなか手を取り合うことができません。万人が互いが大事な人だと気がつけば、その者同士が助け合うことができる。その助け合うことこそが順次生だ、というのが親鸞の目線だと思うのです。

八〇〇年も続いてきた目線にはすごいものがあります。その根っこには、一一章の言葉を読みますと、「一文不通のともがらの念仏もうすにおうて、「なんじは誓願不思議を信じて念仏もうすか。また名号不思議を信ずるか」と、いいおどろかして、ふたつの不思議の仔細をも分明（ふんみょう）にいいひらかずして、ひとのこころをまどわすこと、この条、かえすがえすもこころをとどめて、おもいわくべきことなり」という根本的な目線がある。文字一字知らない人が念仏を称えていたら、お前は誓願不思議を信じているのか、それとも名号不思議を信じるのか、と言って脅かすわけです。人間の自己矛盾がここに現れています。誓願不思議を信じるかという問が実に滑稽な転倒した問いであるかということがわからない。あんまり勉強しすぎたんだと、私はそう思います。「なんじは誓願不思議を信じて念仏もうすか、また名号不思議を信ずるか」と言う。

私は日本人ではありませんが、現代という世界を日本で生まれて日本で生きている朝鮮人の一人として思います。現代人はもう一度、人間の根っこである「文字の知恵」というものを根本的に見届けて人間の生き様を考えていい時代ではないか。その人間の「チエ」の根を見つめている目がある。その思想が日本に生まれていた。

今、世界はそれを考えなくてはならない所に当面している。もっと端的に言えば、二×二は四です。どう見ても二×二は四です。そして万人は四が正解だと思っている。それは大間違い。その正解はなんで正解なのか。その正解は、同時に四という記号ではないか。二×二という記号の流れの中に四という記号が出てくる。それを、人間そのものにあてはめてしまうと、私たちはロボットなのか。私たちがロボットとして生きるのか。今人間が当面しているのは、そういう問題だと思います。

命を考えるということは、決して記号に基づいて考えるだけではない。記号に基づいて命を考えると、人間がロボット化されるのではないか。戦中の「教育」を思い出します。おしりをたたく方の命になってしまいます。しかし、一粒の種が二粒になって出てくる「生」も命です。そういう意味で、最後に詩を読んで終わりにいたします。

峠三吉という名の広島出身の詩人の詩の一節を読んで結びにしたいと思います。峠三吉はその詩集の「あとがき」によりますと、「爆心地より三千米離れた町の自宅から、市の中心部に向かって外出する直前原爆を受け……」たのでした。その「原爆詩集」の結びは「『希《ねが》い』──「原爆の図」によせて」でした。彼はその詩の中で声をふりしぼっていました。

ああ　歪《ゆが》んだ脚をのべさせ／裸の腰を覆《おお》ってやり
にぎられた血指の一本々々を解きほぐそうとするこの心を／誰がはばみえよう
滅びゆく日本の上に新しい戦争への威嚇として／原爆の光りが放たれ
国民二十数万の命を瞬時に奪った事実に対し
底深くめざめゆく憤怒を誰が圧《おさ》ええよう
この図のまえに自分の歩みを誓わせ／この歴史のまえに未来を悔《くい》あらしめぬよう

しめくくりとしてもう一つ「炎」という詩の冒頭です。

衝き当った天蓋の／まくれ拡がった死被の／垂れこめた雲の／薄闇の地上から
煙をはねのけ／歯がみし／おどりあがり／合体して
黒い　あかい　蒼い炎は／煌く火の粉を吹き散らしながら
いまや全市のうえに／立ちあがった

広島に原爆が落ちた瞬間を、彼は言語化したのでした。私はこのような悲劇が二度とくり返されてはならないと思います。この峠三吉の炎を見つめた眼差しを継承していきたいと思います。

本日は御縁をありがとうございました。

Ｉ 福島原発事故と内部被曝

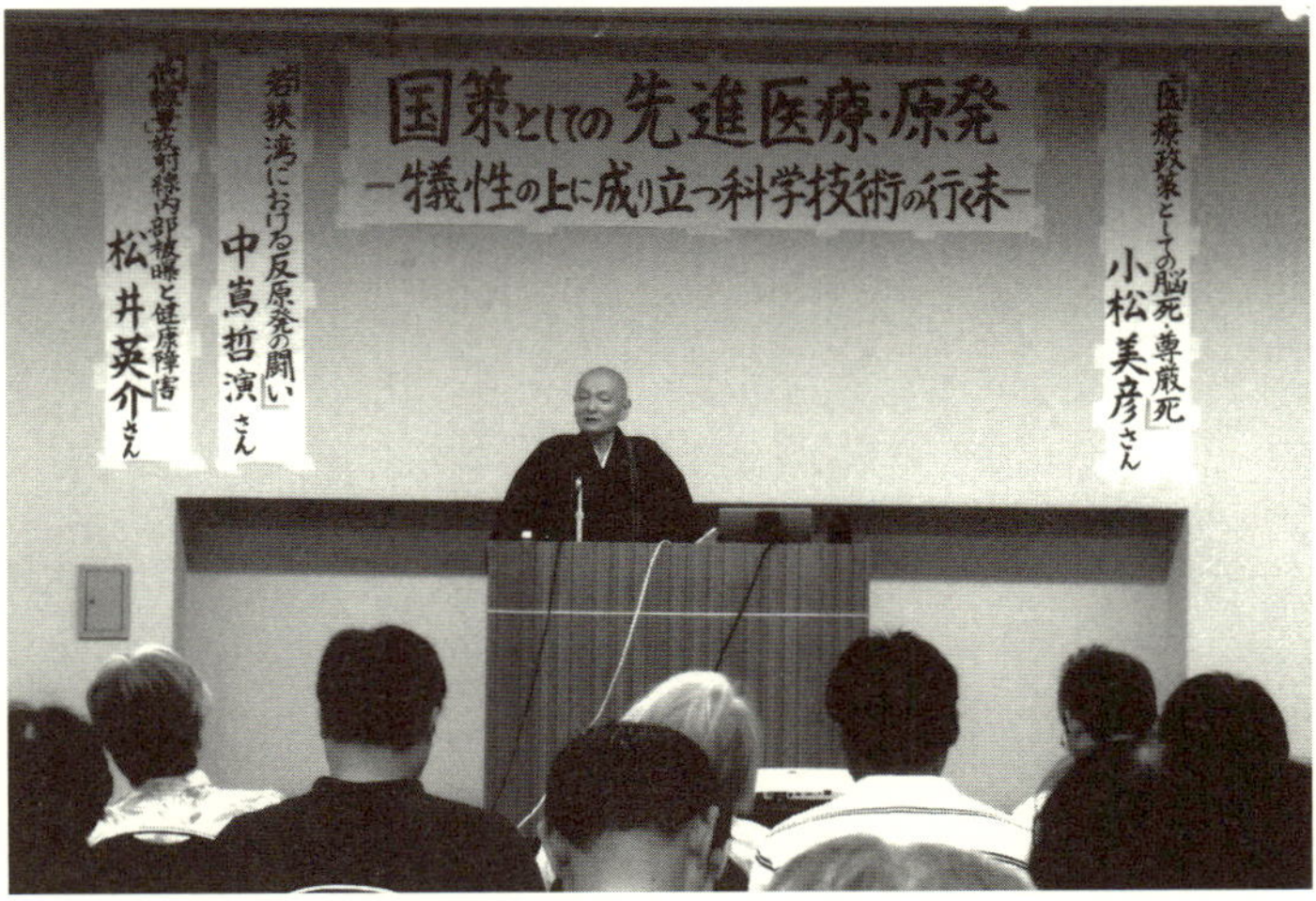

中嶌哲演さん講演（2013 年 7 月 27 日）

はじめに

塩見　有生

二〇一一年三月一一日から約三年が経過しました。皆さんご存知の通り広島、長崎における原爆に続く核災害である福島第一原発事故が起こった日です。あれから一定の時が経ち、避難や帰還、損害賠償や原因究明などに関して議論がなされていますが、一向に人道的な対策が進んでいるようにはみえません。現政権は原発の有用性を訴え、今後の原発再稼働・新設に向けて国民を誘導することのみに執念を燃やしているようにみえます。被曝を強いられた、避難を強いられた、農地や職を奪われた被災者の今後の生活や地域の復興のための議論、同様の災害を二度と起こさないための議論が置き去りにされていることは、既に多くの方々が感じ取っていることだと思います。

事故以降、電力会社、官僚、政治家、学者、マスコミなどが経済的利害関係の下、一体となって原発政策を押し進めてきたことを、多くの国民が知ることになりました。国は原発が社会的に正義であると位置付けるための、あるいは安全を裏付けるための、都合の良い〝科学〟（＝安全神話）

を根拠に、国策として原子力政策を進めてきました。「国が言ってるんだから安全だ」、原発立地地域ではこのような会話が多くなされ、原発の建設が進んできたのではないでしょうか。原発の存在に疑問を投げかける京都大学の学者ら（京大原子炉実験所に属するいわゆる〝熊取六人衆〟）は教授になれないといったように、利害関係者にとって都合の良い科学を説かない学者は露骨に排除されてきました。産業と科学（学問）が一体化した産学共同路線と言えます。人のための科学ではなく、金儲けの手段としての〝科学〟です。

御用学者と言われる人々によって安全神話が作られ、原子力の安全性を検討する委員として御用学者の中から多くが採用されてきました。官僚は原発産業によって様々な天下り団体を手にし、原発反対者を排除し異端者扱いしてきました。マスコミは多額の広告料金で電力会社と結びつき、クリーンなエネルギーと宣伝してきました。政治家は電力会社から多くの政治資金を手にし、電力会社にとってより有利な、犠牲者を見えない存在として扱うための都合の良い法律を作ってきました。

この利害関係者らの既得権が、人道的な議論ができない最大の理由ではないでしょうか。過去に起きた水俣病などの公害や三池炭塵《じん》爆発などの労働災害、更には幾多の戦争についても、同じ構図に支えられ繰り返されてきたのではないでしょうか。そう考える時、あらゆる利害から独立し良心を有する科学を私たち市民の手に取り戻すことの重要性がわかります。

第1章では、「〝低線量〟放射線内部被曝と健康障害」をテーマに岐阜環境医学研究所・座禅洞診療所の松井英介医師にご講演いただきました。広島・長崎の原爆や原発労働者、チェルノブイリ原発事故などによる被曝の影響がどのように発生しているのかを直視する科学においては、低線量被曝・内部被曝の危険性が「低」ではないことがわかります。「一〇〇ミリシーベルト以下では人体への影響はない」という意見、また年間二〇ミリシーベルトという御用学者や日本政府が定めている被曝許容量が、いかに非人道的であるかということが他国との比較などからもはっきりします。その中で放射線被曝の影響を過小評価してきた歴史的な流れについても解説いただいております。

また双葉町のアドバイザーでもある松井さんは、福島の地を度々訪問されています。現地がどのような状況か、高線量被曝地域での居住、ガレキ焼却処分場などの現状についてお話しいただいております。原子力産業に群がる利害関係者らにとって都合の良い〝科学〟が被災者を二重、三重に苦しめています。犠牲を前提とした原子力産業、それを支える〝科学〟について考えていきたいと思います。

第2章では、「若狭湾における反原発の闘い」について若狭湾の小浜にある真言宗の寺、明通寺の中嶌哲演住職にご講演いただきました。国策として原発を推進しても実際に建設する場所がなければ計画は前に進みません。若狭はその候補地とされ建設が進められ、一五基の原発が立ち、西の「原発銀座」と言われるようになりました。中嶌氏は「金力、権力、暴力」によって建設が進んだと言います。道路やトンネル建設などインフラ整備、立地地域に支払われる巨額の交付金、機動隊・警察官の動員、電力会社はありとあらゆる策を講じて建設を進める地域を確保しようとしてきました。しかし、これだけ執拗な利害関係者らの攻撃に対して、中嶌氏の住む小浜市では一基も原発を建てさせませんでした。どのような闘いによって阻止することができたのか、その運動や経過について説明していただいております。

立地候補となった地域では必ず賛成派と反対派に分かれます。これまで築いてきたコミュニティ・家族関係が破壊されることもあるでしょう。そもそも放射線被曝以前の、地域に原発を建設するところから犠牲の構造が始まっているということについても考えていきたいと思います。

コラム１では、「原発を告発し続けた夫・水戸巌」氏の活動について、お連れ合いの水戸喜世子さんよりお話しいただきました。福島原発事故以前から原子力発電に異を訴える、良心的な少数派の意見です。もちろん、彼らの主張は排除の対象とされているためマスコミでも取り上げられることは少ないのですが、今私たちが当たり前のように感じていることをすでに三〇年前に語っておられます。

第1章

「低線量」放射線内部被曝と健康障害

松井　英介

はじめに

私は名古屋生まれです。育ったのは京都、大阪、奈良…、三重県も長いのです。大阪・堺の空襲で焼け出され、私だけが生き残りました。弟はやけどがひどくて、妹は防空壕に逃げ込んだ時に踏み潰されて、それぞれ四歳と二歳でいのちを落として、私だけが生き残ったのです。

最初にまず健康の定義づけを少しおさらいしましょう。肉体的、精神的に良いということは当然のことですが、その他に社会的な条件もあります。まずは夫婦とか親子、それからおじいちゃんやおばあちゃんとの関係とか、そういう社会的関係が良くないと、あるいは職場の仲間、地域、人間関係が良くないといろんな不具合が起こってきます。夜も眠れなかったり、胃に穴が開いたり、様々なストレスがかかって、事が起こってくるということで、ＷＨＯ（世界保健機関）も次の

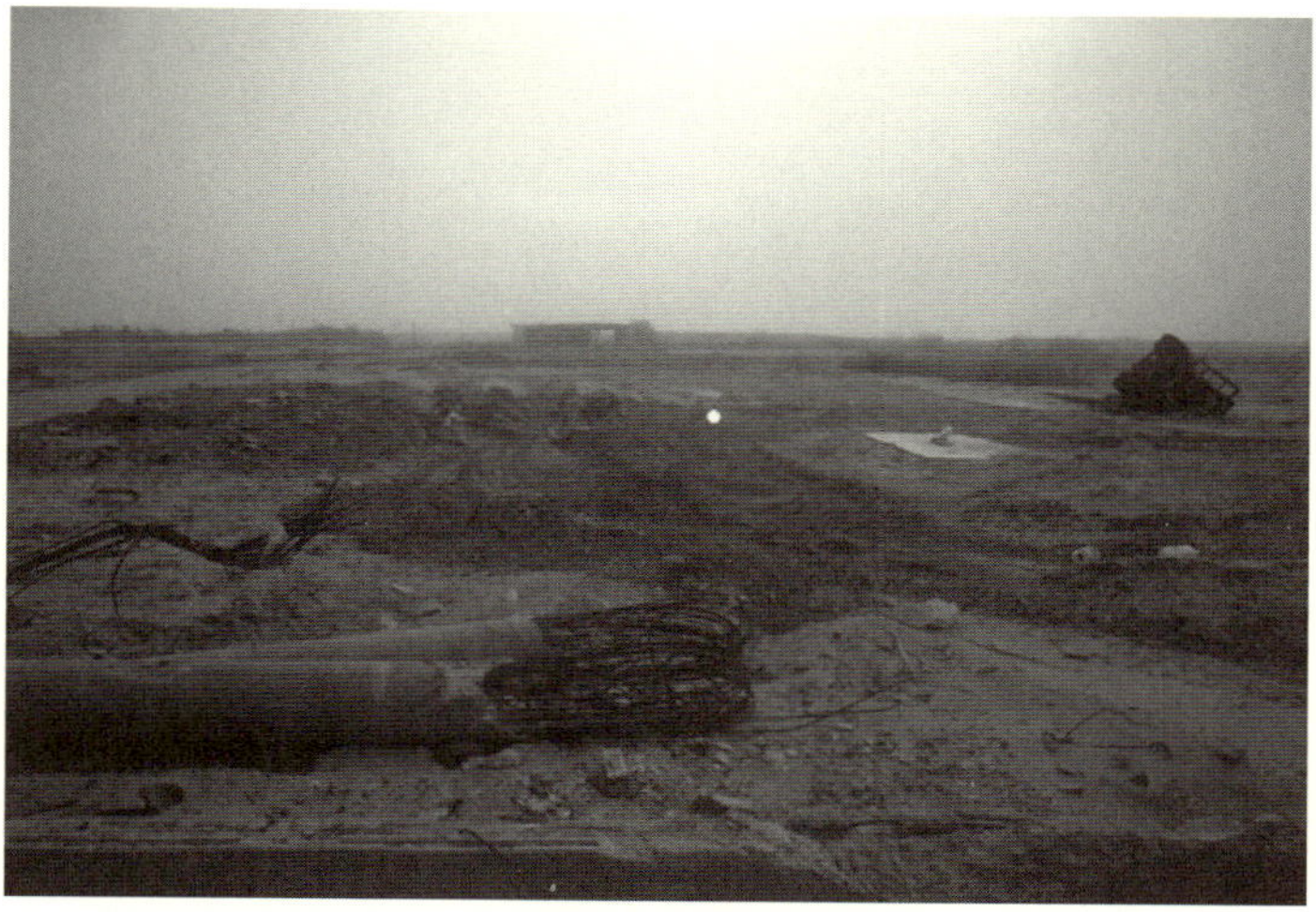

写真１　南相馬

ような定義づけをしています。「健康とは、肉体的、精神的に良いだけではなくて、社会的に良い状態をいう」。こういう健康の定義づけに照らしてみたときに、今、日本に住む私たちはどうであるのかと、改めて考えてみたいと思います。

この写真（写真1）は、ちょうど今頃（七月）から秋にかけての南相馬ですね。このように霧が出ます。ここにずっと家が建っていたのですが、3・11大惨事の津波に洗われて一軒も残っていません。この霧は、親潮が北から下ってくる、その水が冷たい、陸上の気温は高い。そういうことでこの季節霧がよく出るんです。それに混じって非常に小さな放射性物質の粒が地を這うように広がっていった。この景色を見たときに慄然たる思いにとらわれました。

スピーディー（図1）です。政府はデータを持っ

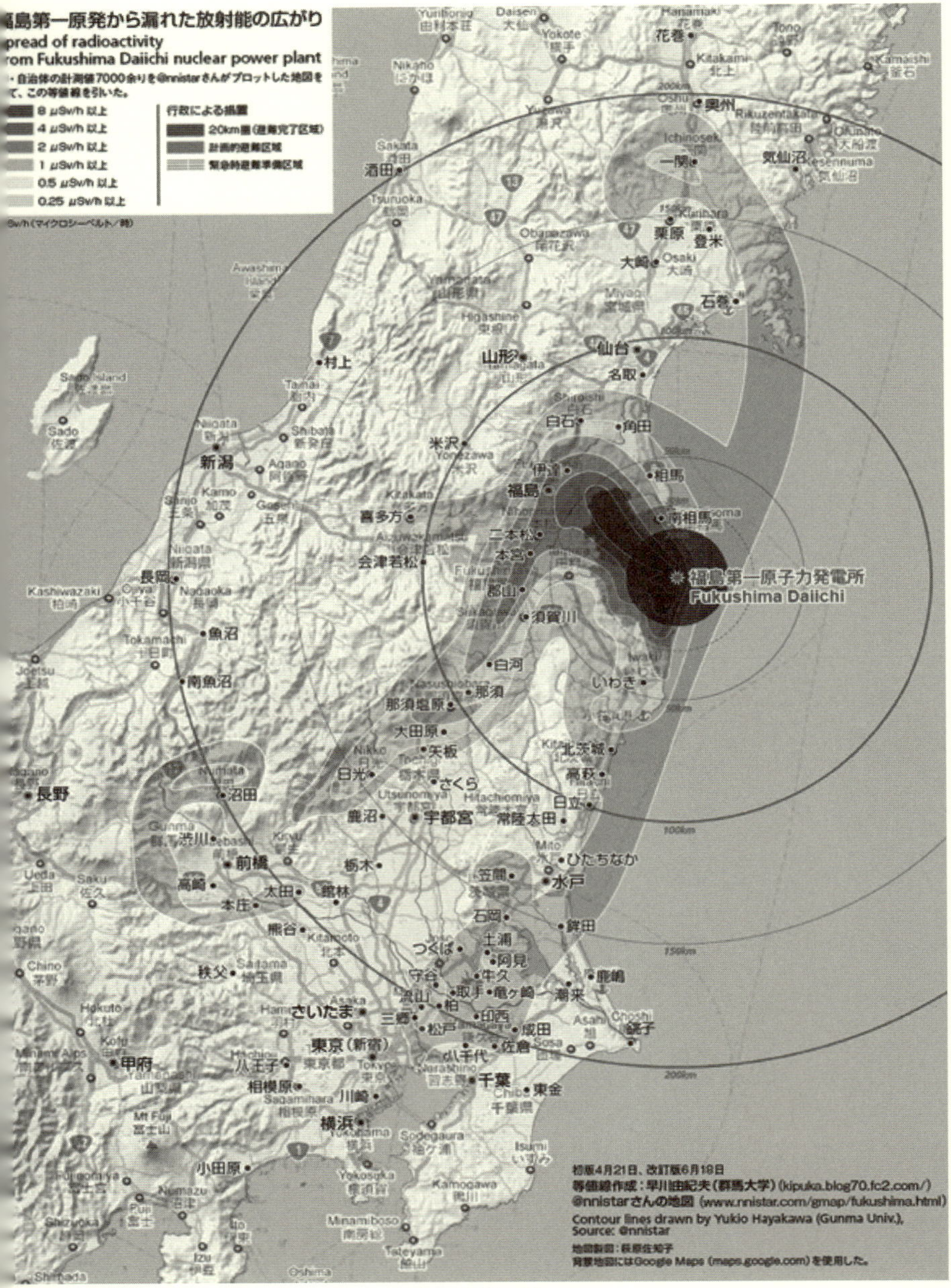
島第一原発から漏れた放射能の広がり
pread of radioactivity
rom Fukushima Daiichi nuclear power plant
・自治体の計測値7000余りを@nnistarさんがプロットした地図を
て、この等値線を引いた。
8 μSv/h 以上
4 μSv/h 以上
2 μSv/h 以上
1 μSv/h 以上
0.5 μSv/h 以上
0.25 μSv/h 以上
行政による措置
20km圏（避難完了区域）
計画的避難区域
緊急時避難準備区域
Sv/h（マイクロシーベルト／時）
福島第一原子力発電所
Fukushima Daiichi
100km
150km
200km
初版4月21日、改訂版6月18日
等値線作成：早川由紀夫（群馬大学）(kipuka.blog70.fc2.com/)
@nnistarさんの地図 (www.nnistar.com/gmap/fukushima.html)
Contour lines drawn by Yukio Hayakawa (Gunma Univ.),
Source: @nnistar
地図製図：萩原佐知子
背景地図にはGoogle Maps (maps.google.com) を使用した。

図1　スピーディ

ていたんですけれども、出さなかったんですね。それで三日、四日先まで汚染された空気がどういうふうに流れるのか、予測することができたにも関わらず、これを出さなかったもんですから、汚染された空気と同じ方向に逃げた人がけっこういらっしゃった。余分な被曝をしたのです。

汚染された空気は、まず初め北西の方にずっと流れました。福島県の中心部分を「中通り」といっていますけど、阿武隈山系と奥羽山系のちょうど間になっていて、新幹線が走っているところですね。福島から二本松、郡山がありますが、ここから南にずっと下って行ったわけです。北に上った部分もあって二〇〇キロ近く離れた岩手の一関、ここに干してあった稲わらを食べた牛の肉からも放射性物質が検出された。浜通りの方もずっと下ってきてですね、茨城県、千葉県辺りでホットスポットを作りながら神奈川から更に静岡の方に入ってくる。

二〇キロ圏、三〇キロ圏というような同心円を無視して放射性物質は動く。地形とか気象状況によって動くというのが一つの特徴だということがよくわかります。

今回は、このように、私たちがこれまで経験したことのない原発事故による未曾有の人工放射性物質の放出によって、私たちにどのような影響が及ぶのか、私たちがこれからやらなければならないことは何なのか。みなさんと共に考えていきたいと存じます。そのための資料として、放射性物質をめぐる世界の様々な動きについて、私が知るところをお伝えしていきます。

一　放射線と内部被曝

私たちがふつう「放射線」と言っているのは、イオン化放射線、あるいは電離放射線というのが正式名称です。私たちの身体は分子でできていますが、分子はいくつかの原子が電子によって結びつけられたものです。その分子を切断するエネルギーをもった放射線を、イオン化放射線、あるいは電離放射線と言います。それだけのエネルギーを持っていない放射線、非イオン化放射線を、日常的に、「電磁波」と言っています。今非常に普及してしまって困った状態だと思うのですけど、携帯電話、それから電磁調理器ですね。オール電化ということで盛んに売り込まれています。その他に電気毛布、電気カーペット、そこに赤ちゃんを寝かせる。そのようなことが日常盛んにあるんですが、それら身近な器具から出てくる電磁波も、脳腫瘍などいろんな健康障害の元になります。イギリスなんかでは一六歳以下の子どもに携帯電話を持たせてはいけないということをガイドラインで定めています。これらの放射線とか光の仲間は、共通した物理的な特性として、「距離の二乗に反比例して弱くなる」。一メートルから二メートル離れると四分の一、更に三メートル離れると九分の一というように急速に弱くなります。逆に放射性物質が体の中に入ってきて、細胞のすぐそばから、あるいは中から、放射線を出す場合、非常に影響力が大きい。「低線量」といっても、決してそれは低ではないと言われるわけです。

さてこのイオン化＝電離というのはどういうことか。私たちの身体を構成する原子は電子で結ばれて分子の形になっています。水の分子を想像していただくとH_2O。水素が二つ、酸素が一つ。それらは一般に電子二つが結び付けているわけです。この電子の一つをはずしてしまう力、それだけのエネルギーをもった放射線、すなわち電離放射線が有害なものを生みだすわけです。

もし水の分子が切断されると水酸基（$^{\cdot}OH$）というラジカルができます。これが非常に強い毒性をもっています。これが細胞の中にできる。これらのラジカルがお互いにくっついて、分子になるとき、水の分子に全部戻ればよいのですが、酸素が余分に一個くっつくと、過酸化水素（H_2O_2）です。オキシフルとかオキシドールとか、消毒薬として使われてきた毒が細胞の中にできる。あるいはＤＮＡそのものの中にこういうものが生成される。このようなことが非常に問題になるわけです。これら有害なラジカルが間接的にＤＮＡに傷をつける（図２）。

放射線にはいろんな種類がありますけど、福島の事故の後に有名になったのがセシウムです。セシウム137と134。137の場合、壊変の過程でガンマ（γ）線とベータ（β）線という二つの放射線を出します。ガンマ線は物を貫く力が非常に強くて、私たちの身体の外へどんどん出ていきます。ところがベータ線というのは高速で飛ぶ電子ですけども、身体の中では数ミリしか飛ばず、外に出てこない。だからホールボディカウンターで調べても、ベータ線については検出できない。セシウム137の物理的半減期は約三〇年とされてます。身体の中では、カリウムと非常によく似た動きをし、心臓などに沈着するんです。

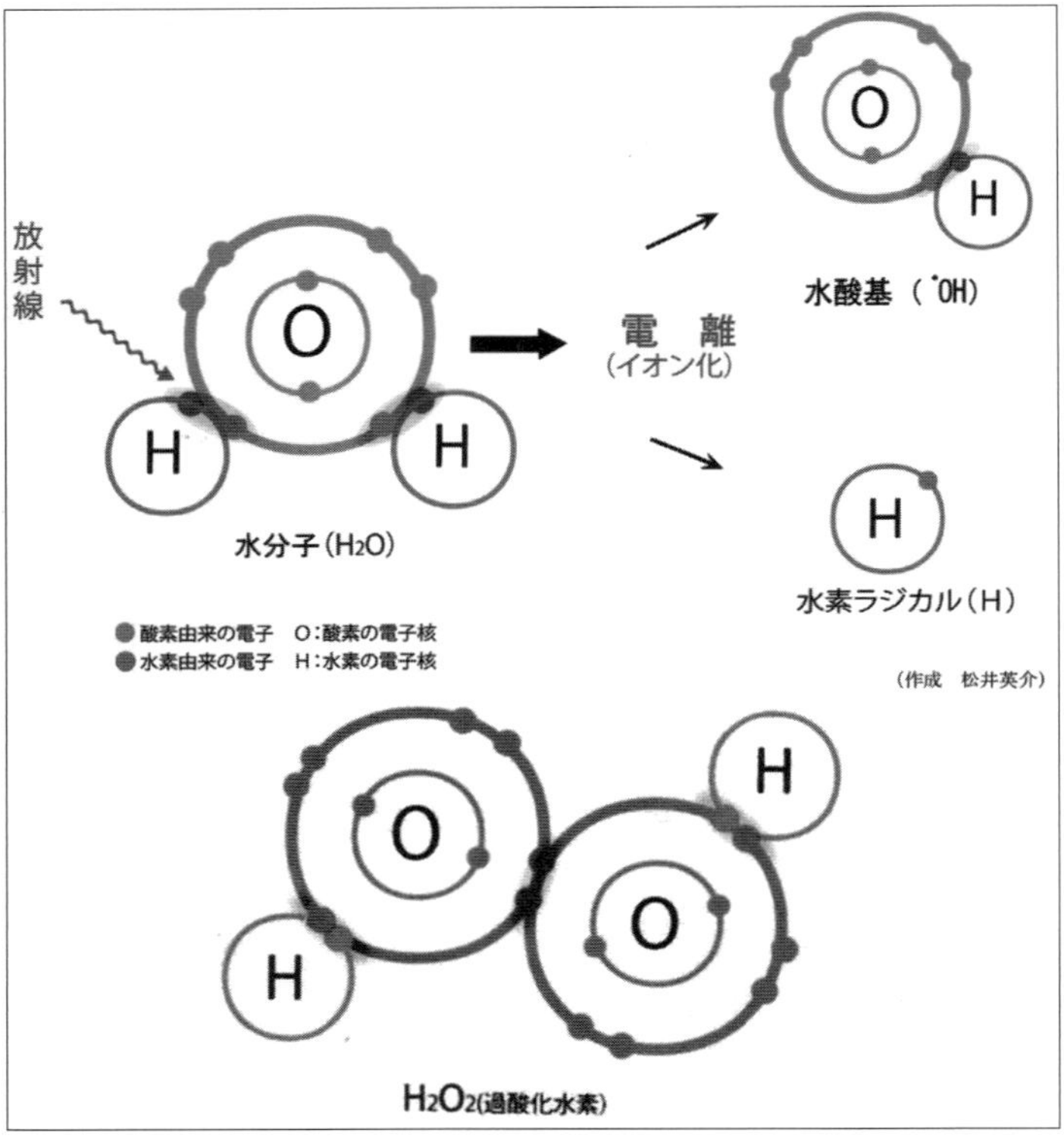

図２　水分子の切断

もう一つ問題になるのがストロンチウム90です。半減期はセシウムと同じくらいの約二九年。これはカルシウムと良く似た性質をもっていて、骨とか歯に長期間沈着して、なかなか出ていかない。二〇年、三〇年、四〇年も蓄積しつづける。とくに小さい子どもには影響が大きいですね。これは壊変の過程で、ベータ線しか出さない。ですから、これが身体の中にあっても、ホールボディカウンターでは調べられない。あってもないことになってしまいます。だから内部被曝の原因になる放射性物質をどうやって調べようかというときに、セシウム137は測れるんですけど、ストロンチウム90は調べられないんです。そこを一つ、よく承知しておく必要があります。

体内にどれだけストロンチウム90があるかは、抜けた乳歯を調べることによってわかります。国内では今のところやってくれる研究施設がないので、スイスの研究所で調べてもらっています。福島の県民健康管理調査委員会で、乳歯を調べようという提案があったのですが、なぜかやらないことになっています。困ったことです。この辺の事情は、日野行介著『福島原発事故　県民健康管理調査の闇』（岩波新書、二〇一三年）を、ぜひともご参照ください。

ストロンチウム90は、今も事故現場から出続けております。地下水や海の水の中に出てるわけです。これが小さな魚とかプランクトン、あるいは魚貝類、海底生物ですね、そういう生き物に取り込まれて生態系の中で濃縮されていく。もう一つ厄介なのが^{3}Hと表現されるトリチウム、三重水素ですね。これもものすごく沢山の量が海にどんどん出ているというのが現状です。地下水からも検出されています。

陸上でも各地でこれらが検出されているわけです。関東圏でも結構ストロンチウム90が見つかっております。当初は、見つかったとき、これは違うもんだと言ってたわけですけども、ずっと確かめていくと、これは福島原発事故現場から出ているものだとわかったのです。ストロンチウム90というのは骨に沈着しやすいんです。甲状腺は後ろに気管があって食道があります。その周りをまくようにして存在します。すぐ後ろに頸椎という頸の骨があります。子どもの場合はほとんどここの所の距離がない。身体の中で数ミリしか飛ばないとされるベータ線ですが、この骨から甲状腺に向かってベータ線が出るわけです。子どもの場合は身体が小さいですから、とくに胎児とか新生児とか、当然影響があるのではないかと考えられます。脳下垂体も骨に囲まれて守られているわけです。下垂体という非常に重要な内分泌臓器に、骨に沈着したストロンチウム90からベータ線の照射が絶えず起こるだろう。骨にはリンパ球など血球を造る骨髄があります。ここが繰り返し攻撃されると、白血病などの原因になるのです。

もう一つ厄介なのがプルトニウム239です。これはアルファ（α）線という放射線を出します。アルファ、ベータ、ガンマと、この三つを頭においていただくと、整理をしやすいと思うのです。アルファ線というのはヘリウムの原子核です。ベータ線、すなわち高速で飛ぶ電子に比べると非常に質量が大きい。簡単に言うと重いわけです。身体の中では、周囲の細胞に一番大きな影響を与えるのがこのアルファ線です。プルトニウム239の場合はほかの放射性物質に壊変する時に、アルファ線しか出さない。これもホールボディカウンターでは確認できない。地球上には元々ほとんどなかったんです。ウランを掘り出してきて、ウランを原子炉の中で反応させる過程でこれがどんどん生成される。一九四〇年代のアメリカが原爆開発の段階でこれが欲しかったために原子炉を開発したと言われているわけです。

放射線医学総合研究所が千葉県の稲毛にあります。プルトニウムの動物実験施設は二〇年以上動いていたのですが、六〜七年前から予算がカットされて今はお休みということになっています。そこでのネズミを使った実験ですけども、プルトニウムを吸い込ませたネズミと外からエックス線をかけたネズミと二つの群を作って、これらの間の肺の腫瘍の発症の仕方を比較してみたら、内部被曝、つまりプルトニウムを吸い込ませた群の方にずっと腫瘍の発症が多かったわけです。

長崎大学医学部の原爆後障害医療研究所（原研）病理と言って、原爆の身体に対する影響を調べてきた病理学の研究施設があります。ここに七条和子さんという医者がいます。彼女が調べた結果が二〇一〇年四月に報告されました。肺や骨や腎の組織標本中に線が見えます。アルファ線の飛んだ跡です。この組織はどういう人のものかというと、長崎の原爆で被爆、急性被爆で命を奪われた人の標本なんです。これはアメリカのＡＢＣＣ（原爆傷害調査委員会）が病理解剖をやって標本をアメリカに一旦もって帰ったんですね。そして後になって長崎大学、広島大学に返してきた。それを使った仕事なんですけども、六〇年以上経った状態でもちゃんとプルトニウム239が留まっているということが確認された。プルトニウムの半減期はご存知のように約二万四〇〇〇年とされています。二万四〇〇〇年経って放射線の量がやっと半分になる。それぐらいの時間軸で考えなければなりません。身体の中に留まっていることがこれで確認されたわけですけど、周囲の細胞に絶えずアルファ線を照射するのです。

問題は細胞レベルで考えることの大切さで、とくにＤＮＡや染色体です。二重らせん構造を持つＤＮＡは、その片一方が傷ついただけであれば反対側に記憶が残っていて修復がされやすい。元の形に治すことができるのです。私たちにはそういう能力がある。ところが二重らせんの両方とも切られた場合にはなかなか修復が難しくて、異常再結合、間違った繋がり方をしてしまう。それががんであるとか、あるいは先天障害であるとか、あるいは免疫異常であるとか、そういう色々な病気の原因になることが分かっています。アルファ線、ベータ線というのは力が強いものですから、繰り返しアルファ線が出る、ベータ線が出るということで、傷つける頻度が高いんです。そういう面でも、このアルファ線、ベータ線というのは厄介なんです。外から入ってきたガンマ線というのは、原爆の放射線ですけども、これは身体を貫いて反対側に出ていく。爆心から距離が近ければ非常に影響は大きいんですが、二キロ、三キロ、四キロと離れると急速に力が弱くなるということが分かっている。ということで、アルファ線、ベータ線というものをガンマ線と分けて考えなければいけないのです。

後から、家族を探したり救護のために爆心に近いところに入った人たち（入市者）の、残留放射性物質（放射性降下物）による内部被曝を無視したのです。全国各地で闘われた原爆被爆者集団訴訟の最大の争点は、内部被曝でした。そして、裁判所は原告・被爆者の方々が主張した内部被曝の健康影響を認めたのですが、被告・日本政府は今なお、頑として内部被曝を認めていません。

細胞核の中にＤＮＡがあるわけですが、ここを放射線が貫いた時にＤＮＡに傷がつく。これはその通りなんですが、この細胞質と言われる部分も水が七割ないし新生児では八割を占める。私たちの身体っていうのは七〇～八〇％水なんですね。その水の分子が、さっき言いましたように切断されて有害なラジカルが生成されるわけです。例えば過酸化水素（H_2O_2）ができて、その過酸化水素がＤＮＡを攻撃する。隣の細胞からもやってくる。細胞の外側の間質といわれるところからもやってくる。こういう間接的な影響、放射線が生み出した有害な物質がＤＮＡに傷をつける、これを「バイスタンダー効果」といいます。あるいはそれがつぎつぎに次の代に受け継がれていくことを「遺伝的不安定性の誘導」、あるいは「ミニサテライト突然変異」というような言葉で呼んでおります。放射線医学総合研究所がまとめた図ですけど、遺伝子の不安的な状態がつぎつぎに受け継がれていく。次の代にも影響が伝わっていく。ネズミは代替わりが早いですから、チェルノブイリの場合には二二代先まで受け継がれたという研究結果があるんですね。

二　「からだは均一」とするＩＣＲＰの考え方

ＩＣＲＰ（国際放射線防護委員会）というＮＧＯが防護基準を定めております。医療機関では、ＩＣＲＰの防護基準と言うのは絶対のものとされ、金科玉条と我々も思ってきたわけですが、ここに問題があるんです。どういう問題か。一つは広島、長崎のデータ、被爆者の方の身体を外から貫いた、外部被曝ガンマ線による内部への影響というものだけを彼らは考えたのです。私たちの身体は、どこを切ってみても大体同じような構造になっているんだという前提で、全体を平均化してガンマ線の影響をとらえるという考え方。もう一つは、重大な問題なんですが、経済的要因を考慮して、合理的にできる限り低く見積もる考え方。これは二つともに問題がある。

カール・モーガンは原子爆弾を研究・開発したマンハッタン計画に関わり、一九四〇年代から活躍してきたアメリカの学者ですけど、この人は一九五一年にＩＣＲＰが発足した時、内部被曝問題を検討する委員会を作り、その委員長になった人なんです。彼が後に出したのが『原子力開発の光と影』（昭和堂、二〇〇三年）という本です。ほとんど影のことしか書いていない。光はどこに書いてあるんですかって聞かれたこともあるんですが、そういうＩＣＲＰの影の部分がここに書き込まれています。内部被曝をずっと検討していくと、原子炉の作業現場、原発の現場で働く作業員の健康維持は非常に難しいんだ、ということがだんだん分かってきたんですね。本来なら原子炉を止める、運転しないという方向に行くべきなのに、内部被曝委員会をやめてしまった。二年も経たないうちにこれを閉じたのです。その後今に至る過程が実に詳細に書き込まれています。

ＩＣＲＰの考え方ですけども、放射線の種類によって生体への影響が違うので、重み付けをする。荷重係数を考えたわけです。ガンマ線の影響、リスクを一とした場合アルファ線は影響が大きいから二〇に、ベータ線を一にしていた。実態に合わないじゃないかといったのがＥＣＲＲ（ヨーロッパ放射線リスク委員会）なんです。電子線、すなわちベータ線ですが、これがどういうふうに身体の中で影響を与えるか。ガンマ線に比べて非常に高密度に電離を起こす。イオン化を起こす。有害なラジカルを形成するということです。アルファ線の影響はさらに強力です。ＥＣＲＲが二〇一〇年に異議申し立てをしました。その中身は、水に溶けない形の放射性物質というのはもっと大きな影響がある。身体の中に留まって、絶えず、繰り返し放射線を出すからもっと影響が大きい。ベータ線の一倍、アルファ線の二〇倍なんて言うのは小さ過ぎるというわけです。

プルトニウム239が出すアルファ線に関して言うと、アメリカの研究者でタンプリンとコーヒランという二人が一九七四年に出した論文ですが、これですと一一万倍しないといけない、ガンマ線を一としたときにプルトニウムの影響はこんなに大きいんだと言ってるわけです。

細胞は一個一個みんな違う。私たちの身体を構成している細胞はみんなそれぞれ違いがあるわけですね。とくに放射線から受ける影響ということで言うと、赤血球は放射線に抵抗性がある。それに対してリンパ球は弱い。赤血球は酸素の運び屋であり、リンパ球は免疫の担い手でもある重要な細胞ですが、これが影響を受けやすいということが分かっています。

免疫とホルモンと自律神経とが身体の状態を一定に保っている、良い状態に保っている。これを内部環境と私は言っているわけですけど、体温は摂氏三六度前後、心臓のリズムはこの世に生を受けてから土に返るまで一定のリズムを刻む。誰から命令されたわけでもない、ここにいらっしゃる方一人ひとりが自分自身でこれを決めてる、動かしている。その内部環境を一定に保つ仕組が、免疫、ホルモンと自律神経ということになります。

私は呼吸器の病気が専門ですから、肺がんの患者さんとのお付き合いが長いので、肺の組織について簡単に説明します。肺の中に空気を送り込むのが気管支です。狭い角度で同じくらいの角度に分かれるのが普通の気管支の分岐の仕方。そこを空気が入ってくる。空気と一緒に色んな粒状物質も入ってくる。タバコの煙も入ってくるということなんです。こういうのと違った分岐をする部分があるんです。非常に広い角度で突然細い枝が出る。その先にもっと広い角度で枝が出ます。この領域にものは入りにくいけど、ここに一旦入るとなかなか出てくれないということが、コンピューターシミュレーションで分かりました。そういう分岐の気管支が支配する領域というのは肺の上の方ですね。肺尖部と言います。昔、結核がここによくできたことで、好発部位と呼ばれます。日本人の肺がんというとだいたい七割が腺がんですけども、同様に肺の上の方に多いんですね。これはそういう解剖学的な、あるいは解剖生理学的な背景の下でこうなっている。ここがホットスポットになっている。放射性物質も同じようにそこに影響を与えるだろうと考えられます。

子どもの時間というのは、おとなとは別だとしてとらえなければならない。『ゾウの時間ネズミの時間』（中公新書、一九九二年）という本もありましたけど、例えば胎児の手の指が形成される時間は、わずか一週間なんです。子どもはこれぐらいのスピードでどんどん外界からものを取り込んで身体を造ってるのです。

三　第五福竜丸乗組員の被曝

マグロ延縄《はえなわ》漁船第五福竜丸の被害者の大石又七さんは、いくつもの苦難を背負いました。その一つは、障害を持った子どもさんが産まれたことです。最初の子どもは、障害をもっていて、生きて生まれてこれなかった。大石さんは、第五福竜丸二三人の乗組員の中の下から二番目に若かった。一九歳でこの船に乗り、船の中で二〇歳の誕生日を迎えました。一九五四年の三月一日、マーシャル諸島のビキニ環礁近くの海で「西から昇る太陽」を見たのです。そして死の灰を浴びて帰ってくるわけです。急性症状も出て、水膨れができる、髪の毛が抜ける、下痢が始まる。帰ってきてからがまた苦難の連続で、ダウンする人がつぎつぎに出て、一番最初に亡くなったのが久保山愛吉さん（四〇歳）でした。

その後も亡くなる人がつづき、平均すると五〇歳ちょっとで亡くなっているんです。がんになった患者さんが七割ぐらいを占めています。大石さん自身も肝がんを背負ったわけですけど、手術が成功して、二〇一四年には八〇歳になります。最初の子どもさんは、さっき言いましたように放射能の影響が出たと考えるのがいいだろうと私は思います。病院へ行ってみると「死産です」と告げられ、「その子には障害があります、見てみますか」と言われたんです。大石さんは、「いいです」と応え、奥さんにそのことを四〇年も話せずにいたと言っていらっしゃいます（『死の灰を負って――私の人生を変えた第五福竜丸』新潮社、一九九一年参照)。

二番目のお嬢さんは幸い健康に生まれて今もお元気ですが、私もこの前東京でお会いしたんですが、医療機関に勤めていらっしゃいます。この人も年頃になった時に辛い目に会いました。最初にできたボーイフレンドは、大石又七が親父だと分かるとスッと離れていく。二番目の人も離れていく。三番目の恋人ができた時、彼女は東京の夢の島にある第五福竜丸の展示館に、彼と一緒に行きました。これが父の乗っていた船ですと、どういう状況であったかということをずっと説明したそうです。この男が良かったと大石さんも言っていますが、今はその娘さんにも支えられながら証言活動をやっておられるんです。そういう風に次の代にも影響が出る。福島の人たちも今後同じような苦労を背負うんじゃないか、自分と同じ苦しみは味わって欲しくないということが大石さんの今一番の心配事になっているわけです。

第五福竜丸だけじゃなかったんです。当時あの海域に約一〇〇〇隻のマグロ漁船がいました。二万人もの方々が被曝しているんです。それ以外に、あの海域に元々住んでいた島民たちの苦難というと、これはもう筆舌に尽くしがたい。第五福竜丸以外のマグロ漁師の話と言うと、ほとんど知られないまま今に来てしまいました。そこで、高知の高校教師・山下正寿さんと高校生たちは、漁師さん一人ひとりを訪ねて重い口を開かせ、本にまとめました(『ビキニの海は忘れない――核実験被災船を追う高校生たち』平和文化、一九八八年)。私もこれを読んで初めてこういうことがあった、第五福竜丸のことしか頭に無かったんですが、それは違うんだということに気づかされたのです。

四　福島における放射線被曝の影響

福島県の子ども甲状腺エコー検査結果の二〇一四年六月三〇日までの集計結果が、八月二四日に発表されました。それによると、手術によって甲状腺がんと確定診断された子が五八人になりました。内五六人は比較的おとなしいとされる乳頭がん、二人が全身化しやすい未分化がんだったと発表されています。しかし、問題は早期がんは何人だったのか、進行がんは何人だったのかという、一番重要なことが未だに発表されないことです。

この結果に対して、福島県立医科大学の鈴木真一教授は、今度の事故とは関係ないんだということを当初から言っていましたけども、これだけのデータが出てきた今もそういう風に強弁をなさっている。それに対して岡山大学の教授で津田敏秀という疫学を専門とする人がいますが、これはアウトブレイクだと述べています。

アウトブレイクとは何かと言うと、例えば食中毒があります。患者さんが二人出たらこれをアウトブレイクとしてすぐ手を打つ。ボツリヌスという強力な毒性をもった菌による食中毒であれば、一人出てもすぐ手を打つんだという考え方。これをいわゆるアウトブレイク（大発生）疫学と呼び、アメリカでは最も人気のある疫学の分野なんだそうです。日本ではまだまだ知られていない。私もよく知らなかったんですけど、そう見るべきだということを言っていらっしゃる。仮に何十年か経て、その予測が違ったとしてもそれはそれでいいじゃないか。手を打たなくて後で大変なことが起こるより予防的に手を打った方がいいじゃないか、ということを言っているわけです。

ご参考までに外国での実情を紹介します。チェルノブイリ原発事故（一九八六年、旧ソ連、現ウクライナ）でいちばんひどく被曝したのはベラルーシですけども、汚染の少ない所からだんだん汚染が強くなってくるにつれて、子どもの目の水晶体、レンズの曇り、要するに白内障が増えてくるのです。

米軍はウラン238を第一次湾岸戦争（一九九一年）と第二次湾岸戦争（二〇〇三年）において武器、「劣化」ウラン弾として使いました。元々ウラン鉱から掘り出してきたときにウランの中に占めるウラン238の比率は九九・三％。原爆の材料として欲しい、あるいは原発の燃料として欲しい235はわずか〇・七％なんです。この〇・七％のウラン235が欲しいために核濃縮ということをやるわけですが、そのときに大量のウラン238＝「劣化」ウランがゴミとして出てきます。大量に出てきてアメリカに一杯たまっているわけですね。これをなんとか有効に使いたいということを原爆開発の非常に早い時期から考えた秘密文書があるんです。「粉にしてばら撒いたらいいだろう。皆殺しの兵器として、これは有効であろう」ということが書き込まれているのです。

実際に使ったのはイラクにおいて一九九一年です。その後アフガニスタンでも、旧ユーゴスラビアのコソボでも使いました。ウラン238＝「劣化」ウランを砲弾に仕込んで戦車で打ち込むと、摂氏四〇〇〇度～五〇〇〇度で酸素と反応するわけです。その時に非常に小さな粒になる。比較的大きいミクロン単位のものは近くに漂うわけです。もっと小さな、ミクロンというと一〇〇〇分の一ミリですけど、そのミクロンの一〇〇〇分の一、ナノメーターのサイズのものは数千キロ離れたところまで飛んでいく。地球を回るわけです。いろんな大きさの粒ができるわけですけども、アメリカ兵もそのウラン238の小さな粒を吸い込んだ。この人たちが国に帰ってから本人もいろんな病を発症しますが、子どもに影響が出た。イラクの兵士の子どもたちにも先天性障害や悪性腫瘍などいろんな病気が出てくるわけです。これを防ぐには宇宙服を着ないとダメと言われています。ということは、今の日本でも同じことが言えるでしょう。杜撰なマスクではとても防げない。

核分裂とはどういうことかというと、例えばウラン235の原子核ですけども、中性子と陽子からできています。そこへ中性子が一個余分に飛び込んでくると、分裂するんですね。分裂した結果できるのが、セシウム137でありストロンチウム90でありヨウ素131なわけです。ウラン235が分裂したときに、また中性子が二個出る。これが次の原子核に飛び込む。ここにぎっしりウランの原子核があれば、ウラン235を一〇〇％近くまで濃縮すると、これは原子爆弾ですけど、一瞬にして反応が起こるわけです。わずかソフトボール一個分ぐらいの八〇〇グラムといわれている広島型で、あれだけの殺傷能力を示したのです。これがプルトニウムだったらどうかというと、この中性子が三個出るといわれています。そっちの方がエネルギー効率が良い、あるいは強力であるということで、このプルトニウムを原発でも使いたい。プルトニウムをウランに混ぜて、そいつを反応させる。ＭＯＸです。それが福島第一原発の第三号機で使われているのです。プルトニウムとウランを一緒に燃やすのは福井を初めどこでも同じ方法で行なわれています。

もう一つ厄介なのがトリチウム（^{3}H）です。核分裂した時に気体になるんですね。トリチウム、キセノン、クリプトン、その他アルゴンなどは希ガスと言われている。ウランが分裂して希ガスが生成されると容積が膨れ上がる。すると圧力容器がもたないから外へ出す。通常運転でも外へ出しているわけです。これら希ガスの中で一番厄介なのが三重水素、トリチウムです。これはすぐ水の分子の一角を占めて、私たちの身体中に分布するというものです。水分子からトリチウムを分離することはきわめて困難、不可能なのです。

ドイツの原発周辺の子どもを調べた疫学調査としてＫｉＫＫ（キックスタディ）があります。ドイツ政府もお金を出して一緒にやった調査ですけども、原発から五キロ圏内の五歳以下の子どもについて調べたら、白血病の発症がそれ以外の所と比べると二・二倍多かった。五〇キロ圏内までいろんな病気が多かった、というデータがあります。この研究は後にイギリス、フランスとスイスで行なわれた同様の疫学研究によって、裏づけられています。

もう一つ昆虫を調べたスイスの研究者の論文があります。普通に運転しているスイスとドイツの原発周囲に住んでいる昆虫と、更にフランスのラアーグという再処理工場の周囲の昆虫です。

一万六〇〇〇匹ぐらい集めて調べたら、一番異常が多かったのが触覚なんです。四〇数％異常なものが出てきた。汚染のないところの昆虫では、異常はたかだか一・五％に見られただけでした。この結果も通常運転の影響だというところが重要です。

日本でも、こちらは東電原発事故後の影響ですが、最近になって、琉球大グループの仕事ですけども、ヤマトシジミというチョウチョで調べたら、子ども世代の方がやっぱり影響が大きいというのが分かってきたのです。牛の体の中の各臓器別にどれぐらいのセシウムが取り込まれていたかというのを調べた研究もあります。そうすると心臓が多いですね。カリウムと非常に近い動きをするので、筋肉のかたまりである心臓に入りやすいんです。血液の中よりもずっと多い量のセシウム137が心臓に入っているのです。牛の体の中のセシウムの分布をみても、やっぱり子どもたち、胎児とか幼児に多いというデータが東北大から出てきています。

さて脳神経ですけども、普通に育った三歳の子どもの樹状突起と比べると、一五歳の小頭症の少年では樹状突起の発達が非常に乏しいわけです。さまざまな移行型がありますが、多動とか自閉的傾向だとかいろんな知的障害も出てくるであろうことが、チェルノブイリの経験からも予測されます。

がん以外のさまざまな病気について、日本のデータもあります。福島で子どもたちを避難させようという運動を熱心にやってこられて、今北海道に住んでらっしゃる中手さんが、政府統計を基にして出したデータです。子どもでどのような病気で亡くなったか。東電原発事故の年には、心臓病で亡くなった子どもの比率が前の年に比べて倍ぐらいに増えている。私が個人的にいろいろ聞いたところでも、いろんな形の心臓病が増えてきているということが伝わっている。新聞、テレビはほとんど報道しませんけども、これも非常に重要なことです。

私が個人的に相談にのった一人の子どもの話を紹介します。その子は、心房中隔と心室中隔に穴が開いた状態で生まれてきたのです。胎児の場合、正常でも妊娠五週までは心房中隔と心室中隔の間に穴が開いているんですが、八週までに閉じるのが普通です。この子が六週の時にお母さんは郡山にいて被曝をしました。九カ月でちょっと早く生まれたんですが、北海道札幌に避難してそこで新生児の循環器の専門家にみてもらった。ただ穴が小さかったので手術せずに今経過をみてもらっていて、最近会ったお父さんは、穴は閉じたし、ほかには異常がなく元気だと、嬉しそうでした。けれどほかに、もっと重篤な心臓の先天障害をもって生まれてきた子があると話してくれました。

五　被曝地からの避難と除染

非常に重要な問題として避難の問題があります。もうすでに原発事故から三年と六カ月以上経つわけですが、東京のオフィス街で江東区の場合、昔は下町のそれなりに人情のあるところだったんですけど、今はもう土に触れることもできないような所で高層ビルの街になっている。ここ

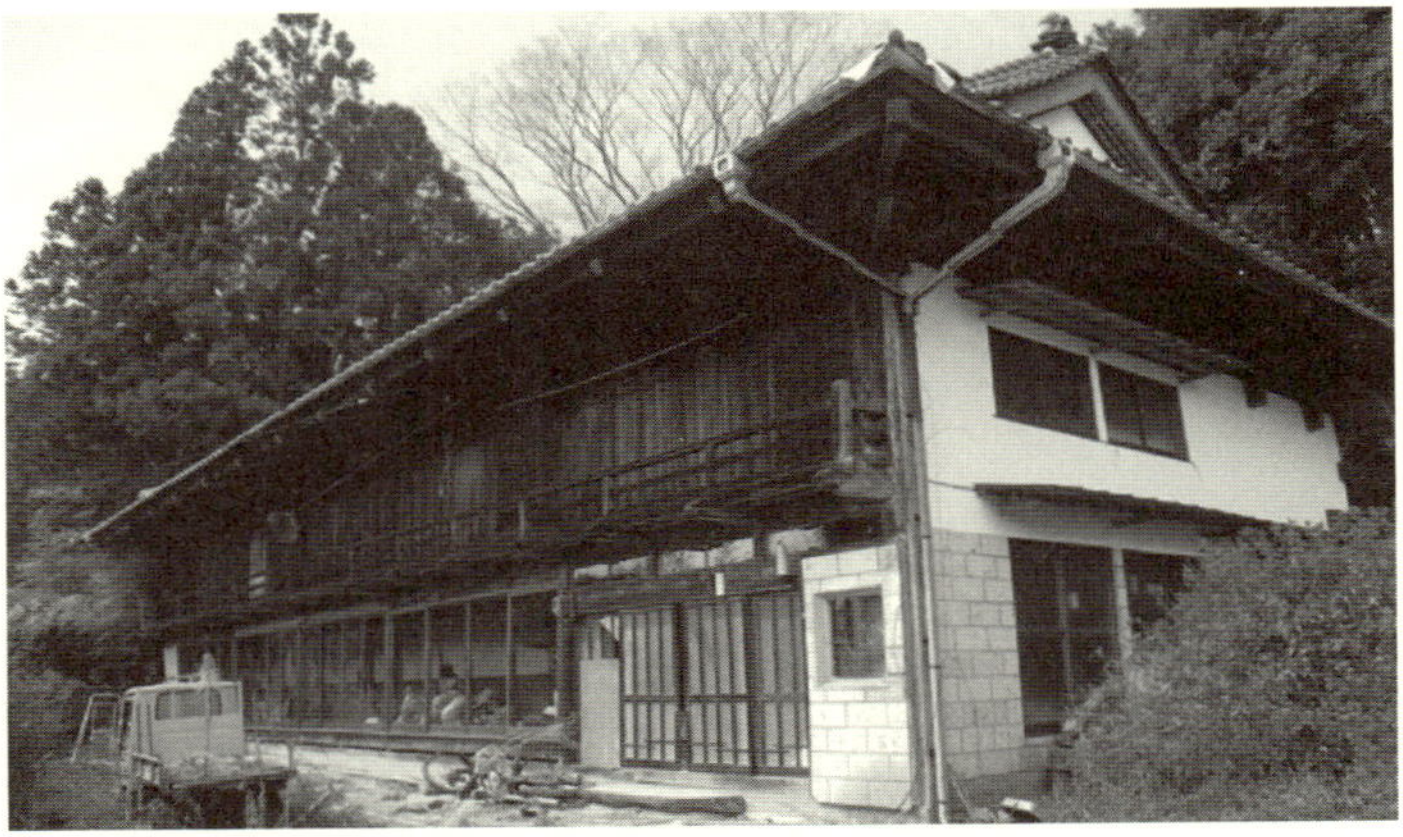

写真２　山田光重・順子さん宅

に建てられた高層国家公務員アパートに浪江町などから避難してきた方たちが千数百人、ずっと住み続けているわけです。亡くなってから一カ月も経ってから見つかった男の人は、一人住まいでした。そういう例が出てきているんです。

仮設住宅は今あちこちに作られています。私は双葉町の前町長に依頼されて放射線アドバイザーというのをやっており、いくつかの仮設をずっと訪ねて歩いています。その中の一つが福島市にあります。ここも放射線量が結構高いんです。室内で計っても、年間にして一・七五ミリシーベルトあります。白河の仮設住宅の場合も同じくらいなんです。

福島市の仮設住宅に、八八歳の山田光重さん、八四歳の順子さん夫婦が住んでおられます。かなり大きな農家で二町歩の稲作をやってらっしゃいました。それ一筋でやってきた方ですね。ところが今は、家には戻れない。福島市にある、三畳二間で台所、冬は寒くて夏暑い仮設にずっと暮らしてらっしゃる。部屋の中には何にもないんです。元々住んでいた家は先祖代々二百年も続いた立派な建物です（写真2）。秋になると、二階の軒下に、光重さんがもいできて順子さんが皮をむいた渋柿が並ぶ。一連に一〇個、一〇〇連並ぶ。その風景を私は見てないんですけども、それが一つの風物詩で先祖代々、何代にも渡って受け継がれてきた。その家に帰れない。彼らは生活も仕事もまるごと全部奪われた。玄関を開けてみると、二〇一一年三月一一日までの暮らしの跡がそのまま残っている。帰りたいけど戻れない。光重さんに、いつになったら戻れるかな、と訊かれても、返す言葉がないのです。

双葉町のあちこちに、「正しい理解で豊かな暮らし」などの原発推進スローガンがそのまま残っています。ある介護施設が一番高かったんですけど、植え込みで年間の値にして九二〇ミリシーベルト。シーベルトと言われてもピンと来ないかもしれませんが、四シーベルトをごく短い時間で全身に浴びると、半分の人が亡くなる。七シーベルト浴びると九九％が死んでしまうという値です。ここは年間にしてほぼ一シーベルト。ここに立ってると、経験したことのない緊張感が全身を包むのです。

富岡町でも除染で出たいろんな汚染物を袋に詰めて野積みしているわけですけど、その袋が破れてきている。

郡山市の北の方には、大量の汚泥を詰めた無数の袋が並べられています。放射能で汚染され中通りで集められた汚泥。それが積まれているんですが、そのすぐそばに仮設住宅がある。ここの線量がまた高いんですよ。室内でも年三・八シーベルトを示します。汚染された泥がどんどん増えて処理に困り果てているというのが現状です。それをじゃあ双葉町に引き受けないかということで、例えばサッカー場ですね、ここに穴掘ってビニール敷いて、産廃の管理型の処分場と同じですが、そこへ持ち込んでくるという国の計画がある。これはどういうことなんだって井戸川克隆町長が怒っていたわけです。なかなか帰れない、しかしそこは私たちの故郷だ。若い人に決めてもらいたい。日本政府が勝手にやるな！　ということを言っているわけです。

同時にもう一つ重大な問題は、双葉は二つに、浪江町なんかは三つに、線量によって分断して補償額とか補償期間を決めることが画策されている。五年分前倒しして、一カ月の補償額が約一〇万円ですが、そうすると六〇〇万くらいのお金を一人に渡して、それですべてチャラにしようというような話が進んでいるのです。

政府の今の考え方というのは「仮の街」。これは元々双葉町が考えていた仮の街構想の名前だけ真似たものです。双葉町は、福島県の自治体の中で唯一県外、埼玉に避難した自治体です。しかし、日本政府の仮の街構想は、数百億円をかけてアパートを建てる。どこに建てるか。会津若松市、郡山市、南相馬市そしていわき市などです。こういうところに、双葉郡の浪江とか大熊とか双葉町の人を移す。そこに住んでもらうようにするということです。要するに福島県から出さない。ところがすぐそばに原発があって、今も事故現場から放射性物資は、出つづけている。福島県内どこに行っても放射線量は高いのです。

福島第一原発の四号機は稼働してなかったんですが、三〇メートルの高さのところに、水を貯めたプールがあって、使用済み核燃料の集合体の数にして千数百本が置いてあるのです。そのプールが傾いている。絶えず水を注入しては反応を制御しているのですが、仮に今度マグニチュード七あるいは八ぐらいの地震が来たときに、こいつがひっくり返る。そうすると、ウランの反応が一気に進む。他にこれを含めて六機の原発がありますけども、この全体に近づけなくなるであろうということで大変なことが起こる。日本列島全体が住めないだけでなくて、北半球に甚大な影響が起こるであろうと、ヨーロッパで一番注目されているのがこの四号機なのです。

年間にして約八〇〇トンと言われるような大量の使用済み核燃料が、青森県の六ヶ所村にずっと溜められてきているわけですね。どれくらいのものかというと、先程も言いましたように、広島の原爆と比べてみても、ものすごい量なんですね。放射性廃棄物問題はどうにもならないわけで、方針が出ていない。さらに今深刻な問題は、現場からの各種放射線物質の排出が止まっていないということで、除染作業に携わる労働者に新たな内部被曝が出てくる。あるいは今ほとんどやる所がなくなったんですが、宮城と岩手のガレキの広域処理。大阪市でもけっこう押し付けられてやりました。北九州でも、富山でもやりました。福島県内のガレキは県内で処理をします。これによって新たな汚染、作業に伴う新たな内部被曝の被害が拡がっていく。海洋についても、日本列島の周囲全体が放射性物質で汚染されて、朝鮮半島、中国、台湾、更にオーストラリア、アメリカ合衆国、カナダ、メキシコまで拡がっていきます。

原子炉の中を、炉心の入り口から、一九七七年当時樋口健二さんという方が写真に撮っておられます。ここに入っていく作業を今もやらざるを得ない。事故後、通用運転時よりもずっと線量の高い所で作業をやる人たちが数千人、今も入れ替わり立ち代わり働いているということを忘れてはいけません。これが事故原発の現場作業の現実なのです。

政府は、原発労働者が浴びる線量に関して、二〇ミリシーベルトまでは安全と言っていますが、これはどういう線量でしょうか。トーマス・マンクーゾ（元ピッツバーグ大学教授）というアメリカの疫学の一人者がいるんです。地球上にはほとんどなかったプルトニウム239を、ウランを反応させて生成・分離する。原爆製造の原料、プルトニウム239を作る工場が一九四二年ぐらいから、アメリカ合衆国の北西、カナダ国境に近いワシントン州で稼働する。コロンビア川の流域に作られたハンフォード核施設です。そこで働いていた労働者たち、二万数千人を二九年間追跡した結果、がんで亡くなった人が非常に多かったということで、マンクーゾは年間一ミリシーベルトという基準を提唱したのです。そうしたら、アメリカ政府によって研究費がカットされ、職から追われたんです。評論家の内橋克人氏がじきじきにご本人にインタビューして書いた本が、『原発への警鐘』（講談社、一九八六年）です。この本の復刻版が事故直後に出版されました。『日本の原発、どこで間違えたのか』（朝日新聞出版、二〇一一年）です。

さて除染については、除染をどうやってやるのかということはまだ決まっていない、というのが実態です。土を汚染した放射性物質、最初数センチの表層に止まっていたやつがどんどん深い所に入ってきているとみないといけないんです。山とかあるいは田んぼ、畑ですね、それをどうやって除染するのか。また除染の結果出てきた汚染物の処理方法は決まっていない。やりようがない。なのに「除染、除染」といって数兆円のお金がつぎ込まれる。

それで今何が起こっているのかというとですね。いわき市のすぐ近くに鮫川村と塙町という二つの自治体があります。塙町の場合は、学校や幼稚園もいっぱいあるような所にバイオマスに名を借りた焼却炉を並べる。鮫川村の実験炉は、環境省のプロジェクトですが、一九九立方メートルと小さく、廃棄物処理法対象外。法の網がかからないので、やりたい放題という話が進んでいるわけです。鮫川村と塙町は互いに隣り合わせで、阿武隈山系のきれいな所です。現場に行ってきたんですけども、監視カメラが二四時間回っていて、誰が見に来たかすぐに分かるわけです。

もう一つ、塙町のはバイオマス。バイオマス発電とは一見良さそうに聞こえるんですが、実は汚染されたものをどんどん燃やすんです。どのくらいのものが出てくるのか。年間にして一一二億万ベクレルと、想像もできない放射線量なのです。塙町と鮫川村の県境で、ちょうど峠になるところから山に入っていった所にそのバイオマス発電の予定地があります。住民の大運動が二〇一三年二月ぐらいから始まって、町民の六割近くの人が止めてほしいと考えているわけです。お百姓さんが運動の中心です。これが今福島で先頭を走っているトップランナーだと私は思うんです。「許すな、子どもの健康被害」と、看板を町のあちこちに立てて、バイオに名を借りた除染目的の発電なんてこと、止めてくれと言っているわけです。

六　食品の基準値・許容線量限度値とＩＡＥＡ

二本松では市民の作った放射能測定所が粉ミルクを調べたことがあります。明治の赤ちゃん用の粉ミルクです。そしたら五〇ベクレル／kgあり、高かったと発表したわけです。明治乳業も調べざるを得なくなって、全国からそのブランドを回収せざるを得なくなったことで有名です。食の問題がもう一つ大きいですね。

日本の場合、政府は食品に含まれるストロンチウム90の基準値を定めていません。セシウム137に関しても、かなり高い所、一〇〇ベクレル／kgというところに設定がされています。子どもに一〇〇ベクレルというのはとても高い値です。乳歯で子どもの身体の中のストロンチウム90の量を評価することができます。日本国内でできないかと思い、いろいろ努力はしているんですが、難しい。スイスとドイツで、お願いできないかということで、この間も行ってきました。なんとか良い形で国際的な力も借りながらこれをやりたい。粉ミルクを調べたらどうでしょうかという話も出ている。土も当然調べる必要があります。

三・一一事故直後に、ドイツ放射線防護協会というところが出した提言を送ってくれました。「日本における放射線リスク最小化のための提言」です。それによれば、子どもの場合は、一キロあたり四ベクレルがぎりぎり我慢の限界だということです。この提言を、出版準備中だった『見えない恐怖――放射線内部被曝』（旬報社、二〇一一年）の巻末資料として載せました。また、すでに福島へ五回も足を運んで下さっているドイツ放射線防護協会の会長で物理学者のセバスチャン・プフルークバイルさんが、福島の子どもたちへの手紙を書いてくれました。その内容がとても良かったので、絵や資料をつけて本にしました。その本、『セバスチャンおじさんから、子どもたちへ――放射線からいのちを守る』（岐阜環境医学研究所発行、旬報社発売、二〇一三年）にも同じ提言を載せました。二〇一四年七月に出版した『「脱ひばく」いのちを守る――原発大惨事がまき散らす人工放射線』（花伝社、二〇一四年）にも巻末資料として載せました。

ところがヨーロッパからとんでもない人たちが来てまして、「エートスプロジェクト」を展開しています。これに金を出してるのがフランス最大の原子力産業、アレバです。それに金をもらっい、ＩＣＲＰの肩書きをつけたジャック・ロシャールという人が福島に入ってきて、「大丈夫、放射線を怖がらなければ大丈夫」とやってるわけですね。彼らは、「放射能恐怖症」という言葉も使い、ベラルーシで五年以上やってきた筋金入りなんです。

そういう風に誰かに犠牲を押しつけて、経済発展とかいろんな自分の利益を追求していくというのが今までのやり方でもあったのではないかと、いわき出身で福島で育った高橋哲哉さんが言っています。

その典型的なものが敗戦後被爆地の広島と長崎にアメリカが設立したＡＢＣＣ（Atomic Bomb Casualty Commission：原爆傷害調査委員会）です。Casualty が傷害と訳されてますけど、本来どれだけ殺傷能力があるかという意味です。このＡＢＣＣに七三一部隊の医師たちが戦後協力をした、という歴史があるわけです（本書二三七〜二三九頁参照）。

広島に強制的に連れてこられた七万人もの朝鮮人労働者の人たちの中で、二万人から三万人の人が被爆し、いのちを奪われている。その慰霊碑を建てたいと在日朝鮮人・韓国人の人たちが言った時に、広島市は平和公園の中に建てさせなかった。一九九九年にやっと今の所にもってきた。「犠牲のシステム」がここにも明瞭に出ているだろうと思います。

彼ら、アメリカ政府と日本政府は、最初の原発を広島につくろうとしました。このプロジェクトの中心にいて画策したのが、当時の読売新聞社社主の正力松太郎や中曽根康弘（その後総理）です。彼らは「原子力の平和利用」と言いました。もとになったのは一九五三年のアイゼンハワー大統領の国連演説「Atoms for Peace（アトムズ・フォー・ピース）」です。そして今、彼らは安全保障に資するという名の下に、原子力基本法の中に核武装をスッと入れてきているわけですね。注目すべきはＩＡＥＡ（国際原子力機関）というアメリカ主導でつくられている原発推進の国連機関です。今一番先頭に立って活躍しています。ＷＨＯは、いのちと健康を守るための国連機関のはずですが、問題はＩＡＥＡが主導してそのＷＨＯの手足を縛って、ＩＡＥＡに相談なしには一切何もやらせないということになっているわけです。一九五九年ＩＡＥＡはＷＨＯと覚え書きを交したのです。国連安全保障理事会の下にあるＩＡＥＡは強権を発動でき、その力でＷＨＯを縛っているわけですが、さすがに「秘密性を確保する」とは書いていません。

二〇一二年一二月にＩＡＥＡが乗り込んで来て郡山市で世界閣僚会議をやりました。ものすごい数の人が世界中から集まったんです。放射線のモニタリングとか除染の話は福島県とＩＡＥＡ、子どもの健康などは福島医大とＩＡＥＡ、そして緊急時の対応については日本の外務省とＩＡＥＡがやるということを決めているのです。重要なのは、一方が秘密だと言ったら他方は公開できないということを、覚書で決めたことです。秘密保護法の先取りです。これはごく最近決められたことですけど、二〇一五年に仙台で国連防災世界会議をやるそうです。ここでは地震と津波の問題だけを取り上げて、福島原発は取り上げないことがすでに打合せされているのです。

この閣僚会議のウラオモテについては、コリン・コバヤシ著『国際原子力ロビーの犯罪――チェルノブイリから福島へ』（以文社、二〇一三年）に詳しく書かれています。これを読むとＩＡＥＡ、ＷＨＯ、ＵＮＳＣＥＡＲ（国連科学委員会）、あるいはＩＣＲＰのかなりの人がだぶっていて、同じ人間が別の組織の肩書きを付けて活躍している、国際原子力産業界の人脈や構造がよくわかります。

ＷＨＯがＩＡＥＡに自由を奪われている問題については、これに抗議するスイスとフランスの市民、農民、医師や研究者の運動がつづいています。毎日ジュネーブのＷＨＯ本部にデモをかけて、なんとか独立して本来の仕事をやって欲しいと訴えています。もう六年以上も毎日続けているのです。その中心にいるのがミシェル・フェルネという内科のドクターです。ＷＨＯに一五年もいて、マラリアとかその他の感染症の研究をずっとやってきた人です。肥田舜太郎氏（原爆投下直後の広島へ入った医師で内部被曝の生き証人）に対しても大変尊敬の念を抱いておられ、二人の対談が浦和で初めて実現しました。ミシェル・フェルネさんが持ってきてくれたのが五一分の真実のドキュメンタリーフィルム『真実はどこに？――放射汚染を巡って』（ＤＶＤ）です。いかにＷＨＯがＩＡＥＡに手足を縛られているのか、これを見るとよく分かる。もう一つは『サクリフィス（犠牲）』（ＤＶＤ）と言いますけど、こちらの方は原発の事故現場で作業に当たった人たちがどういうふうに亡くなっていくかが描かれています。

七　被曝地からの移住

二年以上前にもう帰ってもいいと言われた川内村ですけど、今実際に帰っている人は十数％しかいなくて、子どもがたった一人のクラスもあります。

二〇一四年六月一九日付『朝日新聞』によれば、帰還率四六％。しかし村の調査方法は、村外の仮設住宅などを借りていても、手紙の郵送先を村内にしている住民を「村内生活者」と位置づけたというものです。

まだ、放射線量も高く、ライフラインが十分整備されていない状況もあり、福島県がまとめた原子力災害広域避難計画では、川内村は福島第一、第二の三〇キロ圏内にすっぽり入り、とても安心して暮らせる状況にはないのです。過酷事故を考えれば、郡山市を川内村の一次避難先にすること自体、机上の空論だと言われています。

一方子どもたちが線量の少ないところに移り住んで勉学できるように、郡山市の人びとは集団疎開裁判を起こしました。彼らは許容空間線量の上限値を年間一ミリシーベルトとしたわけですね。仙台高裁の判決には、がんだけでない、さまざまな病気の可能性がある、例えば水晶体の混濁・白内障とか心臓病とかいろんな病気になる可能性があるということが書かれました。実は私の意見書がここに採用されているんですけど、こういう判決が出た。結論的には原告が敗訴となったんですけども、これが書き込まれました。IAEAやUNSCEARそしてWHOなど国連機関は、チェルノブイリ事故後甲状腺がんが少し増えただけだと主張しつづけてきました。その意味でも、仙台高裁のこの判決は、大きな意味をもっています。

放射性物質による環境汚染を争ったもう一つの裁判があります。ゴルフ場を汚染したこの放射性物質を持っていって欲しいという裁判を起こしたゴルフ場のオーナーがいるんです。ところが、「それは無主物だ」と東電が言ったんですね。そして裁判所が追認した。それが現状です。

アナンド・グローバーというインドの弁護士でもあり、生物化学者でもある方なんですが、この人が国連人権理事会の委託を受けて特別報道官として日本にやって来ました。五〇人以上からヒヤリングをやった。一昨年の一一月です。その報告書を昨年五月末にまとめて報告しました。この報告書を、日本のマスメディアはほとんど完全に無視しました。『毎日新聞』がベタ記事をちょっと出したぐらい。『東京新聞』『中日新聞』は、一カ月近くたってから、日本政府がこのアナンド・グローバー報告に噛みついた、それ自体異例のことなのですが、その内容とセットにして報道しました。日本のメディアがこの大事なグローバー報告を無視したというのも、今の日本の状況をよく表しています。

彼は何を書いたか。まず一番大事なのは低線量被曝の過小評価である。二〇ミリシーベルトは、とんでもなく高い線量だ。妊婦や子どもの立場をまず考えて、その人権をまず基礎におくべきだろう。年間一ミリシーベルト以下が公衆の被曝限度であるべきだ。そして低線量リスクについて学校でちゃんと教えなさい、ということまで踏み込んで書いているわけですね。たまたま年間一ミリシーベルト以上の所に住まざるを得ない人たち、住民あるいは原発労働者、こういう人たちに対しては実にきめ細かい総合的な健診をやって、しかも、難しい手続きなしで自分のデータにアクセスできる、セカンドオピニオンが聞きたかったらそれができるようにしなさい。今福島でやられている甲状腺検査のやり方は抜本的な見直しが必要だと書きました。さらに、チェルノブイリの事故時の旧ソビエトですけど、ベラルーシ、ウクライナ、いろんな所の対応と比べてみると、日本政府の対応は著しく劣悪であると。日本の人権状況とはこんなものか、ということを見事に書いたんですね。どういうレポートが出てくるかと気にしてたんですけど、こういうものが出てきたのです。

もう一人。前に紹介したセバスチャン・プフルークバイルというドイツの物理学者ですけど、彼がもう五回も福島に来てくれている。福島の子どもたちに書いた手紙の中身がすごく良いので、これをドイツ語から日本語と英語に訳して、いろいろな絵やイラスト、資料を付けて一冊の本にしました。

もう一つ大事なのは、ウクライナ政府は先ほど述べた国連機関に対して異議申し立てをしているわけです。それをＮＨＫのＥＴＶ特集が報道して、本も一緒に出している。馬場朝子・山内太郎著『低線量汚染地域からの報告』（ＮＨＫ出版、二〇一二年）、これもすごく大事な本です。

今一番注目すべきは「チェルノブイリ法」。年間一ミリシーベルト以上の所からは移り住む、汚染の少ない所へ、集団で家族の関係を壊さないように、地域で一緒にまた仕事ができるように、そういうコミュニティを保ちながら移り住むことができるようにするんだ、ということを法律に定めたのですね。とりあえず子どもだけが避難すりゃいいということじゃないわけで、おとうちゃんも一緒に移り住むことができる。例えば本日講演会が行なわれている高槻の近くに移り住んでくるんだということを決める権利があると、法律で保証したわけですね。これに相当するものを、私たちも実現させたいと考えています。これはやっぱり国会が動かないとダメですし、国会議員がその気になって動かないとダメです。参議院議員の山本太郎さんは恐らく一緒にやってくれそうですけど、あと誰と誰がどうなんだろうかということが今大きな課題になっている。これは「百年の計」だと。一〇〇年、二〇〇年、三〇〇年先のことまで見越してやらないといけないことになるだろうと考えています。

八　朝鮮植民地支配、広島・長崎、沖縄、そして福島――今、求められる『脱ひばく』の権利

広島と長崎、どちらも軍都だったのですが、広島の場合は、朝鮮の人たちが強制連行などで七万人移り住んでいたと言われ、そのうち被爆した人が二万人とか三万人と言われています。正確に分からないのは、単身の方、朝鮮半島から一人で来ていた人が多かったからです。亡くなったのか、まだ生きてらっしゃるのか、未だに生死が分からない人がたくさんおられます。平和公園を歩くと、土の下には、日本人の被爆者の骨があり、その中に朝鮮人被爆者の方たちの骨が多くそのままになっていると言われています。

長崎の場合もこれと同様だと思うんですが、ただ長崎の原爆資料館に行くと、朝鮮人被爆者の方々の証言を聞くコーナーがあります。広島の場合は、残念ながら私が知っている限り、それはありません。これは非常に深刻な問題でしょう。植民地朝鮮から来て広島で被爆した方がたの慰霊碑を、当初平和公園の中に建てさせなかった。その差別の考え方が、今回の原発事故に受け継がれてはいないでしょうか。台湾、朝鮮、中国、アジアの人びとの犠牲の上に、皇国日本の経済的繁栄を目論んだ。敗戦後はアメリカ合衆国の支配下で沖縄に犠牲を押し付け、経済的発展を追求している。

そして今、放射性物質に汚染され、生活の全てを奪われ、家族や地域の人間関係を壊され、い

のちの危機に直面している人びとの痛みに、福島には何も問題はないというテレビ報道が、福島以外の庶民のバカ騒ぎが、追い討ちをかける。高橋哲哉さんの言われる「犠牲のシステム」です。国策としての「原子力の平和利用」。広島市は原発立地候補の第一号でした。近代一〇〇年の歴史を、振り返るときではないでしょうか。

お隣の朝鮮・韓国の人たちの心、人間の尊厳を踏みにじるやり方が、ずっと受け継がれているということを、もう一度きちんと見直さなくてはならないと、本日の会に参加させていただいて、改めて考えさせられました。

現在、福島だけではなく、多くの子どもたちが放射性物質に汚染された地に住み続けることを強いられています。「チェルノブイリ法」をそのまま日本に適応すれば、年間一ミリシーベルト以上の所からは移住する権利が保証される。この線量限度地は、土を丹念に調べた結果、はじき出しているわけですけど、それを日本政府はいまだにやっていません。東電もやりません。そのような情況の下で、生きることを強いられている子どもたちを、どういう風に汚染の少ない所に移り住めるようにするのか。これが一番大切な課題だと思いますし、「脱原発」「卒原発」と言われますが、今一番大事な緊急な課題は「脱ひばく」。もうこれ以上子どもたちに被曝をさせないようにすることが、日本列島全体、あるいはもっと言えば世界的な力を結集して実現すべきことだと考えます。

子どもたちをこれ以上被曝させないための法的な、そして財政的な裏付けを実現したいというのが、私の切なる願いです。大阪・堺の空襲を兄弟の中で唯ひとり生き延びた私は、自らのいのちある限り、いのちの未来を切り開くために行動したいのです。

第2章

若狭湾における反原発の闘い

中嶌　哲演

一　若狭の原発をめぐる過去―現在

まず「若狭の原発を取り巻く過去と現在」についてお話しします。若狭の「原発銀座」に関する地図（図3）に、建設された原発の分布図とその出力、運転を始めた年月を載せています。敦賀一号、美浜一号は一九七〇年に運転を開始し、試運転の段階でその前年大阪で開催された万国博覧会で初めて原子力の火を送るという華々しいデビューを果たしました。それから四〇数年が経過しています。大飯原発三、四号機は、運転停止後再開してちょうど一年になります。

先ほど松井英介さんより「死の灰」（放射能）の問題について詳しい話をお聞きしましたが、私は科学者ではありませんので、そのような精密な話はできません。しかし、この一年で大飯三、四号機の炉内には「死の灰」が広島型原爆の二〇〇〇発分、生成されるプルトニウムは長崎型の六〇発分が新たに加わったのです。若狭では、もんじゅを除く一四基の原発がこの四〇年間に

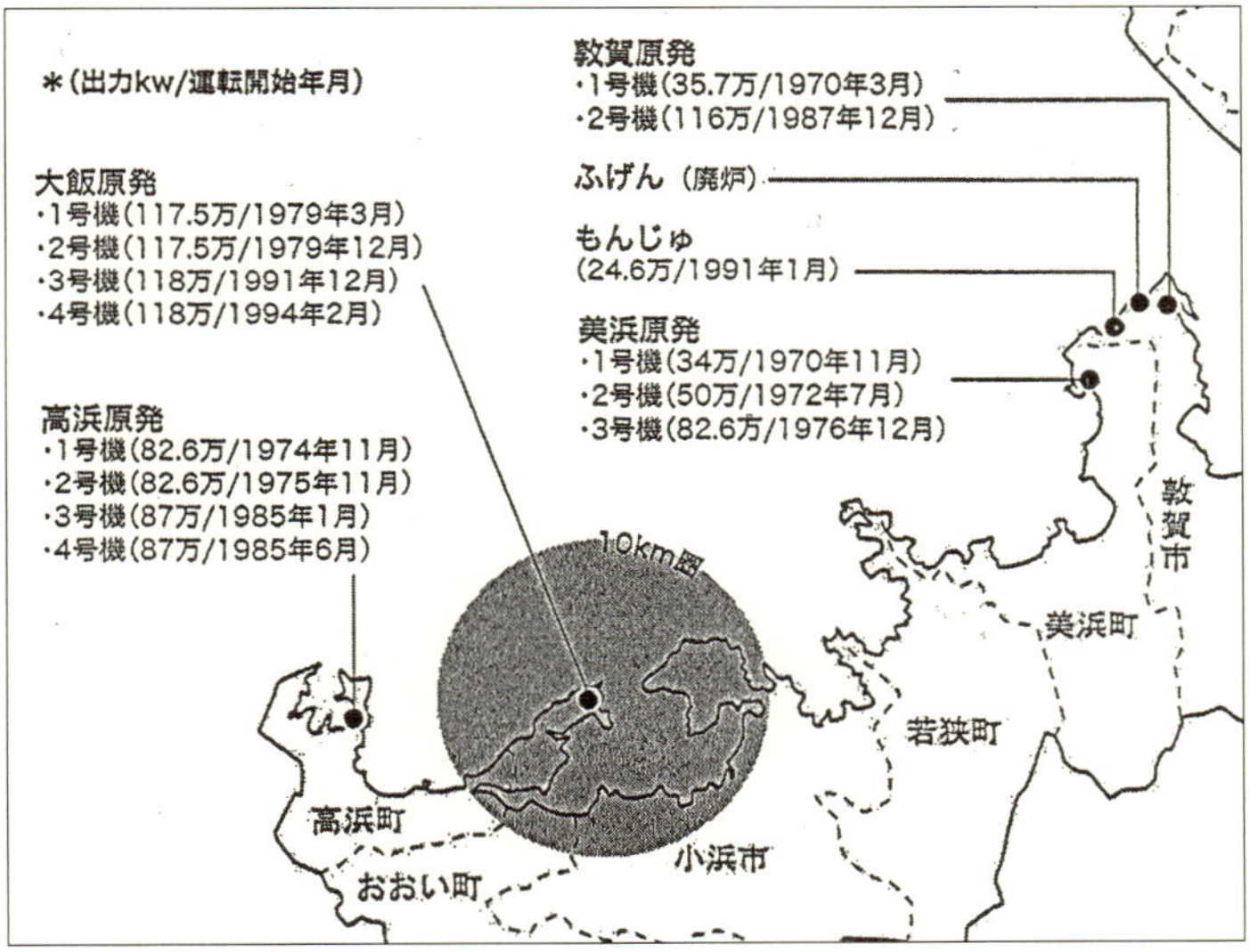

図３　若狭の「原発銀座」

広島型原爆の四〇万発分の死の灰を生成したことになるのです。国内五四基の原発によって、一二〇万発分の死の灰が既に作られたのです。大飯原発の再稼動はさらに死の灰を増やすことになりました。

一五基の原発を若狭の地で住民が唯々諾々として最初から受け入れてきたかと言えば、決してさにあらずです。全ての原発に対し、若狭の住民は大なり小なり反対運動を展開してきました。あと一歩二歩というところまで肉薄するような大運動もやってきました。しかし、金力、権力、暴力（右翼の妨害行為もあったが、国家暴力ともいえる機動隊、機動車や私服・制服の警官による反対運動への制圧）により切り崩されていったのです。

大飯町における一号、二号、三号、四号機の建設過程において、住民がどういう闘いをやったかについて報告します。例えば大飯一、二号機の場合、一九七〇年前後に、当時の町長が関西電力と原発を建設する「秘密協定」を結びました。その「協定」が暴露される中で、大飯町の開業医の先生を中心に数百人もの住民が結集し、「大飯町住みよい町造りの会」をつくりました。その運動の結果、「協定」を結んだ町長はリコールに追い込まれました。既に始まっていた地盤整備工事の一時中止にまで追い込みました。

「町造りの会」には地主さんが数名いましたが、用地買収に最後まで抵抗したのは二人でした。そのうちの一人の方が夜遅く会合が終わっての帰路、国道二七号線より狭い路地に入った時、二七号線から大型の乗用車が突っ込んできたそうです。その方は即座に側溝をまたいで側の塀にしがみついて車を避けたというエピソードを聞きました。どういう背景があったのかは突き止められませんでしたが、そういう出来事がある過程で一、二号機の建設が進んだのです。

一、二号機を受け入れた地元の岬の先端の六つの集落の人たちが、何と引き換えに受け入れたのかと言いますと、まずは「道を良くしてあげましょう」、次に「トンネルを通してあげましょう」、さらに「入江に橋をかけてあげましょう」ということでした。それによって半島の人たちはマイカーで町の中心部へ行くことができました。インフラ整備ができていなかった地域で、大飯の一、二号機の建設が引き換えになったということです。地元の自治体は、台風一三号の災害が起こった地域でもあり、大変な借金を抱えており、そうでなくても貧困財政の町だったわけです。巨額の交付金と引き換えに建設を受け入れた経緯《いきさつ》があります。

それから一〇年後の三、四号機の増設過程では、そのようなお金と同時に、既に雇用関係が成立していたためにものが言えなかったという事情があります。それに対し、対岸の小浜市を始め、福井県内の反対運動、北陸や関西の人たちの支援を受け、公開ヒヤリング反対の集会デモが行なわれ、二六〇〇名が集まりました。その際、国は東京の警察庁の指揮の下に、機動車四〇台余り、ジュラルミンの盾を持った機動隊員が一五〇〇人、制服の警察官が四〇〇人、私服の警察官も数多く動員され、対峙しました。そして四名の公務員を逮捕しました。そういう大厳戒態勢を敷いて、たった半日の公開ヒヤリングを行なったという口実の下に、大飯三号、四号機は増設されたのです。当時『朝日新聞』の一面に紹介された欧米の状況として、大飯三号機と同じ型の原発を一基建設するためにイギリスの国（住）民に対し二百数十回のパブリックヒヤリングを開いたとのことです。その結果一基建設されることになりましたが、それが一〇年ぶりの建設だったのです。

二　小浜の反対運動

次に福島県浪江町と小浜市の例について触れます。東の「原発銀座」福島に一〇基の原発が集中していますが、福島でも原発建設を阻止した所があります。それが浪江町です。一九六七年に浪江町議会は、町民には秘密裏に原発建設を決めました。翌年県知事がテレビでの年頭の挨拶でその事を明らかにし、浪江町民は初めて知ったのです。それに対し、浪江町に反対同盟がつくられ、三つの原則（原発に土地は売らない、町や県や電力会社とは一切話し合わない、他党とは共闘せず）を立て、三・一一まで堅持してきました。東北電力がやっと手を引いたのが昨年のことです。このような事実だけは知っていただきたいと思います。

一方、西の「原発銀座」（若狭一五基）において、それを阻止してきたのが小浜市です。小浜に原発の話が持ち込まれたのは、浪江町と同じ頃の一九六八年です。関西電力が小浜の奈胡《なご》崎という岬で地質地盤調査を開始したのはその二年前の一九六六年です。六八年に関西電力は、本格的に小浜市長や県会議員、市会議員に話を持ち掛けたのです（図4）。当時小浜市民を取り囲んでいた現実は、市長が原発誘致派、当時二六名の市議会議員中二一名の保守会派が誘致派、地元選出の県会議員も誘致派、福井県知事も誘致派という状況だったのです。そのまま何もなければ、小浜に原発四基が建設されたのです。

事実は全くそれと反し、小浜には一基の原発も建設されませんでした。小浜市民の大運動があって建設は阻止されました。一九七一年に「原

●小浜市での原発誘致に対する動き●

1968年３月	鳥居史郎市長が原発誘致に積極的な姿勢を表明
69年３月	内外海原発設置反対推進協議会が発足
71年12月	原発設置反対小浜市民の会が発足
72年３月	市民の会が約１万１千人の署名を添え誘致反対の請願書を提出。市会は継続審議
６月	市民の会の署名が有権者の半数の１万３千人を突破
	鳥居市長が原発誘致の考えはないと表明
	市会が市民の会の請願書を不採択に
75年６月	市会が発電所安全対策調査研究委員会設置
12月	市会の民政クラブが発電施設の立地調査推進決議案を提出
76年１月	市民の会などが反対運動展開
３月	市会が民政クラブ提出の決議案を可決
	浦谷音次郎市長が原発誘致の考えはないと表明

図４　小浜市原発誘致に関する年表

発設置反対小浜市民の会」が結成されたのですが、それ以前に様々な動きがありました。そこには、トンネル、漁業権、道路といった問題が絡んでいました。地元の人たちは険しい山道を通って町に出なければなりませんから、トンネルはとても魅力だったのです。小浜の場合も例外ではなかったのですが、ただ村の禅宗のお坊さんが、地元の漁民やその夫人たちが行商に出かけるのをみて、ここにトンネルをつければ便利だろうと、一九五五年から一〇年間かかって托鉢をしてお金を集め、行政に対し漁民と共にトンネル着工の要請をしたのです。その結果トンネルができたのが一九六五年でした。それが小浜で原発をくい止めた大きな要素になりました。

漁業権については、奈胡崎という所に原発ができようとしていたのですが、その岬を中心に漁業権が二つに分かれていました。一つは田烏《たがらす》漁協という一〇〇戸の集落の大きな漁業権で、代表の方は県会議員になっており誘致派でした。もう一つは数集落でつくった内外《うちとみ》海漁協のそれでしたが、こちらが原発誘致に反対してくれました。もしこれが一つにまとまっていれば、その後いくら小浜市民の大きな運動があっても変えるのは難しかったでしょう。漁業権が二つに分かれていて一方が反対したことが、小浜原発を止める上で二つ目の有利な条件だったと言えます。その内外海漁協の人たちは、「先祖代々守ってきた美しい海や山を我々の代で無にしてしまうことはできない」という信念だったのです。

一九七〇年前後は「民宿ブーム」で漁業と観光がリンクしていました。道路が舗装されれば観光客が訪れ、自分たちの生活は成り立っていけるという確信が、反対派の漁民たちにはあったのです。そのリーダーは福井県選出の自民党国会議員の地元後援会役員でした。その方が国会議員に、「自分の地域に原発が来ようとしている。自分たちは原発に依存しない選択をしているが、もしあなたの票田で同様な問題が生じたら、あなたは原発に賛成するか、それとも反対するか」と問い質したのです。その時、植木庚子郎さんというベテランの衆議院議員から、沈思黙考の挙句「自分の地元だったらつくらない」という言質が引き出されたのです。「それだったら（原発設置の口実になっている）道路を県道に昇格してください」ということになり、整備が実現したのです。

以上のような過程で、トンネル、漁業権、道路といった原発誘致のための条件が失われてしまったのです。にもかかわらず、その後も執拗に原発建設の策動が続けられました。その中で、原発反対の運動が地元の漁協の方たちだけでは持ちこたえられないということになりました。そこで、一九七一年に向けて集中的に小浜市民による準備会が持たれ、六つの加盟団体と三つのオブザーバー団体が集まり、その中で激烈な論争がありました。というのも、当時原水爆禁止運動が分裂し、原発反対運動も分裂し、部落解放同盟もその後分裂の危機を迎えていました。分かり易く言えば、社会党系、共産党系の二つの政党と、その影響下にある様々な市民運動があったのです。その中で最初は激しい論争がありましたが、少なくとも「小浜に原発をつくらせない」という具体的共通目標の下に、意見の相違はあれ一致団結しようということになったのです。私たちもたった五名の宗教者のグループだったのですが、加盟団体の一つとして大きな顔をして発言していきました。そういう状況の中で、一九七一年一二月一五日に「小浜市民の会」が結成されたのです。

互いに協議をし、議論をし、決めたことは全員で守っていくというルールの下に、各団体から選出された代表者による幹事会を二〇年間で九五回開いてきました。最初の頃の幹事会で、「小浜の原発をいかにして阻止するか」という戦術を立てたのです。小浜市は一一の村と一つの町が合併してできており、一二のブロックにそれぞれ小学校や公民館がありました。その一二のブロックで学習会をやりました。使用したのは、一年間に集めた原発関係の新聞記事を分類して作成したテキストでした。反対派の労働組合などが作った印刷物は一切使わず、一般の新聞記事で報道されたものだけを勉強会の資料として使いました。そのことがかえって集まった人たちに強い説得力を持ったのです。日頃漠然と新聞を読んでいたけど、こうして系統的に記事を読むことで、原発がいかに大変なものかを理解してもらえたようでした。

「市民の会」に結集した九つの団体がそれぞれの行政区、全部で一四〇の区にポスターを張り巡らし、ビラを全戸配布し、請願署名を集めようということが合意されたのです。ポスターに描かれたシンボルマークを、自分の家の玄関や自家用車、カバンに張りつけたのです。そのマークには、三重の同心円（青い円、緑の円、赤い円）が描かれており、若狭の青い海と緑の大地を、赤で示される原発の輪から私たちの力で守り抜いていこうとの意志を示すものです。これが小浜市民の中に浸透しました。

六回配布したビラの中で一九七二年の三回目に、「公害列島の中のオアシス―若狭」という見出しで、以下のような文章がまとめられています。「水がきれいで新鮮な魚、景色が素晴らしく古い文化財も多い町、土地の人が素朴で親切。海をいつまでも美しく、文化財と自然環境を破壊しないように、自然との調和を計りながら、観光都市としての発展を。国定公園の若狭湾、海のある奈良。公害列島化しつつある我が国において、美しい若狭が今や私たちだけの故郷に止まらず、国民的オアシスになっています。こうした条件を生かす地域開発こそ、若狭・小浜市の真の発展をもたらすものと言えましょう」といったことを市民に訴えたのです。

こうした宣伝行動、街頭での宣伝行動もやりました。マイクを持ったこともない青年たちが、市議会の委員会で請願署名について審議する様子を、とつとつと地元の市民に訴える街頭宣伝を行なったのです。請願署名は、一九七二年三月市議会と六月市議会へ向けて行ないましたが、その間二万四〇〇〇名の有権者中一万三〇〇〇名余りの署名を達成しました。それに対する審議が委員会で四回行なわれましたが、傍聴を認めるか認めないかといった馬鹿げたことに時間を要したのです。四回目に傍聴が認められ、八〇名の市民が七名の市議会議員による委員会を包囲しました。にもかかわらず、市議会は二一対五で過半数に達する請願署名を不採択にしました。

しかしその運動の一部始終をみていた誘致派だった鳥居市長は、「これだけの反対がある以上、小浜市に原発を誘致する意志は断念します」と表明してくれて、小浜市は実質的に原発建設を阻止することができたのです。反対した五名は、社会党三名、共産党一名、公明党一名でした。市議会内での論戦では反対派が圧倒していたのです。これが一九七一年から七二年の小浜市における反原発運動の状況でした。

二回目の一九七六年には、社会党が四名、共産党が二名、公明党が一名に増えていまして、市議会においては一九対七というかたちで論争があったのです。保守会派から選ばれた議員が市長になっていましたが、この浦谷市長が名言を吐いてくれました。「原発による財源よりも市民の豊かな心を私は選ぶことにした」と言ってくれて、二回目の一九七五年から七六年の小浜原発誘致を阻止することができたのです。

大飯原発三、四号機に対しても、猛烈な反対運動がありました。大飯原発から半径一〇キロ以内の住民の中では、小浜市民が七割を占めています（図3参照）。地元の大飯町民は二割を占めているに過ぎません。原子力ムラの人たちは大飯原発がどこに位置しているかということだけで、大飯町の許可が得られれば再稼動オーケーということにしてしまったのです。一九七〇年代からこのような原子力行政の姿勢が一貫しているのです。その典型的な例が大飯原発と「地元」の定義の仕方にあるということも、認識を新たにしていただきたいと思います。

なぜ若狭が世界一の「原発銀座」になってしまったのか。これまでの話を聞いていただいてお分かりかと思います。それは四重の差別の構造にあると言えます。一つはインフラ整備と引換に行なわれたということ。貧困財政に喘《あえ》いできた地元の行政、自治体や産業界が置かれた立場に対し、麻薬的な札束攻勢が行なわれたということです。

二つ目は、福井県内の背景として、旧越前の国と旧若狭の国が合体してできていて、その人口比は六五万対一五万なのです。ですから、経済・社会・政治・文化全てにおいて、若狭の方が冷飯を食わされてきたという、福井県における「南北問題」が若狭に原発を呼び込むことに繋がったのです。

三つ目は、関西と若狭との関係です。若狭の一五基の原発の電気は全て関西二府四県に送られています。若狭の住民は原発の電気を一キロワットも使ってはいません。五〇万ボルトの高圧電線で関西へ送られています。それが若狭の住民と関西の人たちとの関係なのです。

四つ目の問題として、若狭一五基の原発のうち最初の五基が、アメリカのジェネラル・エレクトリック（GE）とウェスチング・ハウス（WH）という二大原発メーカーからの直輸入として始まったのです。福島の一号、二号機もGE製の原発です。

その上、国策として原発が推進されたのです。民間の電力会社だけだったら、ここまで押し切ることはできなかったでしょう。国自体が、「原発の必要性と安全性」という、「必要神話」と「安全神話」の二つの神話と、「平和利用三原則―自主・民主・公開の下、平和目的に限って使用する」ということを口実に進めたのです。「自主・民主・公開」の実態がどうなのかについては、本日の私の話で判断していただきたいのです。

三 「再稼動」阻止―脱原発へ向けて

小浜市民が原発を食い止めた時の包囲されていた状況、四面楚歌に置かれていた状況については既にお話ししました。その四〇年後の今日の日本。五四基の原発が運転されてきて、福島の過酷な犠牲の下に、今大飯三、四号機だけが再稼動するという局面を迎えています。現政府も国会の多数派も、ねじれを解消したことで、原発の再稼動、存続、延命に向かって策動しています。日本の国民全体が、かつての小浜市民と同じ状況に取り巻かれているのが現実ではないでしょうか。

私は福島の過酷な実態を、先ほどお話があったのとは別の面からお伝えします。まず、南相馬市から大津市に二〇一一年ご夫婦で避難されている青田恵子さんの「拝啓東京電力様」という詩を読んでみます。長くなりますが、切実な声を共有してください。

エアコン留めで、耳の穴かっぽじって　よーく聞け
福島には「までい」っつう言葉があるんだ。
までいっつうのは、ていねいで大事にする／大切にするっちゅう意味があるんだ。
そりゃあ、めいらどこ東北のくらしは厳しかった。
米もあんまし獲れにぇがだし／べこを飼い／おかいこ様を飼い
自然のめぐみで、までいにまでいに今まで／暮らしてきた。
原発はいちどに何もかもを／奪っちまった。

原発さえなかったらと／壁さ　チョークで遺書を遺して／べこ飼いは首を吊って死んだ。
一時帰宅者は／水仙の花咲く自宅の庭で／自分さ火つけて死んだ。
放射能でひとりも死んでいないだと…／この　うそこきやろう　人殺し
原発は　田んぼも畑も海も／ぜーんぶ（全部）かっぱらったんだ。
この盗っ人　ドロボー／原発を止めれば／電気料金を二倍にするだと…
この　欲たかりの欲深ども
ヒットラーは毒ガスで人を殺した／原発は放射能で人を殺す
おめぇらのやっていることは／ヒットラーと　なんもかわんねぇ／ヒットラーは自殺した。
おめいらは誰ひとり／責任とって　詫びて死んだものはいない
んだけんちょもな　おめいらのような／人間につける薬がひとつだけあんだ。
福島には人が住まんにゃくなった家が／なんぼでもたんとある
そこをタダで貸してやっからよ／オッカァと子と孫をつれて／住んでみたらよかっぺ。
放射能をたっぷり浴びた牛は／そこらじゅう　ウロウロいるし
セシウムで太った魚は／腹くっちくなるほど　太平洋さいる
いんのめぇには　梨もりんごも柿もとり放題だ
ごんのさらえば／飯も炊けるし　風呂も沸く
マスクなんと　うっつぁしくて　かからしくて／するもんでねぇ

そうして　一年もしだら／小しは薬が効いてくっかもしんにぇな
ほしたら　フクシマの子供らとおなじく／鼻血が　どどうっと出て
のどさぐりぐりできっかもしんにぇな
ほうれ　言ったとおりだべよ／おめぇらの言った　安全で安心な所だ。
　さぁ　急げ…／荷物まどめて　フクシマさ引越しだ
これが　おめぇらにさつける／たったひとつの薬かもしんにぇな。

もう一つは、小島力さんという福島第一原発から三〇キロの所にお住まいで、四〇数年福島において原発反対運動をされてきて、双葉地区の原発反対同盟の事務局長を長年務めてこられた方です。現在東京の武蔵野市に避難を余儀なくされています。その方の「草茫々《ぼうぼう》」という事故後書かれた詩を紹介します。

草茫々　田畑茫々　／　村一つ荒れ果てて茫々
二年前　玉蜀黍畑を風が渡り　／　大根の葉先に朝露が鈴生りの　／　その畑に
細やかな豊かさに満ちた　／　その山畑に
草茫々　／　野道茫々　／　蔦かづらが絡み合って茫々
幾歳月　／　牛を牽き　耕運機往き来し　／　何千回何万回の足跡を印した　／　その道に

暮らしの汗したたり　地にしみた　／　その畦道に
草茫々　／　我が家茫々　／　軒先を埋め尽くして茫々
かつての昔　／　子たちや孫たちの歓声はね返り
バーベキューの焚き火燃え盛った　／　その庭に
生きて暮らした思い出消えやらぬその庭先に
草茫々　ふるさと亡々　／　我が涙滂々
草茫々　何もかも亡々　／　悔し涙滂々

（詩集『わが涙滂々――原発にふるさとを追われて』西田書店より）

私は福島の人の詩として読んでいません。若狭の住民の立場を重ね合わせて読んでいます。「若狭原発震災の前夜」という警告を石橋克彦さん（地震学者）が発しておられます。最後に同じ小島さんが、既に一九八七年に書いておられた詩を紹介して終わります。「もしも今何もしなければ―ある母親の思いから」という題がついています。自分の奥さんとの会話や、奥さんの仲間の若い母親の気持ちを汲んで書かれたものです。今日の私たちの状況に立ってお聞きいただければと思います。

私　そんなに多くのものを　／　望んではいないのです

たとえば朝日の射し込む台所　／　今煮え立ったばかりのみそ汁のさわやかな湯気
歯ブラシをくわえた　／　一年坊主の長男と夫の笑顔に
かけがえのない何かを感じるのです

私　そんなにたくさんのものを　／　求めてはいないのです
たとえば庭先に茂る青葉の蔭で　／　こっそり黄ばみ始めた柿の実
コスモスの道を駈けて行くランドセル　／　廊下のすだれを吹き抜ける南風
毎日の生活のふとした小さな出来事が　／　今　私の生きている喜びなのです

だから　残業や組合の集まりで　／　遅くなる夫を待ちながら
一心に編んでいるレースの向こうに　／　首切りとか倒産とか
新聞の見出しの大文字が見えると　／　背中が曲がるほどの不安に襲われます
一日々々丹念に編み上げた　／　テーブルクロスが　／　ひとりでにほつれ
只の糸くずになってしまいそうな　／　気がするのです

だから　松林の向こうで　／　キラキラ光る朝の海に
コバルトやキセノンが流れ込んでいたり　／　そして田圃の緑を吹き渡る風にも

野菜畑の黒土にも　／　春菊やパセリの葉っぱにも
新築したばかりの赤い屋根瓦の隙間にも　／　食卓の牛乳にも　／　わかめの酢の物にも
目に見えない無数の放射能が　／　しみこんでいる予感に
とめどなくおびえてしまうのです

私　そんなに大きな幸せを　／　願っている訳ではないのです
でも　その私が今触れている　／　ささやかな日常の　／　ささやかな幸せすら
押しつぶし　突き崩してしまう　／　原子力発電所　／　そしてこの世の中のしくみ

もしも今　／　私たちが　／　何も言わなければ…
もしも今　／　私たちが　／　何もしなければ…　／　何もしなければ…

（一九八七年作、十月社刊「87原水禁」所載）

もう私はコメントを付け加えません。

コラム１

原発を告発し続けた夫・水戸巌

水戸　喜世子

限られた時間で、水戸の無念さ、悔しさをどのようにお伝えするのが適切かを考えました結果、彼がチェルノブイリ原発事故（一九八六年四月二六日発生）直後に、『朝日新聞』に投書した原稿を読ませていただこうと思いました。

日本で原発を建設することに対し、武谷三男氏、藤本陽一氏ら、反対する学者はおられましたが、例えば青森の六ヶ所村といった僻地まで足しげく通って、住民の立場で考え、原発の危険性を専門家として伝えていく実践的な活動をした学者は、彼が初めてだろうと思います。水戸はスリーマイル島原発事故の原因がメーカーの違いとか、個々の設計のまずさから来たものではなく、もっとも根本的な設計思想の過ちから来たものだとして、〈次は必ず日本で起きる〉という確信を持つに至りました。フクシマで実証されたようにフェイル・セーフ、多重防護など何の役にも立たないのが原発であると見抜きました。時間と競い合うようにして反原発の活動を展開しました。

安全神話の厚い壁は、彼らの事故隠しに支えられていますから、全国の原発所在地を定期的に回って周辺の松葉を採集して、含まれている放射線量を測定するという、気の遠くなるような活動をベースに、監視しました。松脂だらけの作業衣を洗うのも大変でしたが、松葉の採集ひとつにも東電のガードマンの嫌がらせや威嚇と闘うのも、並大抵ではないと語っていました。スリーマイル原発事故は一九七九年ですが、当時すでに福島第一原発一号炉、東海二号炉では二次冷却水系統の故障で緊急停止しているし、大飯原発では緊急炉心冷却装置（ＥＣＣＳ）の誤作動が生じていました。このことからも福島の事故は十分すぎるほど予見されていたことで、今停止中の原発も、いったん動かせば、必ず事故を起こす運命にあるということを、肝に銘じなければならないと思います。

いまならまだ引き返し可能

水戸　巖（大学教授、五三歳　核物理学）

一九八六年六月三日夕刊に報じられた、ＩＡＥＡ国際原子力機関のハンス・ブリックス事務局長の「原子力はもはや多くの国で、引き返せない所まで来ており、むしろ原子力と共に生きていかねばならないのが現実だ」との発言を読み、戦慄を覚え、筆をとった。

チェルノブイリ事故現場から八千キロ隔たった日本にまで、死の灰が飛来し、母親たちはいまも、牛乳や野菜の汚染に心を痛めている。ソ連やヨーロッパは放射能まみれと言ってよい一ヶ月が過ぎた。

六月二日夕刊の「降り注いだ死の灰」の表とグラフから読みとれば、事故後二五年間の放射能量は、一メガトン核爆弾の爆発後十ヶ月間の放射能線量に等しく、この放射能による居住不能面積は約五千平方キロメートルである。私も百万キロワット原発の最大級事故による、居住不適面積（居住により年間五百ミリレム以上を浴びる面積）を試算したが、十万平方キロに達した。ちがいは「居住不能」の定義に由来すると思われるが（松井英介さんがお話しになった「チェルノブイリ法」では、年間の線量が五ミリシーベルト以上であると、そこは強制的に避難しなければいけないところです。一ミリシーベルト以上で避難の権利が生じるのです。五ミリシーベルト以上で計算すると、十万平方キロになります――喜世子）、仮に五千平方キロメートルとしても、茨城の東海二号炉から二〇キロの水戸市から一五〇キロの神奈川県中央部を含む扇形の面積をはるかにこえて、海上に達してしまうのである。これは東京二三区を含む首都圏中心部が、二五年間死の街と化すということを意味する。

ブリックス事務局長の「原子力と共に生きる」という決意は、もちろん「絶対的といえるほどの安全を確立したい」という願望のあらわれであると信じたいが、全世界の原発の運転経験年数総計約二千年で、スリーマイル島事故とチェルノブイリ事故という「絶対に起こしてはならない事故」（スリーマイル島事故についての『ケメニー報告』による表現）を二回繰り返した原発技術は、きわめて信頼性の乏しい技術と言わなければならない。

このような危険を眼前のこととしながら「引き返せない」ほど、人類はおろかなのであろうか。

現在、日本の原発の総発電量に占める割合は二五％といわれている。現在の発電容量が供給過剰になっていること、多くの火力、水力などが操業中止していることを考慮すれば、二五％という数字は大きすぎるけれども、仮にこれを額面通りに受け取ったとしても、いまならば、「引き返す」ことは不可能ではない。かりに半分以上を原発に頼ってしまった後で、今回のような事故が発生し、原発を一斉停止することに比べれば、はるかに容易であろう（この当時はどの電力会社も、中嶌哲演さんのおっしゃったように、原発建設に血道を上げていた時期です――喜世子）。

たしかに「引き返す」ことは、多大の経済的損失と電気漬けの生活を脱却する市民ひとりひとりの勇気を必要とすることである。しかし、私たちが今その決断を下すことなしには、私たちと私たちの子孫は、放射能まみれの生活に「馴れ」なくてはならなくなるだろう。ブリックス事務局長の言葉の中に、「放射能と共に、放射能まみれで生きる」という意味まで感じてしまうのは、思い過ごしであろうか。

これ以上の原発増設の中止、人口密集地帯に近接した原発の停止を手始めに、全原発の撤退を準備するなど、現実にとることのできる方策は多様なはずである。「ここで頑張らなければ、日本の経済はすべて崩壊する」などと硬直した推進路線に固執することは、悔いを千年に残す結果を招くのみである。

（一九八六年六月一〇日『朝日新聞』〝声〟欄に掲載した元原稿）

今、不幸にも、彼が危惧してやまなかった「放射能まみれ」になってしまったこの国。今は、武谷三男も、水戸巌も、高木仁三郎も既にいません。今は、生きている私たちがせめて未来の子どもたちから、「止めてくれてありがとう」と言われるように、共に力を尽くしたいと思います（福島原発事故三周年の二〇一四年三月、水戸巌著作・講演集『原発は滅びゆく恐竜である』が緑風出版より出版されました。本の題名は、水戸が一九七六年に書いた論文中の、「原子力発電は永久の負債だ、原発は原水爆時代と工業文明礼賛時代の終末を飾る恐竜である」などからとりました）。

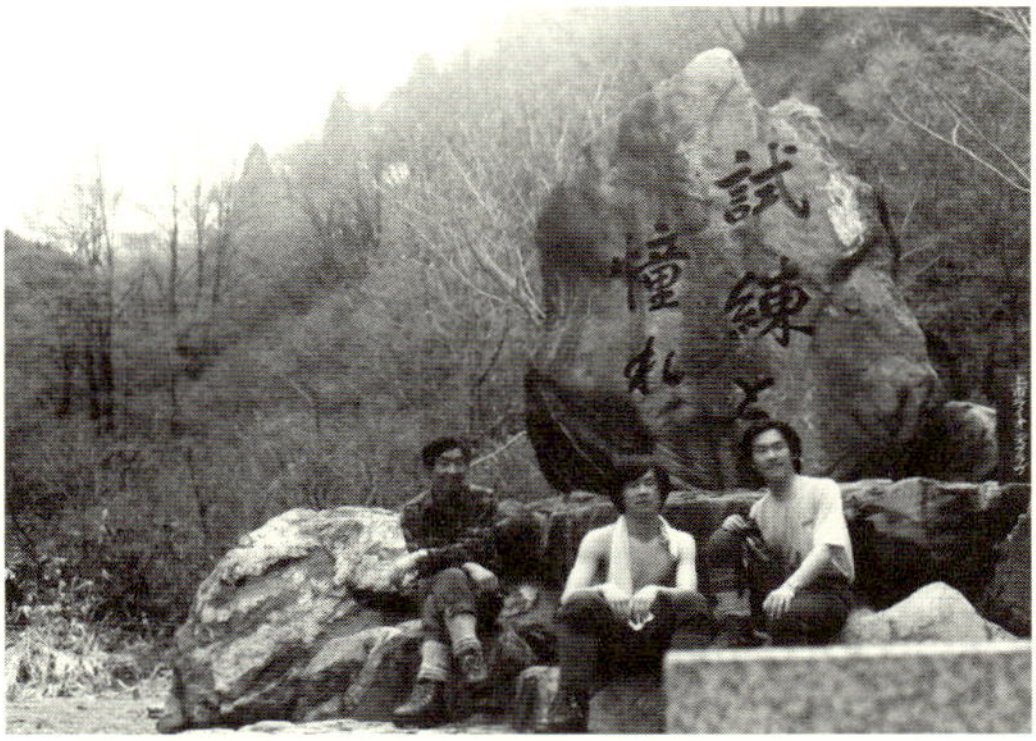

写真３　反原発運動の草分けを担った水戸巌さん（左）と、父を追って物理学を学んでいた共生さん（中央）、徹さん（右）の双子兄弟―1986年８月、同年12月の厳寒期剱岳北方稜線登山のためのデポ（荷上げ）で入山

（注）当時水戸巌氏は、東京大学の原子核研究所で宇宙線を研究テーマにして素粒子の研究をしていた核物理学者。新聞に投稿した年の末に、双子の息子たち（当時京都大学大学院生の共生と、大阪大学学生の徹。共に二五歳で物理学を専攻）と共に、北アルプス・剱岳で消息を絶つ。警察の捜索が難航し打ち切られた後、仲間が続けた捜索により一年後三人の遺体が発見された。フィックスされたテントの中に三人分の靴が残され、テントの下方から寝袋と共に、三人とも発見された。
　事故原因は今も不明のままである。

II　現代科学技術と先端医療

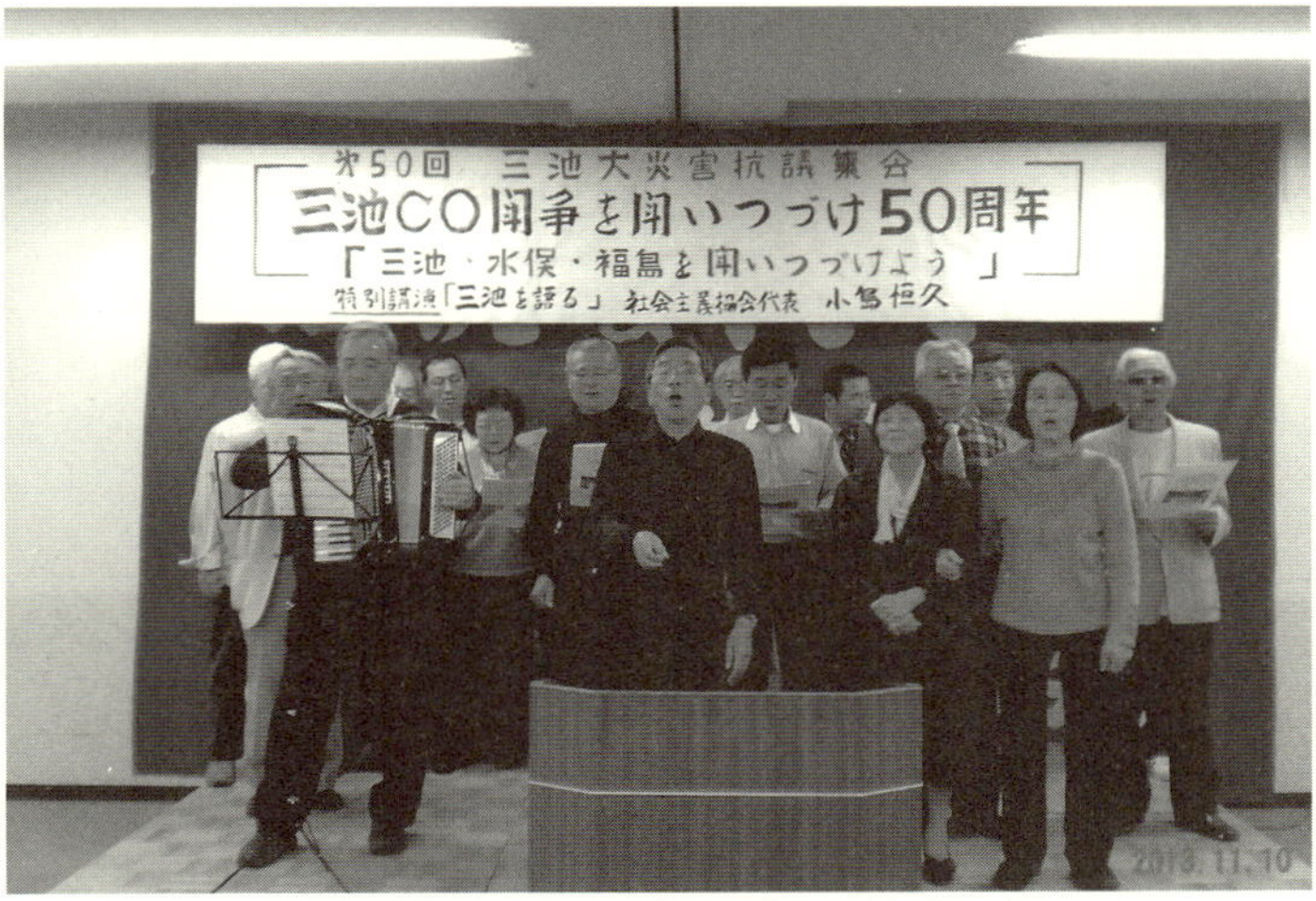

第50回　三池大災害抗議集会
三池CO闘争を闘いつづけ50周年
「三池・水俣・福島を闘いつづけよう」
特別講演「三池を語る」　社会主義協会代表　小島恒久
2013. 11. 10

三池 CO 闘争 50 周年（2013 年 11 月 10 日）

はじめに

西沢　いづみ

四五八人の死者を出した福岡県大牟田市の旧三井三池炭鉱三川坑炭塵《じん》爆発事故から、二〇一三年一一月九日で五〇年が経ち、京都市下京区のひと・まち交流館では、『むかし炭鉱、いま原発』と題して「五〇年展」が開かれました。八〇〇人を越える一酸化炭素中毒者に対して、「人体にさほどの影響はない」とくりかえした当時の資本家と国の姿勢は、石炭と核エネルギーの違いはあるものの、今日の福島第一原発事故でも変わりはありません。

ドキュメンタリー映画『三池 終わらない炭鉱（やま）の物語』（熊谷博子監督　DVD　制作オフィス熊谷、企画 大牟田市石炭産業科学館、二〇〇五年）の監督である熊谷博子氏は、福島原発事故において「日本を動かすエネルギーを掘り、つくりだしてきた末端の労働者たちが国の政策のなかで翻弄されている」姿を三池炭鉱事故と重ね合わせています。そして、「三池には今に至る日本が詰まっている。この国の来た道と有り様を根っこからみつめたい」と、あえてタイトルを逆転させた『むかし原発、今炭鉱』を出版しています（熊谷博子、中央公論新社、二〇一二年、一一頁）。熊谷氏は、その著書のなかで、「情報を隠して出さない今の政府を当時の政府に、電力会社を鉱山会社に、マスコミなどで安全を主張する原子力工学者や医学の専門家たちを当時の政府調査団の団長、御用学者と言われた鉱山学者たちに置き換えるだけでいい」と述べ、労働者の生活よりも国の利益のために、政府、資本家、学者たちが連帯するいびつな構造が変わることなく今日まできたことに問題を見いだしています。

労働者や住民が被る経済発展に伴うしわ寄せについて、高度経済成長期における数々の公害・労働災害問題に取り組んだ原田正純氏（一九三四〜二〇一二年）も早くに指摘しています（原田正純『炭坑（やま）の灯は消えても――三池鉱炭じん爆発によるCO中毒の33年』日本評論社、一九九七年、二〇〇頁）。特に、水俣病や三池炭塵爆発事故は、石炭から石油へのエネルギー技術の転換時に経済合理化を優先したことでおこったものであり、今日の原発事故においても、経済と技術を重要視したことに同様の原因があるとしています（原田正純『原田正純の遺言』朝日新聞西部本社、二〇一三年）。水俣病事件を「医学的研究のなかに閉じ込めた」不幸な経験とし、倫理・人類・政治学など総合的に水俣病を捉える「水俣学」を原田氏は提唱しました（原田正純・花田昌宣編『水俣学研究序説』藤原書店、二〇〇四年）。

同じく水俣病や公害問題に取り組んだ宇井純氏（一九三二〜二〇〇六年）は、「公害をなくすためには住民が専門家になるほか道はない」（宇井純『公害の政治学』三省堂、一九六八年）と述べています。両者の主張は、産官学の癒着の果てに福島の事態を迎えてしまった私たちへの警告であったのかもしれません。今日においても「いのちとは何か」を曖昧にしてきた政府や資本家や専門家の無責任さ、そしてその犠牲となるのが常に労働者であり地域住民であることを再認識する必要があります。

国や資本家の経済利益を優先してきたエネルギー政策の構図は、戦時中のナチスによるユダヤ人虐殺や人体実験、日本の七三一部隊における中国での人体医学実験、さらにミドリ十字製薬企業による薬害エイズ問題など、一連の医学・医療の技術開発過程においても同様です。軍事技術の開発と経済発展を目的とした科学技術研究の路線は、戦時下から敷かれていました（広井良典『医療の経済学』日本経済新聞社、一九九四年）。一九四〇年に設置されたアメリカの科学研究開発室（OSRD）は、戦時下における科学技術政策の中枢的な役割を果たし、結果的に原子爆弾が開発され、広島・長崎が犠牲になりました。

戦後GHQは、日本がもつ生物化学兵器のデータ提供を交換条件に、七三一部隊を免責しました。これによって、人体実験に関わった学者や研究者などの責任は不問とされ、また、戦争政策に組み込まれた日本医師会や日本医学会などの各組織も自ら反省することはありませんでした（常石敬一『医学者たちの組織犯罪』朝日新聞社、一九九四年）。芝田進午氏（一九三〇〜二〇〇一年）は、戦争責任を追及しなかった体質が現在の医学・医療に受け継がれ、戦後は日本国民自身が犠牲になったと述べています（芝田進午「医学者の倫理と責任——医学者の戦争犯罪の未決済と戦後被害」山口研一郎編著『操られる生と死——生命の誕生から終焉まで』小学館、一九九八年、二〇五〜二四二頁）。

医学・医療における科学技術の発展によって、人々の諦めが希望に変わり救われてきたことは確かです。しかし同時に、人々の生命観も変えてきました。先端医療のひとつである人工授精・体外受精、凍結精子・卵子という生殖補助技術は、従来では想像できなかった親子関係を創り、さらに、遺伝子診断技術を組み合わせることで、「生きるに値する者」と「生きるに値しない者」の線引きを受精卵の段階で生み出しました。さらに、新型出生前診断の技術は、採血結果だけで中絶の選択をせまり、遺伝子操作技術は、オーダーメイドチャイルドを生み出しました。技術自体の是非は問われず、技術の選択には、自己決定・自己責任が覆い被さります。また、健康で社会に必要な者だけを善とする「生きるに値する者」の価値観は、生の局面だけでなく死の局面にまで汲び、「脳死・臓器移植、尊厳死」問題に至ります。

この線引きは、技術だけが生み出したものではなく、人間の欲望の内に存在する優生思想にも後押しされています。ハンセン氏病患者の隔離というあからさまな排除と、「病的」と予想される受精卵の破棄に差異はありません。科学技術がこの思想を密かに助長し、国の医療費削減策がこの線引きを明瞭なものにしていきます。「恩恵を受ける人々の存在」のもと、実に巧妙に医療政策が進み、その結果、人体そのものが商品化され「犠牲」となっていることさえ私たちは見えなくなってきているのです。

私たちは、科学技術の発展とともにどこへ向かおうとしているのでしょうか。

三池の炭塵爆発事故と同じ過ちを繰り返してしまった福島原発事故。国策によって国民のいのちが危機に曝《さら》されていることを経験した今こそ、私たち自身が「いのち」と科学技術の関わりを見つめなおし、科学技術と国策の癒着を切り離す必要があります。見えにくくなっている「責任の所在」と「犠牲の存在」を明らかにすることが、あらたな「いのち」の捉え方に通じるのではないでしょうか。

Ⅱでは、「現代科学技術と先端医療」と題して、国策としての科学技術がいかなる犠牲をうみだしてきたか、また今後先端医療の分野でいかなる犠牲がうみだされていくのかを、歴史的事実を踏まえながら、その実態や問題を考察し、あらたな教訓とすることに主眼を置いています。

第3章では、「医療政策としての脳死・尊厳死」をテーマに、武蔵野大学教授小松美彦さんにご執筆いただきました。小松さんはⅠの原発問題を受け、福島の「犠牲」のうえに東京が恩恵を受けるのと同じように、脳死者の「犠牲」のうえにレシピエントの生があり、根っこは同じだと論じています。その「根っこ」とは、生命や医学に関わる科学技術の発展やエネルギー資源の問題が、日本の経済政策と密接な関わりをもつことであると指摘されています。そのうえで、現在進行している脳死・臓器移植そしてその延長線上にある尊厳死が、どのような医療政策とともに推進されてきたのかを、戦後の復興政策と科学技術政策の歴史的事実をもとに論及されました。

小松さんは、人間の生や死について、科学史を基礎とする視座から考察し、脳死・臓器移植、尊厳死などの問題を早くからとりあげている生命倫理学者です。小松さんは、予てから「死の自己決定権」が隠蔽する多面的な問題を論じ（小松美彦『死は共鳴する——脳死・臓器移植の深みへ』勁草書房、一九九六年）、現在、生命倫理学の中心理念となっている「自己決定権」が、真に普遍的で絶対的な原理ではないことを指摘しています（小松美彦『生権力の歴史——脳死・尊厳死・人間の尊厳をめぐって』青土社、二〇一二年）。一見民主的にみえる自己決定が、権力に管理され、強制的に一元化されてしまうという小松さんの警鐘は、科学技術や医療政策の歴史的な視座に明確に基づいています。なぜ脳死者は「死者」にされていくのか、なぜ尊厳死が「いい響き」をもつ「死」とされていくのかを、経済効率優先、医療・福祉の縮減化という国策の流れとともに論じておられます。そして、その先に、脳死者と密着したかたちで人体を資源とするバイオテクノロジーの市場がすでに存在していることを示唆されています。

第4章では、「人体部品資源化・商品化のいま」と題して、市民バイオテクノロジー情報室代表の天笠啓祐さんにご執筆いただきました。天笠さんは、環境問題を専門とするフリージャーナリストであり、原子力発電が及ぼす影響や、医療や農業・食品におけるバイオテクノロジー（生命工学）が、人類を含む多くの生物、ひいては地球環境にもたらす影響について早くから警鐘をならしています。今回は、現在進行しつつある「人体部品資源化・商品化」に焦点をあて、その歴史的経緯と抱える問題を指摘してくださいました。

天笠さんは、主要先進国企業による「知的所有権・特許」の獲得が経済競争と科学技術の発展とともに強化され、特に、知的所有権戦略の柱として生命特許が成立したことが、人体部品の商業化を押し進めたと言及されています。多国籍企業が、遺伝子組み換え作物、ヒトゲノム解析による遺伝子治療や診断方法などの生命特許を次々に押さえ、獲得した資源を研究もしくは商業目的に売買し企業の利益に結びつけているのです。そして、そこには、倫理面や安全性よりも企業化・商品化が優先されている現在の科学の姿があり、その典型が現在のｉＰＳ細胞の開発競争だと指摘されています。

天笠さんの「一度失うと二度と戻ることがない、かけがえのない生命や遺伝子がもつ固有の論理が経済優先のなかで消失してしまった」という懸念、「特許が知的所有権の保護を理由に非公開であり、その非公開の部分に私たちの健康や暮らしに関わるデータが隠されている」という指摘は、国策としての科学技術開発が、人々の生きる権利を犠牲にしている姿と重ね合わせることができます。

コラム2では、「臓器移植法を問い直す市民ネットワーク」の川見公子さんに「改定臓器移植法施行後三年の実態」について、報告を兼ね問題提議をしていただきました。「臓器移植法を問い直す市民ネットワーク」は、改定臓器移植法成立後の二〇〇九年一〇月に「脳死は人の死ではない」を主旨に立ち上げた市民ネットワークです。

改定臓器移植法によって国策として臓器提供が動き始め、提供事例の検証も簡素化されています。川見さんは、臓器提供のオプション提示がシステム化されてくる点について、提供者の意思の軽視と医療者の救命治療への意欲の喪失などを問題視されています。さらに、知的障害者、死刑囚、虐待児など、提供者の拡大に対する懸念も論じられました。

第5章では、「子ども社会臨床研究会」の亀口公一さんに、「子どもと臓器移植・原発事故・遺伝子診断」をテーマに見解を述べていただきました。「子ども社会臨床研究会」とは、子どもと共に地域社会で生きていくために、子どもの視点から医療や福祉や教育の実践を支援する会です。亀口さんは、現行の臓器移植法は、社会的弱者である子どもたちの意思表示を全く剥奪したものであり、臓器を提供する者も受ける者も、与えられた自らの生を精一杯生きる権利さえ与えない法律であると指摘されています。福島の原発事故によっても、権利なき責任を負わされているのは子どもたちです。子どもの側から考えることの重要性を再認識したいものです。

第6章の「科学技術における「国策」と「犠牲」の連鎖の構図」では、シンポジウムの主催者である「現代医療を考える会」代表の山口研一郎さんに、科学技術の発展と犠牲の関わりを論じていただきました。山口さんは、脳神経外科医として第一線で活躍するとともに、脳死・臓器移植、生殖医療などの先端医療が孕む問題、戦時下の医学を引きずった現代医療のあり方などを問い続ける医師です。

今回の講演において、山口さんは、「科学技術」を「国策による人体実験」と言い換え、その真意を歴史的事実とともに論及されました。七三一部隊での人体実験による医学の「発展」への寄与、広島・長崎の原爆後のＡＢＣＣ（原爆傷害調査委員会）による治療なき調査とアメリカの核兵器開発への資料提供、水俣病や三池のＣＯ中毒患者に対する専門家の曖昧な見解による会社側の援護、血友病患者への人体実験によるエイズ治療薬の開発、そして、東北大震災後の東北メディカル・メガバンク機構による被災者を対象とした遺伝子検査や原発事故後の除染ビジネスへの大手ゼネコン会社の関与など、戦時下から一貫して経済発展を優先した科学技術の存在を指摘されました。そのうえで、福島の第一原発事故においても、労働者はもとより、人と人とのつながりや自然とのつながりが断ち切られた地域の人々に対し、なんら補償しない政府や資本家や専門家の無責任な姿は戦時下から今日まで変わらないとし、生み出されたのは「犠牲」すなわち「見殺し」と言い切ります。

山口さんは、三池の労働争議のスローガンである「抵抗なくして安全なし」「安全なくして労働なし」は、東電に依拠するだけでは、東電労働者にとって安心して労働に従事できないばかりか、地域においても住民は安全に暮らせないという教訓でもあると述べています。

これ以上「見殺し」にされないよう、私たち自身が問い直すべき教訓であり、今まさに、国策と犠牲の構図を明らかにし、いのちの有り様、医学の有り様を考えていく時なのかもしれません。

コラム3では、「三池CO沖原告団」、「三池高次脳機能障害連絡会」の沖克太郎さんに、「三池CO闘争五〇周年の今日的意義」をテーマに語っていただきました。沖さんは、福島の原発事故は想定外の事故ではないと強調されました。それは、三池大災害発生が、一企業の生産体制からたまたま起きた事故ではなく、資本主義体制を発展させるために国家権力と総資本が一体となって人命無視の合理化政策を強行した結果起こったことと同じだと述べています。一九六三年一一月九日の炭塵爆発事故により、助かった鉱員らに一酸化炭素中毒の後遺症が残りました。患者や家族たちは三池CO闘争として、政府と資本家に対して責任の所在と補償を明らかにするまで五〇年間闘いを続けています。まさに「抵抗なくして安全なし」の姿勢です。沖さんは、福島においても、労働者や家族だけの問題ではなく、地域住民や全国の支援者とともに闘い続けることが必要であると訴えられました。

第3章

医療政策としての脳死・尊厳死
――私たちはナチスを断罪できるのか

小松　美彦

はじめに

本章では、脳死・臓器移植と尊厳死の問題をテーマにします。もちろん、この二つは、医学・医療の場面での事柄です。しかし、本書の他章で論じられている原子力発電や沖縄の問題とも根っこのところでつながっているように思われます。すなわち、まず、本書のタイトルにもなっている「犠牲」という点においてです。

原発は、たとえば福島が犠牲になって東京がその恩恵を受ける、若狭湾沿岸という一地域の犠牲のもとに関西全体が利益を得る、という構図にあります。近年では普天間基地移転問題を代表とする沖縄問題も同様です。日本にある米軍基地は、面積でいうとその七四パーセントもが沖縄に集中的に存在しますが、「日米安全保障条約」のもと、本土（ヤマト）と沖縄とは、「犠牲を強いる／強いられる」の関係にあるわけです。このような見方は、哲学者の高橋哲哉氏が『犠牲のシステム――福島・沖縄』（集英社新書、二〇一二年）などの著書において、詳しく論じてきたことでもあります。では、脳死・臓器移植や尊厳死はどうなのでしょうか。

そもそも医療は、個々の患者その人だけに手を施してきました。いたって当たり前のことですが、皆さんが傷病を負ったとき、皆さんの家族や友人を治療しても、皆さん自身がなおるわけではないからです――精神医療では家族への対処を基本とする流派もありますが。あくまで医療の対象は一人ひとりの当人であり、医療は個人のなかで完結していました。しかし、臓器移植はそうではありません。というのは、臓器移植には、臓器を差し出す人と臓器をもらう人、この二人の存在が必須だからです。そのさい、臓器を差し出す人は主に脳死者で、脳死者は拍動している心臓などが切り出されて完全に亡くなる。一方、その心臓をもらった人は、おそらくは生きていくことができる――臓器移植の延命効果自体にも科学的な信憑性の問題はあるのですが、ここでは置いておきます。したがって、脳死・臓器移植でもやはり、一方の人が犠牲になって、他方の人がその犠牲のもとに恩恵にあずかっている。それが脳死・臓器移植の本質にほかなりません。その意味で脳死・臓器移植問題は、原発問題や沖縄問題と同様の「犠牲の構造」にあるのです。いま、詳細は控えますが、じつは尊厳死もそうなのです。

この「犠牲」という点以外でも、原子力と脳死・臓器移植や尊厳死は、根っこのところでつながっています。一九四五年八月一五日、日本は敗戦というかたちで終戦を迎えました。この「日本零年」における復興政策は、なによりもまず経済発展、そしてそのための科学技術振興でした。この基本路線は、戦後復興を実現させ、一九六〇年代の高度経済成長をもたらし、私の見方では戦後七〇年近くが経った今日に至るまで一貫しています。そしてそのなかに、原子力も脳死・臓器移植も尊厳死もすべて位置づいてきたのです。

さらには、これらは私個人のなかでもつながっています。私の父親は、昭和二〇年八月六日に広島の爆心から一・八㎞の地点で被爆しました。それゆえ私は被爆者二世で、子どもの頃から科学者になりたいと思っていましたが、決して科学万々歳ではなく、さまざまな疑問も子どもなりにもっていました。私はその頃、ちょっとしたけがでもすぐ化膿するため、原爆の影響ではないかと母親が心配し、保育園の年長組のとき、検査入院したことがありましたが、それが科学をめぐる複雑な意識を招いた原体験となったのだと思います。このように小さい頃から科学者になりたいけれども、同時に科学批判の意識も色濃くもっていた私は、科学の負の側面の象徴的な問題として、原子力発電の問題と臓器移植や尊厳死の問題をからめて、いままで考えてきたつもりなのです。

さて、以上を踏まえたうえで、これから述べることの概要を確認しておきたいと思います。まず、はじめに、本章の主要テーマである脳死と尊厳死の基本を押さえます。具体的には、多くの方がご存知ではない実際の脳死者を、テレビ番組を通して知っていただきたいと思います。また、尊厳死について、すでに公表されている「尊厳死法案」を含めて、問題のポイントを簡単に把握していただきます。

そのうえで、現在のことだけに着目しているとなかなか事の本質が見えないため、戦後の日本にはどのような復興政策があって現在に至っているのかを、ざっと通覧します。そして、その歴史的な流れが、とくに一九九〇年代から医療と福祉にどのようにつながっているのか追っていきます。日本では一九八〇年代以降、とりわけ九〇年代以降、医療と福祉の予算がどんどん削られていますが、日本は数年前まで、「ＯＥＣＤ（経済協力開発機構）」という主に先進資本主義国が集まった国際機関に加盟する三〇余カ国のなかで、医療・福祉費の総額の対ＧＮＰ（国民総生産）比は最下位でした。この何年かで真ん中ぐらいまできましたが、他の多くの国々の医療・福祉費が日本以上に下がっているだけで、しかも日本の総額はアメリカの約半分にすぎません。もともと医療と福祉に注がれているお金が非常に少ないなかで、この二〇年間さらに削られてきたわけですが、それとは逆に、脳死・臓器移植が推進され、新たに尊厳死という問題が浮上してきています。このあたりを詳しく時系列的に見たいと思います。

また、それとともに、日本の尊厳死思想の潮流を確認します。はたして、「尊厳死」というと、非常に美しいことのように受けとめられる傾向にあります。つまり、「もはやただ生きているだけで死を待つのみなのに、金銭面でも精神面でも肉体面でも家族に多大な負担をかけ、しかも、病院のベッドを占有して助かる人からベッドを奪い、いたずらに延命させられている。ならば、最期に美しく潔く死のう」と思われがちです。このような考え方が、どのようにして戦後から展開してきたのかを押さえたいと思います。

そして最後に、いったいなぜ、脳死・尊厳死が推進されるのかという最大問題を考えます。脳死を死（の基準）とすることも、尊厳死者の数を増やすことも、なかば国策になっていると私には思えますが、じつはそれと密接にかかわることとして人体利用の問題があります。歴史を振り返ると、人体利用を徹底的に行なったのが、一九三〇年代後半から四〇年代前半のヒトラーを総統としたナチス・ドイツでした。その人体利用の模様を、かなり生々しく衝撃的ですが、最後に映像でごらんいただき、問題提起をして、終わりたいと思います。

一　脳死・臓器移植と尊厳死の現在

それでは最初に、〝脳死〟のお子さんと家族の生活を映したテレビ番組を数分間ごらんいただきたいと思います。二〇〇九年六月一五日、ＴＢＳ系列で全国放映されたニュース番組「総力報道」の一部です。

【ビデオ上映】

冒頭の画面には、生後七カ月あまりの漆原彩都《さいと》君の初節句のお祝いシーンが映し出される。すこぶる血色もよく、普通の乳児にしか見えない。ただし、彩都君は生まれてから一度も目を開けたことがない。誕生時、産声を一切あげず、心肺停止状態、すなわち新生児重症仮死の状態で生まれたのである。一カ月後のＭＲＩ検査によれば、脳の機能はほぼ失われており、脳死に近い状態と診断された。しかし、心臓は拍動しており、身体もかすかに動くことがあった。父親の毅氏は、「状態がつらいというよりも、ともかく生きていることが嬉しかった」と述懐する。

ところが、その際、主治医はこう尋ねたという。「こんな状態でもお子さんが生きていると思いますか。それとも違うと判断されますか」、と。母親の愛氏はそのときの気持ちを振り返り、「なんの質問をしてはるか、さっぱりわからなくて、生きているのに、生きているのかって、どういうことなんやろう?」と思ったという。父親も、「ほなら、おれは、死人を介護しているのか、これは」と言葉を重ねる。

画面は変わって、彩都君の入浴シーン。喉には人工呼吸器を着けたままである。そして、次のようなナレーション。「一ミリの母乳の点滴から始まった彩都君の食事は、五〇〇ミリのミルクと一〇〇ミリのリンゴジュースにまでになった。誕生時二八二六gだった体重は、今では一〇kgに近い。爪も髪も一人前に伸びた」。

さらに画面はめくりめくって、さまざまな介護の模様。関節をやわらかくするリハビリでは、肩を硬直させて、いやがるようである。昼夜をとわず、父母による数時間ごとのたんの吸引やオムツの交換が続けられているという。

途中、新たな主治医の言葉をはさんで、カメラはスタジオへと戻る。

さて、番組にもあったように、彩都君は一〇〇％の脳死ではありませんが、きわめて脳死に近い状態です。皆さんには彩都君がどのように映りますか？　私には「生きている」としか思えません。というより、この子を死んでいると見なす感性が私には理解できません。両親のすがすがしい表情もじつに印象的でした。たとえ脳がどんな厳しい状態であっても、いや、むしろそのような状態であるからこそ、両親にとって彩都君は生きた宝物なのだと思います。

まず私たちは、このような脳死者その人とそれを取り巻く家族の生活を知るべきなのです。けれども、マスメディアでは、彩都君のような存在が照らし出されることは、ほとんどありません。「臓器移植を受けて、こんなに元気になりました」、あるいは、「臓器移植を受けられないために、亡くなってしまいました」ということにばかり光が当てられます。が、ひとりの子どもが臓器移植で助かったということは、彩都君のような子どもの身体にメスが入れられて、拍動している心臓などが取り出されたということにほかなりません。しかしながら、こちらにはなかなか光が当てられません。なにかが見せられ語られているとき、同時に、見せられていないものや語られていないものがあり、それが隠蔽されるのです。ですから、脳死者と家族の必死だけれどもあたたかな日常生活には、なかなか想像が及ばないのです。

しかも、まだまだ日本では隠されていることですが、脳死者は少なくとも生理的には生きていますから、臓器摘出のためにいきなりメスを入れると、血圧や脈拍が急上昇して暴れます。そうなると臓器摘出手術どころではなくなってしまうので、麻酔や筋肉弛緩剤で鎮静化させ、動かなくして臓器を取り出しているのが現実なのです。

日本や世界の全体動向としては、とにかく脳死の人々を死者にしていこう、という太い流れがあります。では、いったいなぜ、脳死者は死者にされていくのか？　これが考えるべき問題の一点です。

次に、尊厳死についてです。二〇一二年の三月と六月に、二つの「尊厳死法案」が「尊厳死法制化を考える議員連盟」によって公表されました。ひとつは、患者が末期状態になった場合、本人の意思が示されていれば最初から治療をしない、治療しなくとも医師は法的に責任を問われない、というものです。もうひとつは、このような治療の非開始に加えて、一度つけた人工呼吸器などの〝延命装置〟を取り外すことができる、というものです。ひとまずこの二案が用意されていますが、さらに過激な法案が出てくる可能性もあります。二〇一三年七月の参議院選挙で与党が大勝したため、おそらく近い将来になんらかの尊厳死法案が国会に提出され、いまの国会の勢力分野からいうと、可決・成立する可能性が非常に高まっているといえます(注1)。

尊厳死法案の「尊厳死」の対象は、いま述べたように、目下のところ末期状態とされる人々だけです。しかし、もともとは「植物状態の患者」や「長期療養生活をしていた高齢者」も含まれていました。既に公表されている二つの法案のいずれにも、法律が施行されて三年経った時点で法の見直しをするということが明記されているので、いったん尊厳死法が制定されれば、見直しの時点で、尊厳死の条件がゆるめられたり、尊厳死の対象者が拡大されるでしょう。

では、なぜ、そうした人たちが、治療・介護を中止され、「死」のなかへと廃棄されていくのか。このことがまた、考えるべき問題だと思います。

以上のような、脳死・臓器移植と尊厳死をめぐる考えるべき問題に関しては、私の見方では二つの観点からの考察が必要だと思います。ひとつは、「生権力」という多くの方々にはなじみの薄いと思われる観点です。この点については、それを主題とした本を出版しましたので、そちらを参照していただければ幸いです(『生権力の歴史——脳死・尊厳死・人間の尊厳をめぐって』青土社、二〇一二年、『生を肯定する——いのちの弁別にあらがうために』青土社、二〇一三年)。

もうひとつの観点は、先ほど言及した政治経済的なものです。そこで次に、戦後の日本の復興政策について概観していきたいと思います。

二　戦後日本の復興政策・科学技術政策

日本は一九四五年八月一五日に敗戦を迎えました。そこから戦後復興が始まりますが、復興政策のポイントは、「なによりも経済発展、そして、そのための科学技術の振興」という二点です。じつは、この復興計画は戦争が終わってから始まったのではなく、ほぼ日本が負けるとわかったときから秘密裡に組まれていました。

では、科学技術の振興とは具体的になにかというと、大きく分けて二つあります。ひとつは資源の確保です。資源には、ものをつくるための原料としての資源と、エネルギーを生み出すための資源があって、後者については当初は石炭でしたが、その後に石油と原子力に力を入れるようになりました。一九五四年に第五福竜丸の事件——南太平洋のビキニ環礁で米国が行なった水爆実験による「死の灰」を、遠洋マグロ漁船「第五福竜丸」とその乗組員が大量に浴びた——が公になる寸前に、当時三〇代の若かりし中曽根康弘衆議院議員と読売新聞社の社主だった正力松太郎氏が中心となって、原子力政策を突如打ち出して展開していくわけです。

ダグラス・マッカーサーをトップとしたＧＨＱ（連合国軍総司令部）の占領政策では、当初、軍事的な独占資本（金融資本と産業資本の合体したもの）の解体が目指されていました。しかし、食糧危機を契機とする労働運動の激化、ソ連の原爆開発、中華人民共和国の成立、そして一九五〇年に起こった朝鮮戦争などによって、統治政策を変更します。朝鮮戦争を前に、日本を「極東の軍事工場にする」方針が打ち出され、独占資本解体の当初の方策はゆるめられ、日本は戦争特需を迎えます。そこで、科学技術を基盤にすえた産業を育成することで、ものすごく儲かるということが実際にもわかるわけです。こうして「科学技術庁」が一九五六年につくられて、この役所は日本の科学技術の振興の牽引役になっていきます。

この時期、政財界と科学技術庁がとくに力を注いだのは、原子力開発のほか、極地探検と宇宙開発です。宇宙開発は軍事的な目的が大きいのですが、極地探検は海洋資源の確保が大きな目的です。私が小さい頃、大晦日に紅白歌合戦を見ていると、当時の白組司会者だった宮田輝氏が、

「南極船宗谷から電報が来ました。「白組ガンバレ！　南極船宗谷一同」」などと読み上げて、みんな拍手をしたものです。が、南極船宗谷の内実は海洋資源の確保だったのです。

あるいは、「宇宙開発の夢とロマン」ということが盛んに言われて、私も小学生の頃は感化されていましたが、じつはそれは米ソの軍事開発競争への追随でした。原水爆の開発が一定のところまで行くと、今度はその運搬兵器の開発競争になるわけです。さらには、人工衛星を打ち上げて、地球レベルから〝敵国〟を監視するという流れになっていきました。日本もその後を追っていたのです。

このような日本の科学技術政策で、大きな転換点となるのが一九六〇年前後です。それは、従来の科学技術政策が個別的でいわば場当たり的だったのに対して、体系的で長期的になったということです。

一九六〇年頃は、本書のコラム3で論じられている「三池闘争」が熾烈をきわめていた時期ですし、周知の「安保闘争」がありました。後者の六〇年安保で有名なのは岸信介首相です。逆に言うと、岸首相は一般的には六〇年安保のみで有名ですが、しかし、科学技術政策にも大きく関係しています。というのは、岸内閣時の一九五九年二月に、首相の諮問機関である「科学技術会議」が創設され、この科学技術会議こそが科学技術庁と連携して、その後の日本の科学技術政策をつくっていくからです。そしてまた、同年六月に、岸首相が科学技術会議に対して、「10年後を目標とする科学技術政策の総合基本方策について」という初の諮問を実際に行なったからです。

それに対する科学技術会議からの答申は、岸首相が安保問題で退陣したため、次の池田勇人首相に提出されました。この答申は三〇〇頁近い大部のもので、科学技術の振興政策が体系的かつ詳細に打ち出されたものです。とくに重要なことは、池田首相による著名な「所得倍増計画」――国民の名目所得を一〇年間で二倍にする――と、この科学技術振興政策とが連関していることです。こうして、二つの計画が連動して、日本は一九六〇年代に、重化学工業を中心として高度経済成長を遂げたわけです。

それから一〇年経ち、日本は高度経済成長を通じて金持ちになり、国際的な地位も上がって、次の一〇年をどうするかという段になりました。そこで首相の諮問がなされ、科学技術会議が答申しました。時の首相は佐藤栄作氏、先の岸信介氏の実弟です。ちなみに、岸信介氏は現在の安倍晋三首相の祖父にあたる人です。

答申された七〇年代の科学技術政策の基本は、次のようなものです。すなわち、〈従来は欧米が開発した技術を導入して経済を発展させてきたが、これではいつまで経っても欧米を追い越すことはできない。それゆえ、自前の科学技術を開発しなければいけない〉というものです。ただし、この時代は一〇年前とは違って、日本は新たな深刻な問題を抱えてもいました。公害問題です。しかも、公害を生み出したのは、人間の生活をひたすら豊かにするはずだった科学技術でした。そのため、科学技術に対する疑問が国民の間で広がったばかりでなく、疑問は科学技術文明そのものへと、さらには近代的なものの考え方の根本へと向かっていきました。

そこで、公害を克服しうる独自の科学技術として提唱されたのが、「環境科学技術」、「ソフトサイエンス」、「ライフサイエンス」です。ソフトサイエンスというのは、今日のコンピューター科学や情報科学につながるものです。また、ライフサイエンスとは、主に先端医療とバイオテクノロジーが合わさったものだと考えてください。その具体例としては、次が挙げられていました。①がん、遺伝病、ウイルス病、膠原病《こうげん》などの原因究明と予防治療法の開発、人工臓器、電子義手・義足の実現（サリドマイド児に対するもの）、②動植物の品種改良（遺伝子組み換え）、③生物の情報処理機能の工学的利用、④微生物の工学的利用、⑤環境の保全、これらです。このような新たな三種の科学技術を振興し、公害を乗り越えつつ生活をさらに豊かにし、と同時に経済を飛躍的に発展させるという路線が出てくるわけです。

当初、環境科学技術、ソフトサイエンス、ライフサイエンスは並列して提起されましたが、ある時点で突如としてライフサイエンスが前面へと躍り出ます。それは一九七二年七月、第一次田中角栄内閣の誕生とともに、中曽根康弘氏が科学技術庁長官に就任した際の所信表明でした。「わが国は経済の高度成長時代を終り、転機に立っている。技術導入はもう限度に来ており、自分の技術を持たねばならない。時代を動かすテコになるのは科学技術だと信じている」、それゆえ「ライフサイエンス（生命科学）に力を入れたい」（『朝日新聞』一九七二年七月八日朝刊）と宣言したのです。一九五〇年代には原子力政策を打ち出し、科学技術庁設立の中心人物となり、高度経済成長期の科学技術政策の基本路線をつくった中曽根氏が、今度はライフサイエンスを掲げたわけです。これはなばなしい花火の打ち上げで、東京教育大学が筑波大学として茨城県の筑波に移転するなど、日本の科学研究の場そのものを筑波に移していくことと密接にからんでおり、ライフサイエンス振興政策は破竹の勢いで進みます。しかし、七〇年代を通じて、だんだんとしぼんでいきました。その振興政策に見合う具体的な技術がなかったことが最大要因です。

ただし、一九八二年に中曽根氏が首相になると、花火が打ち上げなおされます。そして、脳死・臓器移植や遺伝子組み換え技術の解禁が世間を席巻し、「がん撲滅一〇カ年計画」などというものも出てきて、ライフサイエンスが日本の科学技術の中心を占めるようになりました。その後はひとつながりで、今日の「バイオの時代」に至っています。このあたりの詳細は、哲学者の香川知晶氏との共編著で論じましたので、そちらを参照いただければ幸いです（香川知晶・小松美彦編『生命倫理の源流――戦後日本社会とバイオエシックス』岩波書店、二〇一四年[注2]）。

このように、戦後の復興期から一貫して、「経済発展のための科学技術振興」ということがあるわけです。どんなかたちで一貫してあるのかということは後に詳しく述べますが、その前にもうひとつ、尊厳死について見ていきたいと思います。

三　日本安楽死協会＝日本尊厳死協会の思想

いま法制化されようとしている尊厳死は、もともとは安楽死と呼ばれていました（本来は尊厳死と安楽死とは異なり、日本で今いう尊厳死は「消極的安楽死」というものにあたります）。一九七六年に太田典礼《てんれい》という産婦人科医が「日本安楽死協会」を設立して、安楽死を認める法律を制定する運動を展開します。太田氏は、かつて国会議員でもあり、人が生まれる場面で「生きるに値する人」と「生きるに値しない人」とを選別する、戦中戦後の優生運動の中心人物でした。

時代を遡りますが、明治維新政府は、まず一八六八年（明治元年）に産婆による堕胎を禁止し、ついで一八八〇年（明治一三年）には刑法に堕胎罪を設けます。そして、さらに一九〇七年（明治四〇年）、堕胎罪を重罪化します。通説では、このような一連の堕胎規制の動きは、ともかく人口を増やすことを目的としており、〈人口の多さイコール国力の強さだ〉と位置づけたあらわれとされています。欧米列強に対抗しうる強い国家を建設するためです。そして、この人口政策が、昭和に入って「産めよ、増やせよ」の標語につながっていきます。このような見方に従うなら、まさに明治維新のその年からただちに人口政策に向かった維新政府の発想はじつにスゴイ、と思わざるをえません。

ただし、昭和一〇年代からは、人口政策に新たな視点が加わります。「人口の質」にも着目されるようになるのです。それはナチスの優生政策にならったもので、〈単に人口が増えても、劣った人間が増えてはだめだ。優秀な人間が増えなければいけない〉というわけです。そこで一九四〇年には、ナチスの「遺伝病子孫防止法」（一九三三年）をモデルとして、「国民優生法」が制定されました。「遺伝性精神病」や「遺伝性精神薄弱」とされる人々などが子どもをつくれないように、本人の同意を得て不妊手術（子宮・卵巣・精巣の摘出や輸卵管・輸精管の切断）を実施できるというものです。

このような優生政策は、むしろ戦後になって強化されます。一九四八年、「優生保護法」が制定されるのです。遺伝性の疾患をもつとされる人々（ハンセン病患者を含む）に対しては、本人の同意を得ずとも強制的に不妊手術できるとする法律です。そこには、本人をだまして――「欺罔《ぎもう》」という言葉が使われています――不妊手術してよいとする条文もありました。この法律は、なんと一九九六年まで存在し、わかっているだけで一万数千人の人々が不妊手術を強制的に実施されました。そして、このような優生保護法の制定の中心を担った人物が、ほかならぬ太田典礼氏なのです。

このような太田氏は、生まれる場面での線引きだけではなく、死ぬ場面での線引きにも着手します。それが、一九七〇年代以来の安楽死法制化運動にほかなりません。安楽死に関する太田氏の考えを知るために、その著書から引用してみましょう。

> ひどい老人ボケなど明らかに意志能力を失っているものも少なくないが、どの程度ボケたら人間扱いしなくてよいか、線をひくのはむずかしいし、これは精神薄弱者やひどい精神病者にもいえることですが、むずかしいからといって放っておいてよいものでしょうか。〔…〕／この半人間の実態はどこでもあいまいなままにされているが、是非明かにしてもらいたい

ものです。〔…〕人間の形だけしておれば人間なのか、そのためまともな人権が侵害されることになるのをどう考えるか、どちらの人権が尊重されるべきか、もっと公平に論じて対策を立てるべきではないでしょうか。人権の過保護にならないように民主主義の立場から、人権審査委員会のようなものをつくって、公民権の一時停止処分などを規程すべきではないか、と考えます（太田典礼『死はタブーか』人間の科学社、一九八二年、一三〇～一三二頁）。

太田氏は一定の人々を「半人間」と呼んで、人権の停止をしようと主張しているわけです。ここに挙げられている以外にどのような人々が「半人間」に該当するかというと、太田氏の別の論文によれば次です。現在では差別用語とされているものもありますが、そのまま引きます。「中風、半身不随、脳軟化症、慢性病のねたきり病人、老衰、広い意味の不具、精薄、植物的人間」（太田典礼「立法化への基準」太田典礼編著『安楽死』クリエイト社、一九七二年、二三二～二五二頁）。このような人々が太田氏からすると「半人間」なのであり、安楽死の対象と考えられていたのです。

しかし、太田氏らの安楽死法制化運動は失敗に終わります。一九七八年に、医師、看護師、作家、大学教員などによって、「安楽死法制化を阻止する会」（発起人：武谷三男、那須宗一、野間宏、松田道雄、水上勉）が結成され、反対運動を展開し、太田氏たちは敗北するのです。そこで、日本安楽死協会は次のような総括を行ないます。

そのひとつは、〈安楽死という言葉を使ったのがいけない。安楽死は、ナチスの強制安楽死を連想させる。だから、改めよう〉というものです。もうひとつは、安楽死の種類の戦略的限定です。太田氏はそれまで、「消極的安楽死」（治療を行なわない。行なっていた治療をやめる）だけではなく、「積極的安楽死」（致死薬を医師が直接に注射する）と、「医師による自殺補助」（医師が致死薬を患者にわたして、患者の判断で服用を決める）も推進しようとしていました。また、「老人の自殺」も推奨していて、それを啓蒙する小説も書いていました。しかし、これらのすべては当時の社会には受け入れられがたいとし、過激なものは後回しにして、とりあえず消極的安楽死に限定しようと考えました。消極的安楽死をまず認めさせることを、本丸の積極的安楽死や医師による自殺幇助の解禁の突破口にしようと総括したのです。

このような総括のもと、太田氏と日本安楽死協会は、世界的に「消極的安楽死」と呼ばれているものを「尊厳死」と呼び換え、また、会の名称も「日本安楽死協会」から「日本尊厳死協会」へと変更しました。この呼び換えについて、マスメディアの多くがきちんと把握しないまま、尊厳死協会にならって「尊厳死」という言葉を使うようになり、現在に至っているのです。ちなみに、生命倫理学者の大谷いづみ氏によれば、「尊厳死」という言葉をマスメディアで最初に使うようになったのは、朝日新聞社の記者・論説委員の藤田真一氏であり、じつは藤田氏は記者当時から日本安楽死協会の会員でした。しかも、藤田氏は後に日本尊厳死協会の理事にもなっています。また、最近、日本尊厳死協会は、さらにやわらかい「平穏死」や「満足死」という言葉を使うようになっており、このことも心すべきだと思います。

以上のような歴史的な流れがあって、思想的にはこの延長線上に尊厳死法制化をめぐる現在があるのだということを、確認すべきだと思います。

四　なぜ脳死と尊厳死は推進されるのかI——医療・福祉の縮減政策

それでは、現在、なぜ脳死と尊厳死が推進されるのでしょうか。日本全体の経済政策との関係で見ていきたいと思います。

ひとつは、出て行くお金（医療費）を削減するということです。脳死者を治療していると、一日に十数万円の医療費がかかるといわれています。先ほどのお子さんのように、脳死者は最初の最も厳しい時期を克服すると、だんだん状態が安定して、長期脳死者として長く生きる場合も少なからず存在します。もしその人が一〇〇日間生きたら、十数万円の一〇〇倍の費用がかかります。アメリカでは、四歳の子どもの脳死者が成長して、大人になって、ヒゲも生え、脳死診断後二一年間も生きたケースもありますが、そこでは二一年分のお金がかかっているわけです。

日本の場合、その費用がどこから出ているかというと、基本的に本人負担が三割で、あとの七割は公的医療保険（国民健康保険、組合健康保険、協会健康保険）や公費負担（税金）です。冒頭で述べたように、経済的に逼迫している日本では医療費がどんどん削られています。どこを削るかというと、〝どうせ助からない人〟の治療費で、日本はこのやり方になかば成功しつつあります。

このやり方が次に向かうのは、尊厳死の対象の人々でしょう。冒頭で紹介した尊厳死法案で、尊厳死の対象者としてとりあえず挙げられているのは「末期状態の人」だけですが、もともとは「長期療養生活を送った高齢者」、「持続的植物患者」（植物状態が三カ月以上続いた人）などにも照準が合わさっていました。その人たちに注がれる治療費をカットして、出て行くお金を抑えようというわけです。その全体動向を一九九〇年代以降に絞って具体的に述べていきます。

まず、一九九六年から九七年にかけて、橋本龍太郎首相と小泉純一郎厚生相のときに、被保険者の診療費負担を一割から二割に引き上げます。それに加えて、従来であれば医院・病院で薬が出ると、その医院・病院に代金を支払っていましたが、二重負担にしました。つまり、いま私たちが病院に行くと処方箋を受け取って、薬局で薬をもらって薬代を払います。その場合、薬剤費は薬局で支払っているだけだと思っている人が少なくないでしょうが、じつは病院にも一定程度払っていて、二重払いになっているのです。さらに、高齢者の治療費の一定額が自己負担になっていきます。

また、慢性病（高血圧・糖尿病・脳血管障害・心臓病など）は、一九五〇年代から「成人病」と呼ばれてきましたが、九六年以後は「生活習慣病」と呼び換えられるようになります。〈歳をとっても、慢性病になる人とならない人がいる。それは生活習慣の問題だ。個人の生活の律し方による違いだ。要するに自己責任の問題だ〉という論理の暗示で、〈慢性病は自己責任病だ〉というイメージがだんだん広がっていきます。

二〇〇二年には、保険診療の自己負担が二割から三割へと、さらに上がります。また、内閣府に「BT戦略会議」が設置されました。これは後に述べますが、きわめて重要なものです。

二〇〇三年になると、「健康増進法」が施行されます。ちょうど二〇〇三年のゴールデンウィークに、あるシーンが盛んにおもしろおかしくマスメディアに出ました。健康増進法の第二十五条には、〈たばこの副流煙は周囲の非喫煙者の健康を害するから、公の場を管理する者はその措置を講じなければならない〉という主旨のことが書かれています。そこで東京都の品川区が、ついで千代田区が、路上喫煙を禁止して、それを知らないで歩きたばこをしていた人が区職員や警官から喫煙をたしなめられ、言い合い、揉み合いになっている、そういうシーンがテレビで多く流されたわけです。

しかし、私の考えでは、健康増進法でいちばん重要なのは第二条です。第二条では「国民の責務」として、こう謳《うた》われています。「国民は、健康な生活習慣の重要性に対する関心と理解を深め、生涯にわたって、自らの健康状態を自覚するとともに、健康の増進に努めなければならない」。つまり、〈健康は国民の義務〉だというわけです。もともと「日本国憲法」第二十五条は、「すべて国民は、健康で文化的な最低限度の生活を営む権利を有する」と定めて、国家が国民一人ひとりに健康な生活を保障するように義務づけています。ところが、健康増進法第二条では、健康は「国家の義務」から〈国民の義務〉へとひっくり返した——憲法違反の条項だと私は思います。そうなると、健康な生活なるものを送りたくても送れない一部の障害者や病者は、健康増進法からすると「非国民」になりかねないのです。

さらに二〇〇五年には、「障害者自立支援法」が成立します。これはとても難しい問題ですが、最も目立った点は、障害者が医療や福祉を受けた場合、個人的に支払わねばならない費用は、それまでは所得に応じた金額だったのが定率一割負担になったことです。あくまでもおしなべての話ですが、障害者の人々は所得があまり多くないのが実状だと思います。それゆえ従来は負担も少額で済んでいたのですが、それが自立支援法によって定率一割負担になったのです――実際には、自立支援法の施行を前にして障害者の自殺や心中が増えたため、当該条項の施行はいまだ見合わされているはずです。

このように医療・福祉がどんどん削られて、かなり決定的になったと思えるのが二〇〇六年です。まず厚生労働省が、介護入院を二〇一二年までに全廃する方針を出しました。病院に入院している人には、大きく分けると、けがや病気で入院している人と、家で介護することができなくて病院で介護を受けている人との、二種類があるのですが、後者の介護入院を二〇一二年までに全部なくすとしたのです。同時に、全国の入院ベッド数が二五万床だったのを、二〇一二年までに一五万床に削る――要するに一〇万人の患者が新たに病院に入院できないようにする――という方針を、厚労省が打ち出しました。

そして、これらと連動するかのように、日本救急医学会が同月（二〇〇六年二月）に、全国の指導医クラスに当たる救急救命医四〇〇〇人に、〈あなたの病院は、こういう患者が救急車で搬送されてきた場合、どこまで治療しますか？しませんか？〉というアンケート調査を実施します。そこに具体的に書かれている患者とは、①末期がん、②重度の大やけど、③脳死状態と診断された場合、④身寄りのない認知症のお年寄り、⑤不法就労していた外国人、です。私からすれば、きわめつけは、④身寄りのない認知症のお年寄りと、⑤不法就労していた外国人ですが、この五点に該当する人々を治療するかどうかというアンケートを、最も人命を重視すべき日本救急医学会がとったのです。

さすがに、「身寄りのない認知症のお年寄り」や「不法就労していた外国人」は外されましたが、日本救急医学会は二〇〇七年に、このアンケート結果に基づいて、「救急医療における終末期医療に関する提言（ガイドライン）」を作成し、脳死者など四種類の患者が搬送されてきても治療しなくてよいという方針を出しました。

私事ですが、二〇一三年三月の夜中に高齢の母親のぐあいが悪くなりました。熱が三八度ぐらいあって、朝からなにも食べていないし、飲んでもいない。ずっと眠り続けていて、耳元で大声で呼んでも肩をたたいても起きない。夜になり、翌朝まで待つのは脱水状態が進行するのでまずいと判断し、かかりつけ医に診てもらおうと思ったのですが、すでにそのクリニックは終わっている。そこで電話をかけて、通院歴・入院歴のある病院の救急外来に行こうとしましたが、ベッドが満床だという理由ですべて断られ、救急車にすがりました。救急車はすぐに来ました。しかし、なかなかスタートできない。どこの病院も診療はできるがベッドが空いていない、というのです。三〇分ほど経って、ようやく搬送先が見つかって、私が同乗して病院に向かいました。

病院に着いて、いくつかの検査を行なった結果、担当医の先生から「入院です。個室にしますか？それとも大部屋にしますか？」という質問が出ました。私が少々考えて、「こちらにしてください」と口を開こうとしたまさにその瞬間、横に何人か立っていた看護師のうちの年長者が、「先生、ベッドの空きはありません」と割り込みました。私はもとより、医師も「えっ⁉」と驚きの表情を見せました。そもそも救急車はベッドの空きがあることを確認して母親を搬送し、病院もベッドの空きがあるからこそ受け入れたのに、看護師が「ない」と翻したのです。「それはおかしいのではありませんか」と私が質すと、「ちょっと外へ」と言われて、外で一〇分ぐらい待たされて呼ばれました。そこで説明にならぬ説明と詫びが繰り返されましたが、要するに「家に帰るか、別の病院に転送するか、これしかない」ということでした。

しかし、もともと救急隊が三〇分間も探しても搬送先がなかなか見つからず、しかも病院に到着してから三時間も経っていて、夜中の一二時近くですから、転送先を見つけるのはたぶん余計に難しい。そこで医師と相談し、意を決して家に帰り、翌朝にかかりつけ医に連れて行きました。

幸い母は事なきを得たのですが、この件で私が強く感じたのは、当該の病院に着いたときも、救急隊が三〇分間電話か無線でやり取りしていたときも、私の家人が母親の通院歴のある病院に電話をかけたときも、すべて「認知症があるか」と尋ねられたことです。いったん受け入れてくれた病院も、認知症があってけっこう重いということが感じられたので、ベッドが空いているにもかかわらず、体《てい》よく追い返されたのだと思います。

最終的に、「身寄りのない認知症のお年寄り」は、日本救急医学会の「救急医療における終末期医療に関する提言（ガイドライン）」からは外れましたが、少なくとも東京都では、認知症の高齢者は入院できないのが実状になっているのではないかと思われます。

以上のような医療と福祉をめぐる流れに、「尊厳死」がぴったりと収まってきます。

まず二〇〇三年に、日本尊厳死協会が「尊厳死の立法化を求める請願書」と「尊厳死に関する法律要綱案」を、当時の坂口力厚生労働大臣に提出します。翌二〇〇四年には、超党派の議員からなる「尊厳死法制化を考える議員連盟」が結成され、この議員連盟が二〇〇五年の「尊厳死の法制化に関する要綱骨子案」などの作成を経て、二〇一二年に二つの尊厳死法案を公表し、近い将来、国会に上程しようとしているわけです。また、同じく二〇〇四年、厚労省が「終末期医療に関する調査等検討会」を設立し、「今後の終末期医療の在り方について」を作成しました。同年にはさらに、「死の権利世界連合」の世界大会が日本で開催され、尾辻秀久厚労大臣の挨拶文を岩尾總一郎厚労省医政局長が代読し、経団連の奥田碩会長が主賓挨拶を行ないます。ちなみに、岩尾氏は厚労省を退職後の二〇一二年から、日本尊厳死協会の理事長に就任しています。

さらに二〇〇六年には、富山県の射水《いみず》市民病院で二〇〇〇年から二〇〇五年にかけて、末期がんなどの高齢者の患者七名が人工呼吸器を外されて死なされていた事件が発覚し、マスメディアが大きく取り上げます。そのさい、マスメディアの多くは、尊厳死（安楽死）に関する法律ないしはガイドラインを策定すべきであると盛んに主張しました。そして、それを受けて、厚労省が翌二〇〇七年に、「終末期医療の決定プロセスに関するガイドライン」を公表し、また二〇〇八年には、日本医師会が延命治療の差し控えや中止にも言及した「医師の職業倫理指針（改訂版）」を作成します。このようなかたちで、尊厳死の問題がどんどん浮上してきたのです。

二〇〇八年には、「後期高齢者医療制度」もつくられました。そのなかでとくに注目すべきなのは、後期高齢者が入院して、〈私は延命治療をしません（あるいは、します）〉という書類（リヴィングウィル）を書いた場合、病院は一件につき二〇〇〇円の診療報酬を得られることが盛り込まれている点です――この点も批判が沸騰し、目下のところ執行猶予となっていますが。この後期高齢者医療制度と障害者自立支援法については、民主党内閣が発足したとき、長妻昭厚労相がそれらの廃止を明言しましたが、実現しませんでした。おそらくは、厚労省や財務省の大方針で、首相や厚労大臣が一人や二人代わっても、確固たる方針としてあるようです。

さらには、尊厳死の議論がとくに盛んになってきたここ一～二年で目立つのは、政府閣僚などによる過激な発言です。たとえば、二〇一二年二月には石原伸晃自民党幹事長が、胃瘻《いろう》（腹部に直接栄養液を入れる医療装置）の措置を見学し、胃瘻を造設した患者を「エイリアン」に喩える感想を公言しました――より着目すべきは、なぜ自民党幹事長が胃瘻措置を見学したのかです。また、二〇一三年一月には、麻生太郎副総理が尊厳死をめぐって暴言と言わざるをえない発言をしました。共同通信は次のように報じています。

麻生太郎副総理は21日午前の社会保障制度改革国民会議で、高齢者などの終末期医療に関し「いいかげん死にたいと思っても「生きられますから」なんて生かされたんじゃかなわない。しかも政府の金で（高額医療を）やってもらっていると思うと寝覚めが悪い。さっさと死ねるようにしてもらわないと」と述べた。発言について、麻生氏は午後「公の場で発言したことは適当でない面もあったと考える。当該部分については撤回する」とのコメントを発表。「一般論ではなく、個人的なことを言った。終末医療のあるべき姿について意見したのではない」と記者団に釈明した（「共同通信」二〇一三年一月二一日）。

また、二〇一三年一二月には、厚労省の中央社会医療保険協議会（中医協）が、患者の一度造設した胃瘻を取り外した場合、病院が受け取る診療報酬を増額する方針案を出しました。リヴィングウィルを書かせれば診療報酬を出すという方針は、社会的批判が大きかったため執行猶予にせざるをえなかったので、まず胃瘻に照準を合わせたのでしょう。二〇一三年には新聞で胃瘻のことがかなり報道されましたし、日本老年医学会が「「高齢者の終末期の医療およびケア」に関する日本老年医学会の「立場表明」２０１２」を公表し、重い障害をもった高齢者に対する胃瘻をかんばしくないとする見解を示しましたが、すべては一体となった動向だと思われます。(注3)

紙幅の制約で割愛しますが、以上のような医療と福祉をめぐる激流のなかに脳死の問題も位置づけられます。全体状況をひとことでいえば、〈いま日本は経済的に逼迫した状況になっています。老衰も障害も病気もあくまでも個人の責任です。国家的には経済的に厳しいので、それでも生きたい人は、どうぞご自分でお金をまかなって生きてください。それが無理な人は、尊厳死が用意されていますよ。どちらを選びますか〉ということです。このようにして、出て行く医療・福祉費を大幅に削減しようとしているわけです。

五　なぜ脳死と尊厳死は推進されるのかⅡ――人体の多角的利用

脳死・尊厳死と経済政策との関係で検討すべきもうひとつは、私たち人間の身体を使ってお金を回転させる、という動きです。

たとえば臓器移植というのは、脳死者の身体を利用するほんのひとつにすぎません。人間の身体のなかには、血液やホルモン、抗体など、貴重な微小成分があります。また、脳死状態の人にホルモン治療を施すと、長期にわたってそのまま生きていく可能性が高まります。そこで、長期脳死者をそうした貴重な身体成分をつくる製造工場として利用することができるわけです。あるいは、新薬を開発したさい、動物実験ののち試験的に人間に使いますが、大変なことが生じてしまうといけないので、〝生きている死体（脳死者）〟に投与して、プラス効果とマイナス効果を調べる。マイナス効果が多大に出たとしても、もともと脳死者を法的に死んだことにしておけば問題ない。あるいは、病原体を脳死者の身体に感染させて、ワクチンをつくってもらう。代理母に問題があるとすれば、脳死者は妊娠していれば自然分娩で出産することも可能なので、まさに「産む機械」として利用することもできる。このように、いくらでも脳死者の多角的利用ができていくわけです。

それを最も拡大したものとして、先ほど言及した「BT戦略会議」があります。BTというのはバイオテクノロジーの略です。二〇〇二年の小泉内閣のときにBT戦略会議が創設され、二〇一〇年には動植物や人間の身体を使ってどのくらい世界の市場でお金が回転するかということを検討して予測を出します。その予測すなわち「BT戦略大綱」は、二〇一〇年には人間の身体も含めて、年間二三〇兆円もの巨額が世界で動いていく、と試算しました。この市場は、アメリカが圧倒的にダントツで、二〇〇二年時点での日本の市場規模は一・二兆円でした。しかも、アジアではシンガポールがトップで、日本は韓国にも遅れかけている。そこで二〇一〇年には二五兆円までに引き上げて、少なくともアジアの覇者になる。そういうことを高らかに打ち上げたのがBT戦略大綱でした。

こうして、私たちの身体がどんどん〈ただのモノ、ただの医療資源、ただの金儲けの道具〉になっています。人間は、いろいろなものをさまざまなかたちで商品にしてきました。日本もことに戦後から、エネルギーや資源を確保して、種々商品化してきましたが、地球上で最後に商品化可能になっているのが人間を含めた生きものの身体なのです。いま、そこに向かって、とてつもない勢いで猛進しているわけで、それについて、日本移植学会の理事長（当時）もみずから次のように語っています。

長い人生を生き抜き、知恵や体験を積み重ねた高齢者、超高齢者が社会を支える柱の一本になり、賢明な社会の行動パターンが生まれるのが成熟社会です。〔…〕ではこのような社会を、「元気に生きて明るく死ねる社会」にするにはどうしたらいいのかについて考えてみましょう。実をいうとそのような社会を構築していくうえでは、脳死による臓器移植は避けて通れなかった課題だったのです。〔…〕「死後に自分の臓器を社会に提供します」ということを、もう一歩進めたら、それは有用な医薬品をつくるとか、医療用材料をつくるのにも「自分の組織や細胞を使っていい」という話に展開していくことになります。〔…〕脳死後の臓器提供を承諾された人は「自分の身体から離れたものはもはや自分のものではなく社会に帰属する」ことを認めてくれている。つまり合意されているわけで、いまはなばなしく離陸しようとしているバイオ産業も臓器移植が実現しないかぎりは無理だったのです。〔…〕バイオ産業については、通産省、農水省、科学技術庁、文部省、それに厚生省の五つの省庁の大臣が「二〇一〇年のバイオ産業を年間二十五兆円規模の基幹産業に育成する」という同意書を交わしています（野本亀久雄『臓器移植——生命重視型の社会の実現のために』ダイヤモンド社、一九九九年、一七五〜一七六頁）。

人体利用は、まさしく当時の日本移植学会の理事長だった野本亀久雄氏が公言するように、臓器移植と密接にからんで、急ピッチで突き進んでいるわけです。

おわりに

それでは最後に、今日の人体利用に類することを実行したと思しい、ナチスの映画の一部分をごらんいただきたいと思います。ナチスはユダヤ人を、最終的に六〇〇万人近くガス室に入れて、殺害しました。しかし、単にガス室に送っただけではなく、彼ら／彼女らの身体をさまざまに「有効活用」したのです。

ごらんいただくのは、「夜と霧」というフランス映画で、アラン・レネ監督が一九五五年に、「アウシュビッツ収容所」というポーランドにあったナチスのユダヤ人絶滅収容所にカメラを持ち込んで撮ったものです。撮影時点での話はカラー映像で、その一〇～一五年前にそこでどんなおぞましいことが行なわれたのかは白黒映像で、それぞれ描いています。全体は三五分間ほどの映画ですが、後半部分のうちの数分間を流します。

【ビデオ上映】

ハインリヒ・ヒムラー（ヒトラーの側近にしてアウシュビッツ収容所の最高責任者）が命令を下

し、大量のユダヤ人がアウシュビッツ収容所に輸送されるシーンから始まる。ユダヤ人は人間ではなく動物と見なされていたため、輸送手段は客車ではなく貨物列車である。シャワー室に見せかけたガス室内部の模様。コンクリートでできた天井には、無数の爪痕が。カメラに向かって目を見開いた女性の死骸。殺害直前の集合写真。大人も子どもも、男も女も、誰もが全裸にされている。夥《おびただ》しい死体を処理する釜が足りないため、野焼きだ。死体はすべてやせ細っている。そして、死体のさまざまな利用法が紹介され、その映像が映し出される。

ごらんのように、ナチスは六〇〇万人近いユダヤ人を単に殺しただけではありません。髪の毛から毛布や絨毯《じゅうたん》をつくりました。皮膚を芸術作品にして、さらに焼いた骨までリン酸肥料として畑に撒き、死体の搾りかすからは石鹸を製造しました。ありとあらゆるかたちで、人体を有効活用したのです。きわめつけの人間のリサイクルです。

これをよいことだと思う人は、まずいないでしょう。大半の人がおぞましいと戦慄するでしょう。しかしながら、現在、マスメディアは脳死者からの臓器提供をはじめとした人体の有効活用をヒューマニズムに満ちた美談として報道し、私たちもまた、それをそのように受け入れがちです。あるいは、ほとんど問題を感じないようになっています。これはおかしいのではないか？　そう思われてならないのです。現在の私たちからすると、「ナチスは異様なことをやっていた」となりますが、だとすれば、いまの私たちは将来の人々からすると異様なことをなしていたように見えるかもしれない。別の世界からすると、おぞましさの極みをひたすら遂行しているのかもしれない。私たちには、はたしてナチスを断罪する資格があるのでしょうか——実は私が最も危惧していることは、現在でもおぞましいことをおぞましいと感じる感性が私たちからどんどん薄らいでしまっており、将来的にまともな感性をもった人間がいなくなってしまうのではないか、ということです。

この問題の底辺に横たわっているのは、「経済的な発展」という大前提です。本章では述べられませんでしたが、ナチスはユダヤ人の大量殺戮の前に、知的障害者や精神障害者を一〇万人以上安楽死させました。そのさい、障害者にかかる福祉費や医療費の総額を示し、経済的に逼迫した状態にあってその出費を抑えるべきだ、とドイツ国民に訴えたのです。そして現在、「経済的な発展」という大前提があって、原発があり、原発の事故があった。その意味で、ライフサイエンス、脳死・尊厳死の問題と原発の問題は同じ土俵の上にあると思います。私たちが考えるべきは、その「犠牲」になってきたのは誰か?ということにほかなりません。

（注1）本書のゲラ校正を行なっている二〇一四年九月現在、「尊厳死法案」が国会に上程され可決成立する可能性がますます高まっている。この状況の詳細に関しては、山口研一郎氏による第6章の八「脳死・臓器移植、安楽死・尊厳死において進められる「犠牲のシステム」」をごらんいただきたい。

（注2）あわせて、小松美彦「戦後日本の科学技術政策と批判勢力の様態——バイオエシックスの導入とは何か」（『情況　思想理論編』第三号、二〇一三年、一四～四二頁）を参照されたい。この小論は、一九四五年の敗

戦から八〇年代までの日本の科学技術政策とそれに対する批判勢力の対応を検討した上で、バイオエシックス（生命倫理）の導入の意味を考察したものである。

（注３）高齢者医療一般と胃瘻の造設については、石心会理事長・石井暎禧《えいき》氏に対する筆者のインタビュー、「医療批判としての地域医療――新自由主義的医療政策の時代に」（『現代思想』第四二巻第一三号、二〇一四年、六八～八九頁）を参照されたい。

第4章

人体部品資源化・商品化のいま

天笠　啓祐

はじめに

人体部品商品化の歴史と現在を述べます。キイワードは、知的所有権です。知的所有権をめぐっては、いま、強化の動きが見られます。それを象徴するのがＴＰＰ（環太平洋経済連携協定）です。この協定の協議は、先行きが不透明なまま、米国主導で推移しています。政府は市民には何も知らせず、そのため私たちは、いったい何が議論されているかもわかりません。そのため私たちは、これまで米国政府通商代表部が毎年、日本政府などに突き付けている要求項目や、韓米ＦＴＡ（自由貿易協定）で決まったことなどを通して、何が進んでいるかを推測するしかありません。それを踏まえてもＴＰＰ交渉で米国政府が強く推し進めている重要課題の一つが、知的所有権の強化だといえます。それは米国経済が、知的所有権への依存が強まったことに起因します。知的所有権の柱が特許であり、コンピュータ技術の発達に伴って、もうひとつの柱になってきたのが著作権です。

現在、マスコミなどは知的所有権とは言わず、「知的財産権」といい、略して「知財」などというようになり、経済性を重んじた表現で統一するようになりました。この変化は、米国が知的所有権を経済戦略の柱に据えて以降です。米国経済は、この知的所有権への依存度が大きく、そのような経済を「知的経済」といいます。もちろん日本も、いまや企業戦略の中で知的所有権は大きな位置を占めていますが、基本特許を大量に押さえている米国との関係でいえば、圧倒的に米国が有利な位置にあることは間違いありません。

知的所有権の強化の動きは、一九八〇年代に米国政府が知的所有権戦略を打ち出したところに端を発します。一九九五年にＷＴＯ（世界貿易機関）が設立され、その前年にはそれに向けてＴＲＩＰｓ（知的所有権に関する）協定が締結され、強化のスピードは加速されました。

特許制度がなぜ貿易で問題になるかというと、属地主義と呼ばれる各国ごとに認可される仕組みがとられているからです。各国ごとに制度が異なるため、それぞれの国に申請して承認されなければいけません。また、各国ごとに制度に差があるため貿易促進の妨げになるということで、国際的な統一化と「国際特許」という考え方が取り入れられるようになりました。現在、各国はＴＲＩＰｓ（知的所有権）協定に基づいて特許制度を再編しましたので、世界共通化が進んだといえます。

一　生命特許が成立する

この特許の問題に、大きな問題を投げかけてきたのが生命特許であり、人体部品資源化・商業化の要もこの生命特許にあります。従来、遺伝子や生命が特許になることはありえませんでした。それは、生命が工業製品ではないという、ごく当たり前の考えからきています。それを大きく変えたのが、米国での生命特許の成立でした。一九八〇年六月一六日、米国連邦最高裁判所は、ゼネラル・エレクトリック社が開発した重油の分解能力を高めた細菌を特許として認める判決を下しました。初めて生命特許が成立した瞬間です（「チャクラバーティ事件」）。

さらに一九八五年九月一八日、米特許庁が植物にも特許を認める判断を下しました。これは「ヒバード事件」と呼ばれており、モレキュラー・ジェネティクス社が開発したトリプトファンを多く含ませたトウモロコシそのものや、その組織培養物が特許として認められました。それまで植物の新品種は、植物新品種保護制度で守られていましたが、大変緩やかな保護制度だったため、より厳しい特許制度での保護を求め、認められました。

さらにその後、一九八八年四月には、初めて動物特許が成立しました。ハーバード大学が開発したがんになりやすいように遺伝子を組み換えたマウス、「ハーバード・マウス」が特許になったのです。このマウスは、米デュポン社が資金を提供し、商業化権を得ていたことから、「デュポン・マウス」とも呼ばれています。こうして米国では生命特許が当たり前になったのです。しかし、その段階では他の国では、どこにも生命特許はありませんでした。

この生命特許が後押しとなり、米国では特許化の範囲が拡大していくことになります。その背景には米国の独特の特許制度があります。ほとんどの国が特許を「工業製品の発明品」に限定しており、実際に発明品がなければ特許として権利が認められません。しかし米国では「数式」などの考え方も特許になったり、設計の段階でも特許になったりします。そのため、いまやＤＮＡ鑑定などに欠かせない遺伝子の増幅機械であるＰＣＲ法に関しても、その考え方が特許になっており、さらに実際の機械にも特許権が付与されています。そのほかにもトヨタ生産方式のようなビジネスモデルにも特許権が与えられるなど、実に幅広く権利をもたらす仕組みになっています。当時、このような考え方をとっている国は米国以外にはありませんでした。その米国だからこそ、生命特許が認められたといえます。

二　知的所有権戦略始まる

その米国で、さらに特許の世界を変えたのが、米国レーガン政権が採用した知的所有権戦略でした。一九八〇年代に入り、ＥＵや日本などの台頭によって、米国経済が競争力を失い始めていました。その巻き返しのためにとられたのが、ハイテク戦略でした。一九八一年にレーガン大統領が誕生すると、すぐにSDI（戦略防衛構想）が打ち出されます。日本では「スターウォーズ計画」とも呼ばれていました。戦争を宇宙規模にまで広げた壮大な計画でした。その大きな狙いの一つが、ハイテク開発とそれを特許化して独占することにありました。こうしてハイテク化と特許戦略が一体化して、米国経済再生の柱に据えられたのです。そのハイテク化の柱となったのが生命特許でした。

一九八七年、レーガン大統領は年頭に発表される一般教書で、知的所有権戦略のいっそうの強化を打ち出します。それを受けて一九八八年八月には包括貿易法が発効します。そのなかに知的所有権が不備な国への制裁措置が盛り込まれます。それが「スペシャル三〇一条」と呼ばれるものです。この包括貿易法では「スーパー三〇一条」が注目されました。これは不公正貿易を慣行としている国に対して制裁措置をとれるというものです。その知的所有権版が「スペシャル三〇一条」です。知的所有権が不備な国に対して制裁措置がとれるというものです。その調査・制裁の権限を持つ機関が、米国通商代表部です。この時から今日まで、日本も含めて各国政府は、米国通商代表部の動きに一喜一憂することになりました。通商代表部はこれ以降、毎年、各国政府に対して、貿易障壁について要求を繰り返してきました。

この包括貿易法によって、関税法三三七条が改正されます。この改正によって、米国企業による提訴が簡略化され、差し止めの仮処分決定までの期間が、それまで半年以上かかっていたのが、原則九〇日まで短縮されたのです。こうして、米国経済の知的所有権依存度が強まり、知的経済への傾斜を強めたのです。

三　遺伝子特許の威力

知的所有権戦略の柱の一つとなったのが、生命特許です。これには米国の食糧戦略が深くかかわることになります。遺伝子組み換え作物の登場です。

遺伝子組み換え作物は、いま特許によりモンサント社などの開発者の権利が保護されています。そのことが、種子独占をもたらし、種子支配を通した食糧支配をもたらしたのです。二〇〇九年現在、遺伝子組み換え作物を開発している多国籍企業三社が、世界で販売される種子の売上高でベスト三を占め、その市場占有率は五三％に達しています。世界で作付される食糧の半分以上が、わずか三社によって占められ、その割合は年々増加しているのです。

第一位のモンサント（米国）の売り上げは七二億九七〇〇万ドルで市場占有率は二七％です。第二位のデュポン（米国）の売り上げは四六億四一〇〇万ドルで市場占有率は一七％です。第三位のシンジェンタ（スイス）の売り上げは二五億六四〇〇万ドルで市場占有率は九％です（出典ETC Group）。

このように多国籍企業が種子を支配し、食料を支配するための知的所有権強化であることが如実に示されたのです。それを後押ししているのが、米国政府が多国籍企業と組んで進めている食糧戦略であり、その資金源となっているのがマイクロソフト社の巨額の儲けを基盤に作られたビル&メリンダ・ゲイツ財団（以降、ビル・ゲイツ財団と略す）です。

二〇〇〇年代に入ると、米国政府、モンサント社、ビル・ゲイツ財団の三者が共同して、遺伝子組み換え作物を世界に売り込む戦略が展開されています。ビル・ゲイツ財団が二〇一一年一〇月に新しい報告書を発表しました。それによると、二〇〇五〜二〇一一年にかけて拠出した助成金の四〇％以上が遺伝子組み換え作物に割り当てられたことが示されました。ビル・ゲイツ財団はまた、二〇一〇年にはモンサント社の株を五〇万株購入しており、同社と一体で売り込みを進める態勢が強化されています。

この作物が特許になり、しかも細胞や花粉までもがその権利の範囲内に含まれることから、さまざまな問題が起きてきました。その代表が「シュマイザー事件」です。

事件は、シュマイザーさんの畑の周囲に遺伝子組み換えナタネが広がり、起きました。シュマイザーさんの一家は代々、ナタネの自家採種を行ない、翌年に撒く種子にしてきました。しかし、周囲からの汚染の拡大がシュマイザーさんの畑にまで及び、その自家採種した種子にまで及びました。モンサント社の調査がシュマイザーさんの畑にやってきて、その畑に自社の遺伝子組み換えナタネが作付されているとして、彼を訴えたのです。裁判は、特許侵害を争うものでした。一審、二審ともに、原因はともあれ、シュマイザーさんの畑にモンサント社の遺伝子組み換えナタネがある以上、特許侵害に当たるとして、シュマイザーさんは敗訴したのです。二〇〇四年五月二一日に最高裁判決が下され、結局、特許侵害に関して覆ることはありませんでした。

この事件をはじめとして、米国やカナダでは、農家や種子業者がモンサント社から訴えられる事件が相次いで起きています。最近でも、二〇一三年五月一三日米国連邦最高裁判所が、農家がモンサント社の特許を侵害したかどうかをめぐり、モンサントの訴えを認める判決を下していまず。インディアナ州の農家ヴァーノン・ボウマンさんが穀物倉庫会社から購入した大豆種子を播いて栽培し、その種子にモンサントが特許を保有する除草剤耐性大豆が混じっていたため、これを栽培・収穫したのはモンサントの特許の侵害にあたるとして、同社がボウマンさんを訴えていた裁判です。ボウマンさん側は、この種子は穀物倉庫から合法的に購入したものであり、モンサントの特許権は及ばない、と主張しました。最高裁判所は判決の中で、特許対象となっているモンサントの種子を栽培・収穫することで、モンサントの特許技術のコピーを作ったことになるため、特許権は及ぶ、とモンサント側の主張を認める判決を下したのです。

遺伝子特許をめぐる判決は、このようにモンサント社の特許権を後押しする形となりました。さらに農家の農業を行なう権利が危うくなる事態が拡大することが懸念されます。

四　人間の遺伝子も特許に

以上は、作物の話ですが、特許を抑えることが企業にとっていかにメリットがあるかということ、いま米国政府は特許を戦略の中心に掲げていることがお分かりいただけたと思います。

米国政府・多国籍企業が、生命特許に次いでターゲットにしたのが遺伝子特許でした。一九九一年に米国政府は国家バイオテクノロジー戦略を打ち出します。同年二月に大統領競争力諮問会議が報告書をまとめます。その中で遺伝子特許を戦略として掲げたのです。その最大のターゲットが、「ヒトゲノム解析計画」でした。人間の全遺伝子を解読しようという、当時としては途方もない壮大な計画でした。

その年の六月二〇日、米NIH（国立衛生研究所）のクレイグ・ベンターが初めて遺伝子特許を申請しました。これは当時としては無謀な申請でした。まだこの頃は、遺伝子を特許として認めるという考え方はありませんでした。遺伝子は自然のままに存在するものであり、特許にならないというのが常識だったからです。

その後、クレイグ・ベンターは、セレーラ・ゲノミクス社を設立して、ヒトゲノム解析を猛スピードで行なうと宣言、実際それを実行し、世界中を「アッ！」といわせました。二〇〇〇年六月二六日、ホワイトハウスで開かれた「ヒトゲノム解析終了記念の式典」に、クリントン大統領（当時）と並び、祝った人物でもあります。

さらに二〇一〇年五月二一日、突然、このクレイグ・ベンターが率いる研究所が合成生命を作成したというニュースが世界中を驚かせました。これまで生命体は、自然に存在するものであり、人間が作り出せるものではありませんでした。合成した生命体は細菌という小さな生命体ではありましたが、人間が初めて誕生させた生命でした。「人間が神に限りなく近づいた瞬間」といえるかもしれません。実際に誕生した合成生命はまだ初歩の段階であり、問題はこれからだといえそうです。

話を元に戻します。クレイグ・ベンターは、遺伝子特許を初めて申請しました。しかし、一九九一年の時点では、さすがのＮＩＨもこの申請を自主的に取り下げました。その後、生命特許が当たり前になるとともに、遺伝子も特許にすべきだという考え方が力を得ていきます。そして一九九八年、ついに米国のベンチャー企業、インサイト・ファーマシューティカルズ社が、遺伝子特許を取得しました。これが自然界にある遺伝子を特許にした最初のケースでした。このキナーゼという、人間の代謝に欠かせない酵素の遺伝子の断片を特許と認めたケースです。この場合、遺伝子の読み始め、読み終りも含めて、遺伝子の働きがはっきり解明されたものではありませんでした。

これはキナーゼをつくり出すＤＮＡから、ｃＤＮＡをつくり出し、その断片を集めたものです。ｃＤＮＡとは、次のようなものです。ＤＮＡに乗っている情報の中で、働いている部分を遺伝子といいます。ＤＮＡには働いていない部分が多く、働いている部分はとびとびにあります。ＤＮＡの情報が、ＲＮＡに転写されます。その際、その働いていない部分はそぎ落とされます。そのＲＮＡから逆転写して作り出すのがｃＤＮＡです。このようにして、キナーゼをつくり出す遺伝子の情報が得られます。そのｃＤＮＡの断片を集めたものをＥＳＴといい、そのため正確には、

EST特許はcDNA断片の集積を特許として認めたのです。

はたして、このようなものが特許になるのか。一九九八年一一月には、このことを話し合うために、日米欧三極特許庁長官会議が開催され、特許になることが確認されました。こうして遺伝子もまた特許の対象になったのです。こうして、日本もEUもそれまでの姿勢を転換させて、遺伝子特許取得に向けて動き出すのです。日本政府が、米国が先行して進めた国家バイオテクノロジー戦略を打ち出したのは一九九九年のことでした。日本でもゲノム解析に多額の予算が投じられるようになったのです。

さらには特許問題で先進国間に矛盾が生じないように、一九九九年から主要先進国特許庁長官非公式会議（特許G7）が始まりました。二〇〇〇年五月に開かれた第二回会議で、ビジネスモデル特許などと並んで、遺伝子特許問題が討議されました。どこまで特許にするのか、ここでもはっきりした線引きはなく、解釈は多様です。米国で特許として認めたEST特許は、日欧ではいまだに特許化に消極的です。

しかし、この一連の動きが、結果的に遺伝子特許容認の動きを加速させました。結局、米国の論理が、世界の論理になっただけでなく、その後の動きも、途上国を排除した一部先進国による取り決めで推移していくことになります。

産業化の中で、生命や遺伝子は、経済的な価値だけが優先される時代に入ってしまいました。一度失うと二度と戻ることがない、かけがえのない生命がもつ固有の論理は、経済優先の中で、消失してしまったのです。

この生命特許、遺伝子特許が、バイオテクノロジーの研究・開発に弾みをつけました。技術の独占を可能にし、将来の金儲けの手段をもたらしたからです。その結果、さまざまな問題が生じていくのです。とくに人間の臓器や細胞、遺伝子までもが特許になったことで、企業による人体支配が進んだことがあげられます。

五　ジョン・ムーア事件起きる

人体特許という考え方を、一般化した事件が、「ジョン・ムーア事件」だといえます。この事件について見ていきましょう。

ジョン・ムーアは、ワシントン州シアトルに住み、アラスカで商売を行なっている人物でした。その彼が、毛様白血病という極めて珍しいがんにかかっていることを知り、カリフォルニア大学ロサンゼルス校医療センターに入院しました。担当の医師は、病気で肥大化した脾臓の切除を勧告しました。ムーアも、それに同意し、手術が行なわれました。

切除された脾臓は、がんと闘う白血球を増殖する因子を生産する能力に長けていると考えられました。そのため研究者は、切除された脾臓を用いて研究を重ね、がんと闘う力をもたらす因子をつくり出すことに成功しました。

ムーアは、手術後もシアトルから同大学医療センターに通うことが求められました。後でわかったことですが、その理由の一つが、その因子をつくり出す細胞株を確実にするためだったようです。ムーアはそのことを知りませんでした。カリフォルニア大学は、一九八一年一月三〇日に、この細胞株の特許申請を行ない、一九八四年三月に認められました。この細胞株の価値は、三〇億ドル以上と見られています。

ムーアは、そのことを知り、利益の配分を求めてカリフォルニア州連邦地裁に訴えたのです。しかし、そこではムーアは敗訴したため、彼は控訴しました。

この裁判の中身は複雑です。研究者がムーアからかってに細胞株を取得したことは、バイオパイラシー（生物学的海賊行為）に当たります。それ自体問題ですが、ムーアの所有権を認めれば、細胞株自体に所有権が生じ、売買可能な商品として扱うことが認められてしまいます。細胞だけでなく、臓器や組織にもその範囲は及ぶことになります。すなわち人体部品商品化に道を開くことになります。

一九八八年七月、カリフォルニア州控訴裁判所は、下級審の判決を覆した上で、ムーアに細胞株の共同所有権があるとしたのです。もともとの細胞の所有者が、その権利を売ることも認めました。また、カリフォルニア大学が細胞株を特許にしたことについても問題ないとしました。人体部品商品化に道を開いたのです。

カリフォルニア大学の研究者にとっては、問題となる判決でした。というのは企業や大学、研究者にとって、提供者が所有権を持つとなると、患者が共同所有者として押し寄せてくる事態が想定されたからです。そのことは研究・開発の大きな支障になると思ったからです。ただちに大学は控訴しました。カリフォルニア州最高裁は控訴審の判決を覆し、ムーアの共同所有権を否定しました。この判決に研究者は安堵しました。

問題は、この判決によって人体部品資源化・商品化は否定されたのかという点にありました。最大のテーマは、特許権の有効性にありました。これについて弁護士でありジャーナリストのA・キンブレルは次のように述べています。

この判決には、チャクラバーティ事件において最高裁判決が冒した過ちと問題点を緩和するものは何も含まれていない。ムーア事件において最高裁は確かに、患者が自分の組織を売る権利を否定し、ヒトの細胞や組織を医療産業の現場で単なる商品として取り扱うべきではないと述べている。しかしチャクラバーティ判決に従えば、特許権を保持したものが患者の細胞、組織、遺伝子などの売買と利用に関して、政府お墨つきの独占権を得ることになる。今回の最高裁判決はこの考え方に何も反対していない。むしろムーア判決は、ムーア自身に自分の人体組織の所有権はなく、カリフォルニア大学に所有権があると判断したことでチャクラバーティ判決を補強したことになった。

またA・キンブレルは、多数意見に反対を述べた最高裁判所判事ブロサールの意見を引用しています。それによると以下のとおりです。

多数意見は原告の訴訟理由を否定したが、このことは、人体組織を研究もしくは商業目的に売買することを禁じたことにはならない。また、原告の病因となった細胞が、たまたまもたらした価値を利用して、特定の個人や企業が経済的利益を得ることを禁じたことにもならない。多数意見は、この生物試料が市場でどのように扱われるかということを無視して、単に、細胞の提供者である原告が細胞のもたらす利益を得ることを禁止しただけであり、被告が原告から細胞を不当な方法で入手、保有し、何ら制限を受けることのないことを悪用して大儲けをしたことを追認したのである。（アンドリュー・キンブレル著、福岡伸一訳『ヒューマンボディショップ――臓器売買と生命操作の裏側』化学同人、一九九五年）

この判決がきっかけとなり、人体部品資源化・商業化が、大手を振って進むことになるのです。

六　乳がんの遺伝子特許をめぐる見解

最近では、新たな遺伝子特許・生命特許の解釈をめぐり見解が示されました。その一つが、米国での乳がんの遺伝子特許をめぐる最高裁判決です。二〇一三年六月一三日、米国連邦最高裁は、遺伝子特許について、自然のままに存在する遺伝子を特許にすることは認められない、という判決を下しました。遺伝性の乳がんや卵巣がんの遺伝子をめぐって起こされた裁判でのことです。対象となったのはミリアド・ジェネティックス社が特許を取得した「ＢＲＣＡ１」と「ＢＲＣＡ２」という乳がん・卵巣がんにかかわる遺伝子です。

いま遺伝子を検査することで、将来、乳がんや卵巣がんになりやすいことが分かるため、遺伝子診断が普及してきました。最近でも、女優のアンジェリーナ・ジョリーさんが将来、乳がんになる可能性が高いとして、予防的に乳房を切除する手術を受け、話題になりました。彼女の持つ遺伝子も、この「ＢＲＣＡ１」でした。彼女が乳がんになる可能性は八七％で、卵巣がんになる割合は五〇％だといわれたそうです。その高いリスクを避けるために予防的に乳房を切除したのです。

ミリアド・ジェネティックス社が、この「ＢＲＣＡ１」と「ＢＲＣＡ２」で特許を取得したのは、一九九八年のことでした。遺伝子特許取得が相次いだ時期です。この乳がん・卵巣がんの遺伝子を発見したのは、米国ユタ大学の研究者マーク・スコルニックでした。そのマーク・スコルニックが設立したのが、ミリアド・ジェネティックス社でした。

マイケル・ウォルドホルツ著『がん遺伝子を追う』（大平裕司訳、朝日新聞社、二〇〇二年）は、がん遺伝子を見つけだす競争に明け暮れる科学者と、遺伝子診断が「がん家系」の人たちを襲う悲劇を描いています。この乳がん・卵巣がんの遺伝子をめぐって二人の科学者が激しい暗闘を繰り広げるのです。ライバルに打ち勝つための武器は、がんの家系データをどれだけ集めるかにありました。マーク・スコルニックは、大量に集めたモルモン教徒の家系データを武器に解析を進めていったのです。

がん遺伝子を見つけるために、がん家系の人たちの調査や、細胞の奪い合いが起きます。珍しいがん細胞になればなるほど研究者にとっては垂涎の対象になります。このような形で、市民のプライバシーが侵害され、やがて病気の遺伝子を持つ人たちへの就職差別や保険加入での差別が顕在化していくのです。

ミリアド・ジェネティックス社は、その遺伝子を用いた診断法など、遺伝子周辺の特許を広げ、遺伝子検査を行なう際に多額の特許権使用料を求めるようになりました。

特許とは本来、工業製品の発明品に対して与えられる権利です。その特許の考え方から言って、自然に存在する遺伝子を特許にすることはおかしい、しかも検査のたびに特許権を持つ企業に高額の特許料を支払うことになり、問題視されてきました。こうして裁判が起こされたのです。

二〇一〇年三月、ニューヨーク南地区連邦地裁は、特許無効の判決を下しました。ミリアド・ジェネティックス社は直ちに控訴しました。二〇一一年七月、連邦巡回控訴裁判所は、逆転、特許を認めました。そして二〇一二年三月、連邦最高裁は裁判のやり直しを命じ、こうして連邦巡回控訴裁判所での判決を経て、二〇一三年六月に連邦最高裁で「特許無効」の最終判断が下されたのです。

最高裁の判断は、「自然のままに存在する状態のものは、どんなものでも特許にならないが、人間が手を加えたものは特許になる」というものでした。分かりやすく言うと、DNAを解析しただけでは、それがどんなに珍しかったり、まれなものでも特許にならないが、そのDNAからcDNAをつくり出した場合は、それは自然のままではないので、特許になるというものでした。cDNAとは、すでに述べましたように、RNAから逆転写してつくり出すDNAのことです。

ミリアド・ジェネティックス社はこの判決について、乳がんや卵巣がんに関する遺伝子検査に関しては、そのほかに二四もの特許で守られているので影響を受けない、と述べました。現在、自然なままの状態だけで特許を申請しているケースはほとんどなく、多くの場合、cDNAでの特許申請もしているため、この判決で影響を受けることはほとんどなくなっています。

この判決で焦点になったのは、遺伝子特許の範囲をどこまで認めるかでした。今回の判決は、自然に存在する遺伝子は特許にならないという、ごくまともな判決ですが、同時に、組み換え遺伝子のような人工の遺伝子に関しては特許権を認め、お墨付きを与えた形となりました。

七　治療や診断方法まで特許に

さらに新しい問題として提起されたのが、「デザイナー・ベイビー」をつくり出す手法が特許になったことです。これは治療や診断方法の特許化にあたり、特許の対象の拡大をも意味します。具体的には次のような技術が特許として認められました。

この技術を開発したのは米国の「23andMe」という名の企業です。グーグルの共同創立者サーゲイ・ブリンと別居中の妻のアン・ウォジッキが創立したベンチャー企業です。その手法は、まず提供者の卵子や精子の遺伝情報をデータベースに入力しておきます。子どもが欲しい人がいたとすると、その人の遺伝情報を入力します。するとコンピュータが、望んだ形質の現れる人の精子や卵子を選択するというものです。その選ばれた精子や卵子を用い、体外受精・借り腹を用いれば、望んだ赤ちゃんがいとも簡単に手に入るということになります。

情報提供は「青い目になる確率は二五％」というように、確率で示されます。もちろん夫婦間で情報を入力しても、生まれてくる子どもの形質も提供されるため、赤ちゃんをつくることを辞めるケースも出てくるかもしれません。「病気になる確率」「アレルギーになる確率」も何パーセントという形で提供されます。そのため、夫婦間で子どもをつくることを避け、あらかじめその確率の低い人との組み合わせを選択することもできます。

将来的には運動能力や背が高い低いといった情報まで提供されるようになるかもしれません。出生前診断も、行き着くところまで来たということができそうです。

八　iPS細胞について

人体部品資源化・商業化で最前線にあるのがiPS細胞です。京都大学の山中伸弥教授がノーベル賞を受賞したことで、iPS細胞がにわかに注目されることになりました。iPS細胞とは、人工多能性幹細胞（induced pluripotent stem cell）のことです。テレビ・新聞をはじめ、ほとんどのジャーナリズムがこの受賞を絶賛していますが、そこにはノーベル賞という魔物の正体と、生命操作の問題点が見えてきます。

科学はいま、企業化・商品化を基本としており、基礎科学は軽視、あるいは無視されています。さらにそれに拍車をかけているのが、御用学者の集団の存在です。東京電力福島第一原発事故で「原子力村」の存在があらわとなりましたが、それはiPS細胞や遺伝子組み換え食品などを開発しているバイオテクノロジーの世界でも同様です。そこには「バイオ村」ともいえる、政府の審議会を占拠し、企業と癒着した研究者が存在しており、独立して研究している人はごくまれです。それは日本国内だけでなく、世界的な傾向でもあります。ノーベル賞の科学部門は、その御用学者の中から選ばれつづけてきました。

これまでバイオテクノロジーは、企業化・商品化という点でいうと、あまり成果を上げているとは言えません。その中でiPS細胞は希望の星として登場したのです。このiPS細胞が期待されている分野が、医薬品開発や、再生医療と呼ばれる臓器や組織といった人体の部品をつくり出す道です。再生医療とは、損傷を起こした皮膚などを再生させる医療のことです。これは臓器移植に新たな問題を投げかけることになります。

iPS細胞が開発される前にES細胞（Embryonic stem cell）が開発されました。この細胞は、マスコミなどでは「万能細胞」と名づけられた胚性幹細胞のことです。このES細胞は、受精卵を壊さないとできないなど、人間への応用において倫理的な問題も抱えていました。また、韓国で起きた黄禹錫《ファンウソク》事件が、影を落とすことになりました。韓国の英雄的科学者である黄禹錫が、人間の体細胞クローン胚からES細胞を樹立したと発表し、世界中が驚き、称賛しましたが、それが偽りだったという事件です。今回、理化学研究所で起きたSTAP細胞事件と似た事件でした。

この場合、事件そのものというより、きわめて恵まれた条件で体細胞クローン胚からES細胞を作り出すのに成功したということだったのですが、それが嘘だったことの衝撃です。体細胞からES細胞を作ることのむずかしさを示したといえます。これにより研究は、ES細胞からiPS細胞へと向かうのです。

iPS細胞は、体細胞の中の幹細胞からES細胞に似た細胞づくりとして進められました。そして誕生したものです。iPS細胞は、ES細胞と似た細胞ですが、受精卵から作り出されたわけではないため、あらゆる組織や臓器に分化させるには、手数が必要でした。その手数とは、どのようにして体細胞の幹細胞にES細胞並の能力を持たせるか、でした。研究者たちは、競ってＥＳ細胞と同様の能力を持つｉＰＳ細胞作りに取り組み、最初に開発したのが山中教授でした。その方法は、ゲノム解析でＥＳ細胞と体性幹細胞で遺伝子の異なる部分を探し、四つの遺伝子に絞り込み、それを組み換えて作り出したのです。その後、遺伝子の数を減らしたり、化学物質を用いるなど、さまざまなｉＰＳ細胞が開発されてきました。このｉＰＳ細胞は、受精卵を壊して作るわけではないため、倫理的問題は無くなったとして開発に歯止めがかからなくなり、競争が激化したのです。

その後ｉＰＳ細胞から、さまざまな臓器や組織を作る試みが進んでいます。その一つの事例が、慶応大学教授・岡野栄之らの研究チームが行なっている、神経幹細胞を用いる実験です。脊椎損傷を起こさせたマウスに、ｉＰＳ細胞から作り出した神経幹細胞を五〇万細胞導入したところ、マウスの後ろ足が動くようになったというものです。理研の高橋政代研究チームが行なった実験は、加齢黄斑変性の治療にｉＰＳ細胞から作り出した網膜色素上皮細胞を移植するというものです。また東大医科学研究所教授の中内啓光らの研究チームが取り組んだのが、膵臓ができないマウスにキメラ技術を用いて、ラットのＥＳ細胞を導入したところ、マウスに膵臓ができたというものです。このｉＰＳ細胞技術を応用して、米国ソーク研究所は、マウスで人間の膵臓を作り出しています。前出の岡野栄之らの研究チームはまた、精子の基となる細胞を作り出しました。その精子を受精させることで、機能が正常か否かを確認したい、という研究者の声が大きくなっています。もしその受精から、生命が誕生すれば「人工人間」となります。生命を扱う科学者の世界は、いったん歯止めを失ったため、より危うい世界へと入り込んできています。

ｉＰＳ細胞の開発はまた、安全性もおざなりになってきました。もし臓器製造目的に用いたとしても、遺伝子組み換えに用いるベクターに、主にレトロウイルス（マウス白血病ウイルス）が用いられていいます。無害化しているといわれていますが、一〇〇万回に一回程度突然変異を起こし、有害性を取り戻すことが確認されており、同ウイルスを用いた遺伝子治療で白血病になったケースもあります。

しかも、この細胞は無限に増殖する能力を持っています。細胞分裂で減少するＤＮＡの中のテロメアと呼ばれる部分が、がん細胞同様、細胞分裂を行なう際に減少しません。このように増殖能力は発がん性と紙一重とみられているため、臓器移植の後にがん化する恐れも指摘されています。

さらに、ｉＰＳ細胞自体、あらゆる臓器や組織に分化する前の未分化の細胞であることから、その未分化な状態が残ると、一歩間違えると人間としての体の機能を奪う可能性があります。また、自らの体細胞を用いて作り出したｉＰＳ細胞を用いて、臓器や組織を作り出しても、遺伝子組み換えを行なうため、異物として認識し、拒絶反応が起きることも明らかになっています。倫理面や安全性よりも、企業化・商品化が優先されているのが、今の科学の世界です。その典型的なケースを、このｉＰＳ細胞に見ることができます。

再生医療という名の下で、人体部品工場づくりの流れは、止まることがありませんし、特許取得合戦の最前線にもなっています。ノーベル賞受賞は、ただでさえ歯止めが失われている生命操作を、さらに加速する可能性が大きいといえます。現代社会で最も価値が置かれているのが、経済です。歯止めの方法として、「生命倫理」が語られます。しかし、倫理はおカネの前にいつも無力です。一定の線引きは引かれるものの、やがてその線はずるずると後退してきました。政治倫理もしかり、インターネットでの情報倫理もしかり、生命倫理も同様です。

それに加えて、研究者の好奇心は止めることができません。さらにそれに追い打ちをかけているのが、民営化の嵐です。日本では公的研究所の独立法人化が進み、成果主義が求められるようになりました。その成果の基準となったのが論文数と特許数です。そのノルマを達成するため「無謀」な研究が増えました。ＳＴＡＰ細胞事件も、この延長線上で考えるべきです。このままではｉＰＳ細胞を軸に、野放しに近い生命操作社会が現出しそうです。

九　グローバル化が促進する知的所有権強化

グローバリズムがさらに生命操作社会を促進し、人体部品の資源化・商品化を加速しそうです。多国籍企業にとって、知的所有権は他企業を排除でき、さらに巨大化を推し進めるための武器になっています。すでに述べてきたように、何でも特許にしてしまう時代がやってきて、知的経済が闊歩《かっぽ》していますが、米国政府は、知的所有権に関してはさらに強化拡大を図ろうとしています。

米国の特許制度が世界の標準になり、適用範囲が拡大に次ぐ拡大を遂げてきましたが、それが前提になったうえで、さらに問題が上乗せされようとしています。

その場合、WTOのTRIPs協定が基本になりますが、単にTRIPs協定で収まりそうにありません。さらに「TRIPsプラス」という考え方が取り入れられる可能性が強まっています。TRIPs協定では、そのプラスを容認しています。

ではそのプラスとして加えられるものとは何か、それを見ていきたいと思います。一、手続きの簡素化、二、特許や著作権期間の延長、三、保護範囲の拡大、四、違反への罰則の強化、などが考えられます。

手続きの簡素化では、韓米FTAで、米国系企業が韓国企業などの知的所有権侵害について、直接手続きを行使することができるようになりましたが、それが世界各国に適用される可能性があります。

特許や著作権の期間の延長では、特許では従来の二〇年が三〇年に延長され、著作権では従来の五〇年が七〇年に延長される可能性があります。

保護範囲の拡大では、まず追加発明の特許化が考えられます。医薬品で、対象疾患が拡大すると、その分、新たな特許となるというものです。例えば、アスピリンの場合、最初は頭痛や神経痛などの痛み止めとして使われてきました。その後、血栓予防や心筋梗塞・脳梗塞などの予防にも有効だということで、対象疾患が拡大しました。サリドマイドも最初は睡眠薬として用いられ薬害を引き起こしましたが、その後、抗多発性骨髄薬として用いられるようになりました。このような追加発明に対して特許を認めると、用途の拡大を小出しして、いつまでも権利を有するようになることもあり得ます。

さらにはデザイナー・ベイビーのような、従来特許にならなかった治療や診断方法の特許化があります。また、生命特許・遺伝子特許のように範囲があいまいなものについても、なし崩しに権利の範囲が拡大される可能性があります。

違反への罰則の強化では、著作権侵害の範囲を拡大して、韓米ＦＴＡで取り入れられた、侵害した文書などを掲載したインターネット業者を罰するなどといったことも考えられます。企業の権利を強化するため「非開示」が増えることになります。このことが、直接、私たちの暮らしや体にも影響を及ぼすことになります。現在、政府の審査機関に提出される企業の資料やデータの多くが公表されています。しかし、肝心な部分の大半が「特許」にかかわるとして墨塗りで「非開示」となっています。墨塗りの個所は、暮らしや健康など私たちの命に直結する重要なデータが含まれており、市民は、肝心なことを知ることができない現実があります。知的所有権の保護期間の延長は、その非開示の期間を延長させます。しかも、その非開示そのものの範囲を増やそうというのが、「ＴＲＩＰｓプラス」という考え方です。企業の利益は増えますが、市民の権利は奪われるのです。

このように、知的所有権強化は多国籍企業の権利を強化し、強いものをさらに強くすることになりますが、それ以外の圧倒的多数の人びとの権利は奪われていくことになります。知的所有権の強化が、人体部品の資源化・商品化を加速させてきましたが、その知的所有権がさらに強化されつつあり、それが野放しに近い生命操作社会をもたらしつつあるのです。

二〇一五年一〇月五日、TPP交渉の閣僚会議で大筋合意がなされました。この合意において著作権、特許権など知的所有権分野は、WTO（世界貿易機関）でのTRIPs（知的所有権）協定を大きく上回る水準でまとめられました。バイオ研究の最前線で、iPS細胞を用いた再生医療と並んで研究・開発の最前線にあるのが、ゲノムコホート研究です。コホートとは大規模を意味し、病気や健康に関する遺伝子の大規模な調査研究のことです。産官学連携で「一〇〇万人ゲノムコホート研究」を本格化させています。一〇〇万人から血液などを採取し、同時に病気や健康に関する情報や家系の情報を得て、病気や肥満などの健康にかかわる遺伝子を探すことで、新たな薬品や治療法、健康食品などの開発につなげ、経済効果と結びつけようとするものです。

二〇一五年一〇月からマイナンバー制度が始まり、この個人番号はまもなく医療情報とつながることになっています。それがゲノムコホート研究につながる可能性があります。この研究は、人間の遺伝子のビジネス化であり、特許化・医薬品化が最大の目的ですが、その先には「遺伝的に問題のある家系」の管理や遺伝的淘汰へ至る道筋をつけることになります。

コラム2

改定臓器移植法施行後三年の実態

川見　公子

はじめに会の紹介をいたします。二〇〇九年七月に改定臓器移植法が成立しましたが、その三か月後の二〇〇九年一〇月に、「脳死は人の死ではない」「脳死からの臓器移植に反対する」「臓器移植以外の治療法の研究・開発を求めていく」という三つの共通する立場を掲げて「臓器移植法を問い直す市民ネットワーク」を結成しました。もちろん、私たちは臓器移植法の改定に反対してきましたが、それはかないませんでした。本日（二〇一三年七月二七日）も参加されている「人工呼吸器をつけた子の親の会（ばくばくの会）」、「全国交通事故遺族の会」、「日本消費者連盟」、障害者の団体、個人参加の主婦、学生、宗教団体や医療従事者の方々と共に「ネットワーク」を作っています。

二〇一一年の一〇月に、『脳死・臓器移植Q＆A50―ドナーの立場で〝いのち〟を考える』（海鳴社）を編集し出版いたしました。脳死や臓器移植について一般の方にも分かり易く解説されていると好評で、第二刷が二〇一三年三月一五日に出ました。本日の主催者である山口研一郎さんに監修していただいた本です。現在、町の図書館や患者団体、大学や看護専門学校などの図書室にも置いて参考にしていただきたいと、贈呈活動を継続中です。

さて、改定臓器移植法が施行された二〇一〇年の七月一七日から二〇一三年七月一六日までの三年間に行なわれた脳死からの臓器提供事例と問題点、現在進行している事柄についてお話しします。この三年間に一四〇例の脳死からの臓器提供が行なわれました。法改定後、臓器提供が家族の承諾のみで可能になりましたが、提供事例のほぼ八割（一〇九例）が家族承諾事例です。家族承諾で提供できるので、改定前は行なわれなかった一五歳未満の小児からも提供が可能になり、これは三年間で二例実施されています。

これらには多くの問題点があります。たとえば、法改定後初めて実施された一五歳未満の子どもからの臓器提供です。福島原発の事故から一か月後、事故直後にメルトダウンを起こしていたという大ニュースが流れた同日である二〇一一年四月一二日のことでした。厚労省と日本臓器移植ネットワークによって記者発表され、原発報道に隠れるように報道されました。関東・甲信越地方の病院で一〇歳以上一五歳未満の男児が交通事故による頭部外傷で脳死とされうる状態に陥り、家族の承諾で法的脳死判定が行なわれた、という発表です。ところが、四月二一日発行の『週刊文春』は「少年は鉄道自殺だった」と報じたのです。少年は四月六日の始業式の日の夕方、信越線加茂駅で鉄道自殺を図った当時一三歳の中学二年になったばかりの男子生徒だったと。

脳死判定の段階で、この男児に対する虐待はなかったと発表されていますが、その後の私達の、心理的虐待の有無は確認したのか、自殺の原因は究明されたのかという質問に対して、厚労省は一切答えられませんでした。このように大切な事実が隠ぺいされ、一人の少年の命がなぜ失われなければならなかったのかが問われることもなく提供の手続きが進められた、問題のある事例だったわけです。

そして、翌二〇一二年六月一四日には、富山大学で、日本では初めて六歳未満の男児に法的脳死判定が行なわれました。この男児は六月初めに事故で病院に運ばれ救命治療を受け、その後の六月七日に富山大学に転院し、直後に臓器提供への話が始まったとされています。六歳未満の幼児が脳に大きなダメージを受ける事故に遭遇した場合、一刻を争う適切な救命医療が行なわれなければなりません。一部にはこの男児は溺死による蘇生後脳症と言われていますが、それならば、どんな場所で事故にあったのか、救急病院への搬送に要した時間はどれくらいだったのか、脳低温療法は行なわれたのか、などの救命に至る過程や治療の内容が問われなくてはなりません。

富山県には小児の救命治療を行なう施設（ＰＩＣＵ）はありません。こうした事が検討されることも明らかにされることもなく、ただ法的脳死判定と臓器提供の手続きには問題はなかったという検証結果が発表されました。しかし未だに不明な点は多いのです。

また、改定法施行後の第一例目は二〇一〇年の八月のはじめのことでした。二〇代の学生がバイクの交通事故に遭い、救急病院に運ばれました。搬送された時は意識がありましたが、下肢の骨折に対する手術の途中で脂肪塞栓症候群を起こし、脳塞栓による瀰漫《びまん》性脳腫脹から脳死になったという検証結果が出ています。ところがこの学生は、最初の発表の時には原疾患は「交通外傷」とされていました。手術中に起きた脂肪塞栓症候群で脳死になったのか、交通事故による頭部外傷で脳死に陥ったのかでは、交通事故加害者の加害程度を判断する上でも随分違ってきます。この加害者はすでに裁判を終えて服役中と伝えられていますが、最初の発表の段階で原疾患が曲げられて発表されたことが分かっています。ちなみに厚労省は検証会議が発表した「一〇二例のまとめ」の脳死の原疾患の分布図で、この学生は脳梗塞に含めている、と回答しています。

法律が作られると、国策として事態はどんどん進められます。医療現場でシステムとして脳死から臓器提供が進んでいることを、検証会議が公表した「一〇二例のまとめ」「一五〇例のまとめ」などからも感じるわけです。具体的には、今回の法改定に伴ってガイドラインが随分変わりました。脳死とされうる状態との診断後、医師は臓器提供のオプション提示を行なう、とされています。今までは本人の意思表示がある人だけから臓器提供が行なわれたので、ドナーカードへの意思表示有無がまず確認され、法的脳死判定が行なわれていたわけですが、今度はそうではなくなりました。脳死とされうる状態と診断されると、「あなたのお子さんはもう脳が回復しない状態にあります、臓器提供もできますがどうしますか?」という話が医師からも提示されるのです。医師からのオプション提示で家族が臓器提供を決めた事例が、これらの検証報告では、約四割から五割あると報告されています。

それが今後もっと進められると、今まで救命医療というのは運ばれてきた患者を助けるために治療をやっていたのが、脳死ではないかと疑った瞬間に臓器提供のための手続きへと代わっていく可能性が高くなります。重篤な状態の患者にどんな治療をするべきかを真剣に考えない医師、システムに乗っかって悩まなくなる医師、そのような医療現場が出来ていくのではと予測され、大変怖いと思います。

家族が承諾する場合、小松美彦さんも言求されていますが、脳死がどういった状態なのかとの医師からの説明が極めて不十分です。私たちは、脳死状態とは生きている状態、心臓が動いている状態で、長期に生きる患者もおり、家族とともに在宅で生活ができる患者もいることをはっきり伝えてくれているのかと、厚労省にも聞いていますが、明確な答えはなく、現場の医師の考えにゆだねられているのが現状ではないかと思います。

そういう中で今問題になっているのは、いくつかの臓器提供拡大の変更要件です。先日も虐待相談件数が年間に約六万件を超え、そのうち昨年度の虐待で亡くなった子どもが九九人いたとの報道がありました。改定法がなぜ虐待を受けた子どもからの臓器提供を禁止するとされたのか。それは虐待した親が子の臓器を提供することで自分の犯罪を隠すことができるということ、そういう親に親としての代諾権はないとされて、これは禁止になったわけです。

しかし、法施行後の厚労省の臓器移植委員会では、虐待した親以外の家族が承諾するならいいのではないか、また脳死の直接の原因が虐待でなければ臓器を提供してもいいのではないかといった意見が、出されています。心理的虐待や性的虐待を受けていた子どもが外へ飛び出して行って車にぶつかり脳死になった場合、それが交通事故による頭部外傷か虐待によるものだったかは誰にもわかりません。臓器提供拡大のための安易な変更は許せません。大人から有無を言えない虐待を受けて脳死にさせられ、あげくに臓器を摘出されて殺される、その子の命への侵害は明白です。しかし今後そのような見直しの気運、法を再改定して被虐待児からの提供もＯＫとする拡大路線が見え始めています。

次に知的障害者からの臓器摘出です。知的障害者からは本人が拒否の意思を持っているという確認ができないので、ドナーの対象とはしないとされているのですが、提供の意思があるかないかは分からない、あるかもしれないではないか、なら家族の承諾でいいのではないか、知的障害者だけを臓器提供者から除くのは逆差別だ、というおかしな意見も出されています。

中国などでは死刑囚からの臓器提供が進められていますが、先日日本でも死刑を執行された方の中に提供意思を示した死刑囚がいたという（未確認ですが）、そのような話を聞きました。結局法務省が許可をしなかったので臓器提供には至らなかったわけですが、なぜ死刑囚から臓器をとってはいけないのかという委員もいて、今後死刑囚からの臓器提供も射程に入ってくるのではないかと思われます。

今までは、ドナーからレシピエントへの臓器の受け渡しは、「命のリレー」とか「犠牲の精神」とか言われていました。それが今回の検証会議のまとめの中では、「命の存続」とか「社会的貢献」という言葉に置き換えられています。小松さんが論文でもふれておられるように、言葉が置き換わり、「安楽死」が「尊厳死」に置き換えられていくとか、そういった雰囲気の違いというか、物事を進めていく準備が策動されているのではないかと感じるのです。

　ナチスが虐殺した人の髪の毛や皮膚や骨・あらゆる人体組織を再利用していたという映像に、私は肌がひきつるような震えの感覚を覚えました。これまで臓器を摘出する場面では、麻酔薬や筋弛緩剤が使われてきました。私たちが麻酔薬を使用する事を、生きているから痛みを感じているから麻酔薬を使っているのではないかと指摘したことに対して、移植学会が今後麻酔を使わないで摘出するようにという指針を出したのです。実際に麻酔薬を使わないで臓器を摘出する件数が増えています。メスを入れたとたんに血圧がポンと上がって、痛みを感じていたなら、痛みに耐えながら臓器をとられているのではないか、と想像したりします。こういうおぞましい実態が、現在ますます進行していることをご報告します。

第5章

子どもと臓器移植・原発事故・遺伝子診断
——国策の犠牲者としての子どもたち——

亀口　公一

一　社会的弱者としての子どもたち

ここでいう「子ども」とは、自分や隣人の息子（son）や娘（daughter）のことではありません。大人（adult）にとって社会的存在である子ども（child）のことを指しています。本来、子どもは「小さな大人」でも「未来の労働者」でも「未来の兵士」でも「未来の消費者」でもありません。まして親の所有物でも大人の従属者でもありません。すべての子どもは、生まれながらにして固有で独立した人格を持っています。子どもは、大人とは異なる世界観をもちながら、今を生きる最も自然に近い人間です。これに対して、現代の大人は、社会の近代化によって知的に洗練され加工され、自然から最も遠ざかった人間です。

人間の長い歴史の中で、親や大人は飢饉や戦争など危機的状況になれば、自らが生き延びるために子どもを最初に犠牲にしてきました。確かに、一八世紀産業革命以後の近代社会制度（工場・

学校・病院・監獄など）の成立によって発見された「子ども」は、一旦「小さな労働者」から解放されました。しかし、今もって大人社会は、「子どもの未来」にはお金をかけますが、「子どもの今」にはあまり関心はないようです。

現代日本の子ども問題はさらに深刻です。親の虐待、いじめの連鎖、不登校、ニート、ひきこもり、発達障害の過剰診断などは、この大人社会の歪みと深く関わっています。しかも多種多様な専門家の介入によって子どもの受難がますます見えにくくなっているのです。また、グローバル化するＩＴ情報化社会は、子どもの人間的発達（情動発達）を無視して突き進んでいます。国や私たち大人は、改めて「子どもとは何か」、「子どもにとっての危機とは何か」を見極めなければなりません。

二　子どもの臓器移植は当事者主権を侵害する

子どもは、自分の親や出生地（産土《うぶすな》）を選ぶことができません。子どもにとって、「幸せ」とか「健康」とは一体何でしょうか。自己決定も自己選択もできない子どもには、何が「幸せ」で何が「不幸せ」なのか、何が「健康」で何が「不健康」なのか、判断できません。大人は、子どもに自分自身の死の意味や価値を判断させたり、選択させたりしてはいけません。子どもの「死」に、「脳死」か「心臓死」か「自死」かの区別があってはいけないのです。大人がすべきことは、子どもの「今を生きる力」と「病と闘う力」を支えることだけです。

一九九七年に創設された旧臓器移植法は、医師が動いている心臓を取り出しても殺人罪に問われないために、「脳死」という新たな死の概念を作り出しました。合法的な移植医療には、脳死という概念（脳機能の意識が働いていなければ、心臓が動いていても死体と同じ）がどうしても必要だったのです。最先端医療に関わる医師や医療関連産業は、脳死と心臓死の二つの死の時間のずれを利用し、複数の人間の命のやり取りを技術的に可能にしました。法律の成立当初は、政治家は、当然のごとく、脳死者である臓器提供者（ドナー）の意思表示を最大限の条件としました。移植医療推進論者はあらゆるレトリックを駆使し、民法では一五歳未満の子どもの遺言（脳死になれば自分の臓器を贈与するという意思表示）は認められていないことを逆手にとり、臓器提供者（ドナー）が、遺言可能年齢の一五歳以上であれば、本人の臓器提供の意思表示は命の贈り物であり、美しい遺言だと世論誘導を行ないました。その結果、創設時の旧臓器移植法では、一五歳未満の子どもは脳死判定や臓器提供の対象から「幸い」にも除外され、子どもの意見表明権（当事者主権）は図らずも守られたのです。しかし、法律創設から一〇年以上、日本人の死生観はあまり変わらず、自発的な臓器提供者は、予想通り増えませんでした。

ところが、心臓病の子どもの臓器移植医療を推進したい大人たちは、二〇〇九年七月に旧臓器移植法から年齢条項を撤廃し、親の同意だけで「脳死」の子どもから生きている心臓を取り出すことに成功しました。こうして、改正臓器移植法では本人の意思はまったく無視され、一五歳未満の子どもの意見表明権は暗黙裡に奪われてしまったのです。脳死の子どもからの臓器摘出を可能にするために、心臓病の子どもの「移植を受ける権利」と脳死の子どもの「臓器を提供する権利」だけが強調され、命の贈り物としてまたまた美談が作られました。一方、心臓病の子どもの「移植を受けない権利」と脳死の子どもの「臓器を提供しない権利」は全く無視されました。これは明らかに子ども当事者から意見表明権を剥奪した法律です。

しかも、これを突破口に、本人が、臓器提供を拒否する明確な意思を表示していない限り、家族の同意だけですべての年齢の人から臓器摘出が可能となったのです。今後は、一五歳未満の子どもの救急救命医療においても、生きるべき子ども（心臓病の子）と死ぬべき子ども（脳障害の子）との選別が加速されるでしょう。

何よりも悲しむべきことは、臓器を受ける側（心臓病の子）であれ、提供する側（脳障害の子）であれ、子ども当事者が、与えられた自らの生を精一杯生きることができなくなったことです。

三　福島の子どもたちに大人は何ができるのか

二一世紀になっても子どもは社会的弱者のままです。彼らの基本的人権がいまだ保障されていないことは、二〇一一年三月一一日東日本大震災・福島第一原発事故直後、子どもへの直接支援が先送りされていることからも明らかです。

国や大人社会の論理は、原発稼働や放射線治療においても個人の自己選択・自己責任論に終始しています。要するに、国民が原発電力や放射線医療の恩恵を享受している限り、それに伴うリスクを国民それぞれが背負うのは当然だという論理です。大人社会の理屈では、放射線医療の恩恵を受ける代わりに、患者は高い医療費と副作用を受け入れなければなりません。また、病院のレントゲン室（放射線管理区域）で働く労働者は、給料を得るために、五年間で一〇〇ミリシーベルト（mSv）の被曝許容量を受け入れなければなりません。これは、年間にすると二〇mSvになり、そこでは五年間しか働けません。一般の人の年間被曝許容限度が「自然放射線による被曝に加えて一年間に一mSv」という規制からすれば、いかに高いリスクを負っているかです。これが、国策である国民の自己選択・自己責任論の究極の姿です。しかし、妊娠中の女性労働者（胎児を含む）の場合、放射線管理区域であっても、内部被曝許容量は一mSv以下とされています。つまり、胎児期から年間自然放射線量の約一mSvの被曝であれば、一〇〇年は生きられるというわけです。

ところが、福島原発事故では、まさに広大な生活圏自体が放射線管理区域になっています。仮に生まれた時から年間三ミリシーベルトの被曝であれば三四年で許容量を超えることになります。おそらく今後五〇年、一〇〇年は、福島第一原発周辺を産土とする子どもは生まれないでしょう。原発事故は、個人の「脳死」でも「心臓死」でもなく、人類そのものが滅びる「類死」を現実のものにしようとしています。チェルノブイリ原発事故も福島原発事故も子どもの未来を奪っただけではなく、人類そのものの未来と「ふるさと」を奪おうとしているのです。

今後、福島の放射能管理区域内で生きていかざるを得ない大人は、自らの自己決定・自己責任で許容限度を超えた放射線量を浴びながら生活せざるをえません。しかし、子どもたちに「自己決定なき自己責任」を背負わせてはなりません。国は、年間被曝許容量一mSv（自然放射線量を除く）以下の地域に家族ごと移住する子どもの権利を保障すべきです。もちろん、終戦間際のように、将来の兵力温存のための国策としての「学童疎開」であってはなりませんが、そのための費用は、国と東電が補償すべきです。

四　新型出生前診断は「子どもの選別」につながる

二〇一三年四月、新型出生前診断の臨床研究が日本産婦人科学会の指針に基づき始まりました。一一月二二日の『毎日新聞』一面トップに、半年間で受診した約三五〇〇人の妊婦さんのうち、診断結果が陽性反応だった方が六七人で、そのうち五三人の妊婦さんが中絶を選んだとの記事がありました。そして、二〇一四年四月に入り、一年間の集計速報の記事があり、年間七七七五人が受診し、そのうち一・八％の一四一人が陽性判定だったとのことです。新型出生前診断とは、流産や感染症の危険性のある羊水検査より早い段階（妊娠一〇週前後）で、妊婦の採血だけで染色体異常の有無を高い精度で判別する検査です。

出生前診断の主なターゲットは、ダウン症の子どもたちです。ダウン症の子どもたちは、両親のどちらかの精子か卵子かが生成される減数分裂の段階で、「自然のいたずら」で不分離が発生し、二一番染色体が通常の二対ではなく、三対（トリソミー）ある子どもたちです。人間の歴史は、自然界の突然変異やその多様性を取り込みながら命をつないできたはずです。

一見妊婦に負担が少ない新型出生前診断は、明らかに「子どもの選別」につながります。胎児を含む子ども当事者の生存権を否定し、多様な自然界からの使徒であるダウン症の子どもたちを根絶やしにしようとしています。物言わぬ子どもたちは、これまでも「小さな消費者」として大人社会の食い物にされてきました。これから遺伝子開発産業で、胎児や子どもの遺伝子そのものを資源にするような新たな産業革命の時代が来るのでしょうか。

五　子ども当事者主権に基づく「子ども基本法」の制定を

国や「大人社会」は社会防衛のために、子どもを犠牲にしてきた歴史を持っています。江戸時代の口減らし、戦後すぐの寿《ことぶき》産院事件（注1）、一九九三年のブラジルのカンデラリア教会虐殺事件（注2）など、いまだ連綿として「大人社会」は手のかかる子どもを排除し、子どもの声なき声を闇から闇に葬り去っています。

アメリカのカルヴィニズム（宗教改革者カルヴァンの教義）に基づく伝統的な育児観（親への尊敬

と服従）であれ、日本の儒教精神に基づくパターナリズム（温情的家父長主義）であれ、子どもは長い間、大人中心の児童観によって支配されてきました。子どもの「虐待」や「経済的貧困」も確かに大きな問題です。しかし、むしろその根底にある問題は、「大人社会」にある「精神の貧困」です。弱いものがさらに弱いものを差別し、排除する構図はいまだ変わりません。国や政治家は、少子高齢化社会という構造的問題に対しても、「子ども手当で老人の年金を減らすな」と叫ぶ老人をたしなめるどころか、弱い者同士である子どもと老人の間に楔を打ち込むことで根本的解決を先送りしています。票にならない子ども支援やお金にならない小児医療はいつも後回しです。一九世紀末に「二〇世紀を〝子どもの世紀〟に」といった外国の学者がいたそうですが、大人が利己主義や競争原理に子どもを巻き込んでいるかぎり、〝子どもの世紀〟は来ないでしょう。

実際、二一世紀の日本の子どもたちの権利保障は、決して十分とは言えません。とりわけ、胎児期から一五歳までの子どもの支援は、縦割り行政の中で国の責任が曖昧にされ、大人の論理で後回しにされています。しかも、それらの施策の目的は、国のための「教育」であり、親のための「保育」にすぎません。決して子どもの視点や立場に立ったものではないのです。

国策として移植医療、原発稼働、遺伝子診断を推進する前に、人間の原点である子どもを中心に据えて再検討すべきです。そのためには、子どもの基本的人権ともいうべき「子ども当事者主権」を謳う「子ども基本法」の創設が必要です。「子ども当事者主権」とは、「自己責任なき自己決定権（意思表明権）」のことです。自らを語ることができない子ども当事者の基本的人権をいかに守るかは、われわれ大人の想像力（忖度力）と寛容さにかかっています。経済至上主義に左右されない子ども中心の社会こそが成熟した近代社会と言えるのではないでしょうか。

福島県は、原発事故後から現在まで、福島市内の「保育所等の環境放射能測定値」を毎月公表しています。当初、屋外で最大毎時二・九五μＳｖにもなり、二年後やっと基準値の年間一mSvに相当する毎時〇・二三μＳｖになりました。しかし、これで子どもの放射能環境が安全になったとは言えません。胎児の毎時放射線許容量の一〇倍の環境で、許容日数の二倍に当たる二四か月間を過ごした子どもたちは、まさに国策の犠牲者です。福島で生きる子どもの問題は、労働安全衛生法に平気で違反する大人の責任問題にほかなりません。

（注1）寿産院事件とは、終戦直後の混乱期、東京の寿産院で起こった乳幼児の大量連続殺人事件。東大医学部産婆講習科を経た産婆とその夫の警視庁巡査が経営する産院で、当時のベビーブームにつけ込み、新聞広告で集めた百人以上の嬰児を虐待死させ、しかもその養育費を着服した事件。

（注2）カンデリア教会虐殺事件とは、一九九三年、経済不況に喘ぐリオデジャネイロで、カンデリア教会前で路上生活をしていたストリートチルドレン約七〇人に対して、警察官を含む民間治安部隊（死の部隊）が一斉射撃し、八人の死亡者と多くの負傷者を出した。その数年後、その時の生き残りの青年がバスジャック事件を起こし、世界中に暴力の連鎖が再生産される悲劇を突き付けた。

第6章

科学技術における「国策」と「犠牲」の連鎖の構図

山口　研一郎

一　国策としての科学技術の推進と人々の犠牲

二〇一三年七月二五日の『朝日新聞』（夕刊）の一面トップ記事として、スペインにおける高速鉄道の脱線事故で六九名の方が死亡、一四三名が負傷したと報じられています。急カーブへ時速二八〇キロで進入した列車が曲がりきれず、前部の車輌は跡形もなく破壊し、後ろの車輌がくの字型にねじ曲がった姿がカラー写真で掲載されています。

周知のように二〇〇五年四月二五日、関西の地において、ＪＲ宝塚線（福知山線）で脱線事故が起こり、一〇七名が死亡、五六二名が負傷しました。その際二両目に乗っていて重度の脳外傷を生じ、身体障害や高次脳機能障害を負って、現在車椅子の生活を余儀なくされている鈴木順子さん（三八歳）のおかあさんが、二〇一三年七月の私共の会に、終始参加されました。

このような列車事故も実は「国策と犠牲」というテーマと密接に関係しており、今日科学技術というものがどのような方向に進んでいるのかということなのです。高速鉄道が日本で大きく発展したのは、もともと一九六〇年代の新幹線〝こだま〟や〝ひかり〟の開通でした。それが改めて重大な問題として問われたのが一九九〇年代の初め、〝のぞみ〟が開通した時です。時速三〇〇キロというそれまで考えられもしなかったスピードで走るということで、新幹線の保線労働者は当時、「新幹線は乗客にとっても労働者にとっても危険な乗物だ」と警告していました。「狭いニッポン、そんなに急いでどこへ行く」と盛んに言われていました。

その頃、「のぞみが走って日本が縮む」という〝のぞみ号〟のキャンペーンがありましたが、そのパロディーとして「のぞみが走って命が縮む」とも言われていたくらいです。新幹線運転士の間では、「のぞみ同士が互いにすれ違う時は風圧で宙に浮いている」と言われていましたし、「東海道新幹線が開通した時は、密かに棺桶を一〇〇〇個用意した」とのJR幹部の証言もあったのです。

そういう時代を経て、近い将来さらにリニア・モーターカーが時速五〇〇キロで走ることが予定されています。その結果、日本は高速鉄道の技術を外国へ輸出して企業が利潤を上げる構図ができ上がっているのです。鉄道関連会社の高速実験に、国民がモルモットとして動員されているという見方もできます。科学技術の発展の中で、私たち日本人は国や企業の繁栄を目的とした「国策」としての「人体実験」の中に置かれているのではないかと言えるわけです。その結果、「犠牲」を負う、すなわち「見殺し」にされているのが実態ではないでしょうか。

本書のテーマの一つである原発についても、原発の稼動という「国策」の結果事故が起こり、多くの人たちが「見殺し」にされている情況なのです。補償と言っても十分ではなく、子どもたちを安全な場所に移すべきだと言っても、国は何らそれに対する有効な支援策も講じようとはしていません。

この現代の情況は、「戦時」と全く同じであると言わざるを得ません。後述します戦時中の七三一部隊を始めとする人体実験、あるいは敗戦直前の原爆投下、その後の被爆者に対する追跡調査、等々と全く同じ情況が現在も進んでいることについて私たちは直視しておく必要があります。

二　現在の福島と沖縄との接点

中嶌哲演さんが「若狭湾における反原発の闘い」で紹介してくださった中に、青田恵子さんという福島県南相馬市から滋賀県大津市へ避難されている方の「拝啓東京電力様」という詩があります（本書二一七〜二一九頁）。ユーモアの中に極めて鋭い批判がなされており、心が揺さぶられる感じがいたします。その二行目に「までい」という言葉が出てきます。これは地元の方言で「みんなの心が一つ」という意味だそうです。

一方、二〇一三年六月二四日の各紙に、前日の「沖縄慰霊の日」の追悼式場において詠まれた与那国町立久部良小学校一年の安里有生《ゆうき》君（六歳）の詩「へいわってすてきだね」が掲載されていました。有生君及び御家族、沖縄県平和祈念資料館（糸満市摩文仁）の御好意により、全文紹介させていただきます（二〇一四年六月二三日の「沖縄慰霊の日」にあわせ、有生君の詩を紹介した長谷川義史氏による絵本『へいわってすてきだね』がブロンズ新社より出版されました）。


へいわってなにかな。／ぼくはかんがえたよ。／おともだちとなかよし。／かぞくがげんき。

えがおであそぶ。／ねこがわらう。／おなかがいっぱい。

やぎがのんびりあるいている。／けんかしてもすぐなかなおり。

ちょうめいそうがたくさんはえ、／よなぐにうまが、ヒヒーンとなく。

みなとには、フェリーがとまっていて、／うみにはかめやかじきがおよいでる。

やさしいこころがにじになる。

へいわっていいね。へいわっていいね。

みんなのこころから、／へいわがうまれるんだね。


せんそうはおそろしい。

「ドドーン、ドカーン。」／ばくだんがおちてくるこわいおと。

おなかがすいて、くるしむこども。／かぞくがしんでしまってなくひとたち。

ああ、ぼくは、へいわなときにうまれてよかったよ。
このへいわが、ずっとつづいてほしい。／みんなのえがおが、ずっとつづいてほしい。
へいわなかぞく、／へいわながっこう、／へいわなよなぐにじま、
へいわなおきなわ、／へいわなせかい、
へいわってすてきだね。

これからも、ずっとへいわがつづくように
ぼくも、ぼくのできることからがんばるよ。

（沖縄県平和祈念資料館提供）

この有生君の「へいわ」と先の青田さんの「までい」とは、どこかで共通したものではないでしょうか。しかし、沖縄では「へいわ」が、福島では「までい」が危機に晒されているのも現実です。有生君が思い描いている「へいわ」な風景の一つひとつが、今福島では失われつつあるという現実を私たちは直視せざるを得ないのです。

かつて高村光太郎（一八八三～一九五六年）が詩集『智恵子抄』において、妻智恵子（福島県安達

郡油井村の長沼酒造店の長女）の故郷を詠んだ「樹下の二人―みちのくの安達が原の二本松松の根かたに人立てる見ゆ」（一九二三年）に、「（略）あれが阿多多羅山、／あの光るのが阿武隈川。／ここはあなたの生れたふるさと、／あの小さな白壁の点点があなたのうちの酒庫《さかぐら》。／それでは足をのびのびと投げ出して、／このがらんと晴れ渡つた北国の木の香に満ちた空気を吸はう。／あなたそのもののやうなこのひいやりと快い、／すんなりと弾力ある雰囲気に肌を洗はう。（略）」（草野心平編『高村光太郎詩集』角川文庫、一九六八年、二〇六～二〇八頁）の風景は、もう二度と戻ってこないのではないでしょうか。

福島の人々から奪った自然や生活、地域の共同体、健康な体と心。多くのあらゆるものを奪い去った原発の犯罪性について、改めて私たちは認識を深めていく必要があるでしょう。

一方忘れてはならないのは、現在原発において働いている労働者の置かれている情況です。それはかつて三池の炭鉱労働者が置かれていた情況と全く同じではないでしょうか。かつての三池では、「抵抗なくして安全なし」「安全なくして労働なし」というスローガンが高く揚げられ、それが日常的な生活や労働現場で実践されていたことを、今もう一度大切な教訓として蘇らせていかなくてはなりません。政府にあるいは東電に安全を任せるだけでは駄目なんだ、ということを学ぶ必要があるのではないでしょうか。

三　生物・化学兵器開発のための七三一部隊と人体実験
――戦後に受け継がれた医学的手法としての「薬害エイズ」

戦時中関東軍は中国東北部「満州」のハルビン近郊平房《ピンファン》の地に七三一部隊を建設し、日中戦争ひいては来るべきソ連やアメリカとの戦争に備えて、生物（細菌）兵器、化学兵器の開発を行ないました。そこでは、三〇〇〇名余りの中国・朝鮮人民を「マルタ」と称し、感染・冷凍・輸血実験などの人体実験、生体解剖が行なわれました。すなわち、国策の名の下に、他国の人々が犠牲にされた（殺戮された）のです。

国策は兵器の開発により戦争を有利に遂行するためだけではありませんでした。実験や解剖による研究「成果」は、そのままワクチンの開発や成分輸血の開発に繋がり、それを戦後製薬企業が医薬品の生産へと発展させ、莫大な利益を得るに至ったのです。間接的に日本国民の「健康」に寄与したとも言えます。

しかし、他国民の犠牲の上に開発された医薬品やワクチン、血液製剤は、日本国民に対して様々な被害をもたらしたのも事実です。七三一部隊において行なわれた人体実験的手法が、戦後もそのまま応用されたからに他なりません。敗戦時における米軍による七三一部隊関係者への戦犯免責もあり（部隊における研究データの情報提供と引き換えに）、研究者や医師たちがそれぞれ大学や研究所へ返り咲き、若い研究者や後輩を指導したからでもありました。何よりも彼らは、人体実験的方法によってこそ最も早く確実な研究成果が得られること、その事実を徹底して沈黙しさえすれば何ら断罪されないことを、身をもって確信していたのでした。

その結果、敗戦直後より枚挙にいとまがないほど数々の薬害や医療被害が多発しました。中でも一九八〇年代の「薬害エイズ」はその象徴とも言える事件です。アメリカより輸入した、エイズウィルスが混入した血液を使って作られた非加熱の血液製剤により、一五〇〇名近くの血友病患者がHIV（ヒト免疫不全ウィルス）に感染し、二〇〇〇名余りが死亡したのです。七三一部隊の名残であるミドリ十字（一九五〇年の朝鮮戦争勃発時につくられた日本ブラッドバンクが前身。一九六四年に改名）と国立予防衛生研究所（現在の、国立感染症研究所）が一体となって行なった生体感染実験と言えるでしょう。

しかし、一九八三年六月に発足した厚生省の「エイズ研究班」（安部英班長）自ら、汚染された非加熱血液製剤の使用を擁護し、加熱製剤の認可を遅らせてしまったのです。感染者に対する病態研究の結果、エイズ治療薬の生産に結びついていったのであり、ここでも国策（企業の利益優先）の下で、血液製剤を使わないと（多くが自宅にて定期的に自己注射していました）生きていけない血友病患者を犠牲（見殺し）にしたと言えるでしょう。その一方で専門職が企業から利益を得ていたという構図は、後述する水俣・三池、原発と全く同様です。しかも薬害エイズは、戦前の七三一部隊と極めて直結し、戦後「七三一部隊的手法」を用いた典型的な事件だったのです。

四　原爆投下後の被爆者救済と永井隆氏

私の手許に、一九七〇年七月に発行された『週刊朝日』臨時増刊号「長崎医大原子爆弾救護報告」があります。一九七〇年は私が長崎大学に入学した年ですが、全国学園闘争の息吹きも残り、日米安保条約改定の年でもあり、学内には学生と大学（教官）との緊張関係が漂っていました。学生の私たちにとって、権威の象徴とも言うべき大学医学部（教授会）が、敗戦後（一九四五年八月〜一〇月）、八月九日の原爆投下による被害の実態を調査した克明な記録であり、少なからず関心を抱きました。大学の先輩医師たちが被爆者にいかに接し、そこから何を学んだかを知るまたとない資料だったからです。

同報告書は、一九七〇年六月初旬、長崎放送の記者が「被爆二十五年・長崎」の取材のために、長崎市在住の元警防団長を訪ねたことがきっかけで発掘されました。敗戦直後、永井隆隊長の下に「第十一医療隊」が組織され、原爆中心地周辺における一二五名の被爆者を調査・治療した記録です。永井氏と言えば、著作『長崎の鐘』『この子を残して』『ロザリオの鎖』（現在永井氏の著作の多くは中央出版社より出版）などでも知られ、原子物理学者、長崎医科大学物理的療法科助教授（戦後の一九四六年より教授）、カトリック信者、斎藤茂吉らが参加した「アララギ」派の歌人でもありました。大学病院のラジウム室での仕事中被爆し（三八歳の妻・緑は自宅にて爆死）、一九五二年に幼い二人の子誠一《まこと》と茅乃《かやの》を残して慢性白血病のために四三歳で亡くなるという一生を送った人であり、長崎における被爆者の象徴的な存在です。

その永井氏直筆の書ということもあり、「報告」の歴史的価値は高く、朝日新聞社から二カ月の時を待たず発刊されるに至りました（同年一一月に同社より「完全復刻版」が出版されました）。全文の目次は以下の通りです。第一章「原子爆弾に関する想像」、第二章「放射線障害の大要」、第三章「本隊の行動」、第四章「今回の患者の呈した症状」、第五章「統計」、第六章「治療法」、第七章「将来の予想と対策」、第八章「考察」、第九章「反省」、第十章「結辞」となっています。中でも特筆すべきは、第十章の「結辞」です。それは以下の文章で結ばれています。

彼等（米国の原子物理学者─山口）は果たして真に殺人者であろうか。余等はそう認めたくない。彼等は鬼手仏心、必ずや戦争の早期終了、世界平和の再現を熱願し、長崎、広島の犠牲に於て地球上多数の人命を救わんとする意向を有したに相違ない。このことは色々な声明などに強調されている。余等はこれを信じ敢て同学の米国物理学者と放射線医学者の苦衷を吾国民に伝えたい。（中略）

原子爆弾の原理を利用し、これを動力源として、文化に貢献できる如く更に一層の研究を進めたい。転禍為福。世界の文明形態は原子エネルギーの利用により一変するにきまっている。そうして新しい幸福な世界が作られるならば、多数の犠牲者の霊も亦、慰められるである

ろう。（一〇二頁）

一九七〇年当時長崎に在住し、被爆者や被爆朝鮮人への聞き取りを行ない、「被爆地・長崎で見た現実」をお寄せいただいた西村豊行さんの著書『ナガサキの被爆者』（新報新書、一九七〇年）によって、永井隆著『この子を残して』の一節から永井氏自身の原爆への解釈が紹介されています（本書三五七頁）。永井氏が長男誠一君に対して語るかたちで展開されている持論は以下のように続きます。

この穴から入って探せば、新しい動力はいくらでも取り出せるぞ、新しい物資はいくらでも引き出せるぞ、という明るい希望が人類の胸に湧いた。万物は原子から成り立っている。そこらじゅう原子だらけだ。この原子の内に神は天地創造以来こんなすばらしい力を隠していたのだ。しかもそれを探し出し、取り出し、利用する知恵も人類に与えてあったのだ。知恵さえ働かせたなら、まだまだたくさんの動力や物資を探し出すことができるに違いない。

そして最後にそれを聞いた誠一君が、「すると、原子爆弾は人類の居眠りを覚ます大気合だったんですねえ」と語るところで終わっています（『この子を残して』中、一八一～一九二頁「気合い」より）。

「救護報告」や『この子を残して』を読むかぎり、永井氏は原子力の兵器（原子爆弾）としての応用には一定の危惧感を持ちつつも、その医学的利用（X線撮影や放射線治療）やエネルギー（原子力発電）としての応用に全幅の信頼と期待を抱いていると言えます。特に、石炭や石油に替わる動力源として原子力を持ち上げたことは、今日の全国に五四基の原発がある現実を予見し、その稼動を全面的に支持することに他なりません。その点がアメリカの戦後の日本に対する原子力政策や、日本の国策としてのエネルギー政策と見事に一致し、無条件に応援するものであったと言えます。

しかも永井氏は、米軍による原爆投下を、戦争を終わらせるためにとられたやむにやまれぬ作戦と解釈しており、これも米軍（GHQ）にとっては好都合な考え方でした。永井氏が限られた余生の中で出版された数々の書物にも、それに似た表現はなされており、GHQがその出版を全面的に支えた理由もここにあったのでしょう。

加えて永井氏は、原爆投下について「神の御加護」「神の摂理」といった言葉で表現し、原爆中心地周辺の浦上一帯に住み被爆したカトリック教徒の人々が集まる信者の合同葬（一九四五年一一月二三日、本書三二九～三三一頁）や被爆一周年慰霊祭（翌年八月九日）などのたびに語りかけました（その内容は、それぞれ『長崎の鐘』『ロザリオの鎖』に収録）。それに対して、戦前より被爆中心地から一五〇〇メートルで診療活動が展開されていた浦上第一病院、現在の聖フランシスコ病院（一九六三年開設）の院長として被爆者医療に従事された秋月辰一郎氏の著作『死の同心円――

長崎被爆医師の記録』（講談社、一九七二年、長崎文献社、二〇一〇年）に以下のような記述があります。

私は永井先生の考えかたには、ついていけないものをもっている。「神は、天主は、浦上の人々を愛しているがゆえに、ここに原爆を落下させた。浦上の人々は天主からもっとも愛されたがゆえに、幾度もくるしまねばならぬ……」、そう永井先生はいう。しかし、私はどうしても肯定することができない。（二一三頁）

先生が長崎の原爆を世界に紹介した功績は大きい。〝原爆の長崎〟〝長崎の永井〟というイメージが日本全国を風靡した。しかし、その訴えが、いささかセンチメンタルにすぎ、宗教的にながれてしまったきらいがないではない。（一九四頁）

同じ医局で永井氏の最初の直弟子とされた秋月氏が、遠慮がちに語る永井氏への批評は重く響きます。

私が医学部の学生であった一九七五年当時、放射線科での実習のために医局を訪れると、背広姿の歴代の教授たちの中にただ一人、軍服姿の永井氏の肖像写真が掲げられていたのは印象的でした。また、戦前永井氏に教えを受けた経験を持つ、私の学生時代の恩師村上文也氏（一九二〇～二〇〇六年、元長崎大学医学部助教授、一九四五年に長崎医科大学卒業）から、「永井先生ができの悪い学生に対して、直立不動でビンタを強制する姿が目に焼きついています。戦後の〝愛の人〟という印象とはぜんぜん違っていました」という話を聞いたことがあります。

いずれにしろ、サトウ・ハチロー作詞、古関裕而（高校野球の大会歌「栄冠は君に輝く」などを作曲）作曲、藤山一郎歌の「こよなく晴れた青空を　悲しと思うせつなさよ…」で始まる「長崎の鐘」が紅白歌合戦でも唄われ、映画「長崎の鐘」（大庭秀雄監督・新藤兼人脚本、一九五〇年）やその後「この子を残して」（木下恵介監督、一九八三年）が上映され、様々な伝記も出版されました。「時の人」となった永井氏が被爆地ナガサキに与えた影響はそれなりに大きいものでした。永井氏の言動がその後の日本の動向、アメリカの世界戦略の一環として、都合よく利用されたのは間違いないと思われます（永井氏や秋月氏については、両氏と生前親交のあった土山秀夫氏へのインタビューを、本書第7章に掲載しました）。

タブー視されていた永井氏への批判も、一九七〇年代以降徐々に出始めました。冒頭の「救護報告」に目を通した井上光晴氏（一九二六～一九九二年）は、「この報告を書いた永井隆博士自身さえ、かけがえのない体験を次第に別の方向にそらして行く」「アメリカの市民から被爆者にどのような「物質上の、また精神上の助け」（永井隆編集『私たちは長崎にいた』講談社、一九五三年一月、のあとがき「石も叫ぶ」の一節）を受けたのか」と述べています（「七〇年夏」への告発 ― 『原子爆弾救護報告』を読んで」『週刊朝日』一九七〇年七月、一二一～一二四頁）。

また井上ひさし氏（一九三四～二〇一〇年）も、一九八七年に『文藝春秋』での連載「ベストセラーの戦後史」において、永井氏の『長崎の鐘』における「原爆は神の摂理」に対し厳しく批判しています（被爆五〇周年の一九九五年に同名の本として出版される）。

一方長崎においては、一九七二年に山田かん氏、一九八五年と八七年に高橋眞司氏が、それぞれ時期を経て永井氏批判を展開し、それに対しカトリック信者の人々が反論するといった「永井論争」が存在しました（本書第7章の「長崎の医師・永井隆、秋月辰一郎のことなど――土山秀夫先生に聞く」中、注1，2を参照）。また、土山秀夫氏も二〇〇九年に永井氏を批評する一文を書かれています。

さらに二〇一三年に入り、法政大学教授の川村湊《みなと》氏が『震災・原発文学論』（インパクト出版会、二〇一三年三月）において、次のように論評しています。

『この子を残して』（講談社、一九四九年）にみられる「希望のエネルギーとしての原子力」論には、原爆によって犠牲を負った個々の人々を忘れ、人類の発展を寿《ことほ》ぐサイエンティスト（放射線医学者）としての永井氏の姿がみられる。それを学んだのが長崎大学医学部教授（原医研）の山下俊一氏であり、彼の「（年間）一〇〇ミリシーベルトを基準にしています。これ以下であれば疫学的に証明できない」（『朝日ジャーナル・原発と人間』二〇一一年六月中の「対談〈レベル7〉福島原発の病巣」より）という主張は、デタラメのデータによって導き出された。「将来的にわからない」という危険性があるならば、そうした放射線の高い線量の場所からすみやかに退避（疎開）すべきだと指導するのが、医学者、科学者の務め、と語っています（以上、五七～六二頁）。

また一方川村氏は、加藤典洋氏（長崎出身、被爆者）の『3・11――死に神に突き飛ばされる』（岩波書店、二〇一一年一一月)、高橋哲哉氏(福島出身)の『犠牲のシステム 福島・沖縄』(集英社新書、二〇一二年一月)、陣野俊文氏(長崎出身)の『世界史の中のフクシマ — ナガサキから世界へ』(河出ブックス、二〇一一年一二月)を紹介しています。その上で、これら原発関連書がそれぞれ、永井氏の「原子力の平和利用」「神の摂理」「利用された無防備な内部の言葉」に対して言及するという興味ある事実を指摘しています。

その上で、川村氏自身は、「神の愛の摂理」「原子力エネルギー論」と共に、永井氏が戦争責任について全く触れず、特に天皇の責任を免責している事実に対し批判しています(以上、一一〇〜一一五頁)。この点は本書で紹介する土山秀夫氏の考え方と共通するものです。

以上、戦後の被爆者救済活動について、少なからぬ影響を与えたと考えられる永井隆氏の様々な著書と、それに対する多くの人々の論評を参考にしてきました。その結果、戦争という最悪の「国策」と、それによって生じた国民及び他国民への筆舌に尽くし難い「犠牲」に対して、永井氏があまりにも無防備、無関心であり、そのために国やアメリカのその後の原子力政策に巧妙に利用された事実が浮かび上がります。そのような永井氏の姿勢や実績に対し、彼が在籍した長崎大学や長崎は「聖人」として祭り上げ、一切総括を怠ってきたのです。私たちは一九七〇年当時、その点に関する「まやかし」について様々な告発を行なったつもりでしたが、残念ながらそれは実を結びませんでした。

その負の遺産をそのまま山下俊一君(私の同級生で、ヤマグチ、ヤマシタと机を並べた中でもあり、以下山下君と呼ばせてもらいます）は引きずり、医療活動の中で積極的に継承していると言わざるを得ません。だからこそ、彼の「フクシマ」に対する「献身的活動」も、一方では感謝されつつ、多くの人々から疑問や反発の声が上がっているのが実態なのです。山下君は三・一一以降様々な場で原発事故による放射線被曝の影響について語っています。そのことがかえって被曝者の方々を混乱させているのは、専門学会などにおいて専門家に対し発言する内容と、一般の人々に対して発言する内容が違っているからです。

例えば山下君は、二〇〇八年九月に長崎県で開かれた日本臨床内科学会において、チェルノブイリ事故による放射能被曝を教訓にした講演の中で、以下のように語っています。

主として二〇歳未満の人たちで、過剰な放射線を被曝すると、一〇～一〇〇ミリシーベルトの間で発がんが起こりうるというリスクを否定できません。（『日本臨床内科医会・会誌』、第二三巻第五号、二〇〇九年三月）

また『甲状腺疾患のすべて』（伴良雄編集、永井書店）中の「放射線誘発性甲状腺癌」の章で以下述べています。

甲状腺癌発症に随伴する自己抗体の産生も示唆され、さらに、放射線被曝により甲状腺自己抗体の陽性頻度が増加する、との報告もあり注意が必要である。

さらに同論文で、チェルノブイリ周辺地域における一九九三年以降実施された甲状腺に結節を有する小児四四六人に対する細胞診の結果、七・六%のがんとともに二二・六%の慢性甲状腺炎が認められたと述べています。

その彼が三・一一の福島原発事故以来、被曝地においてどのような発言・行動を行なってきたのかについての検証記事が、二〇一四年五月八日より二四日目までの『朝日新聞』上「プロメテウスの罠《わな》ー不安を消せ」に一七回に渡り連載されました。その一部を紹介します。

事故から一週間後の三月一八日、福島県立医大において講演した内容は以下の通りでした。

「自信を持って大丈夫だ、心配いらん。子どもが外で遊んでおろうが、この子らが（将来の）日本を支えるんだと思えば、放射線なんてのは絶対打ち勝つことができると思っています」

「避難されている方々の被曝線量は微々たるものです。私たちが来た理由は、住民の方々に安心と安全をお話ししたいということです」

また、三月二〇日いわき市での講演は以下のようでした。

「いわきは安全。気をしっかり持って生活してほしい」

「怖がることはない。これを伝えるために私たちがいわきを訪れた」

「いわき市民がふみとどまることが、日本の安全安心につながる」

翌二一日には、福島市で次のように講演しました。

「なぜ国は二〇キロから三〇キロの人を避難させないんでしょうか。現状は危険じゃないからです。だから避難させる必要がないんです」

さらに当時問題になりつつあった、規制値の三倍を超える放射性ヨウ素が検出された水道水について、二二日付『福島民報』に以下のような談話を載せたのです。

「基準を越えている以上、飲むべきではないが、一年間、一リットルを飲み続けたとしても健康上の心配はない。……安心して生活を続けてほしい」

その後四月一日、飯館村を訪れた山下君は、毎時二〇マイクロシーベルト以上という「高放射線量率区域」（原子炉実験所においてむやみに立ち入りできないとされる区域）に匹敵する地域が存在する村での対応について、村議や幹部に説明しました。

「今の飯館村の放射線量では外部被曝は問題ない。内部被曝が問題だが、がんのリスクが上がるのは年間一〇〇ミリシーベルト以上。それ未満ならリスクはゼロと考えてよい」

このような一連の山下君を含む様々な放射能アドバイザーによる言動によって、原発近隣地域住民の中に「放射能は心配に及ばない」との雰囲気が拡がったことを記事は指摘しています。それは、「偉い先生が安心だと言ったから」「長崎で被爆者の医療に従事した専門家なら信頼できる」「広島・長崎の地名が持つインパクトの大きさ」（二〇一二年三月一四日付『長崎新聞』）によるものとされています。

山下君自身もその事実を認め、一般の人々が不安を抱かないための配慮だったと釈明しています。山下君の言葉を借りれば、「過度な不安を抱かず正しく怖がってください」と言うものです。「正しく怖がる」。一見聞こえのいいこの言葉は、被曝した人々から被曝の根本的原因である原発の存在という事実を覆い隠し、本質を見えにくくし、結果的に原発に対する怒りを鎮める役割を果たしているのではないでしょうか。

永井隆氏がかつて一九四五年一一月の合同葬において、カトリック信者の被爆者の怒りを鎮めるために述べた弔辞と同様な役割を見てしまうのです。また、一九四八年『ロザリオの鐘』において語る「あれほど恐れられた残存放射能も、ひと雨ごとに洗い流され、いまではほとんど証明できない。……丈夫な赤ちゃんが次々と産声をあげた。お嫁さんの妊娠率も悪くなく、祝福された女の人がよく私の家の前を通る。もう何の心配もいらない」と同じ姿勢を感じます。永井氏は被爆によってうちひしがれる浦上の人々を、山下君は被曝によって不安を感じ風評被害に晒されかねない福島の人々を、安心させ励ますための言動であったのでしょう。しかしそこには、一般の民衆を「放射能汚染に関する素人」と見なし、「知らしむべからず、依らしむべし」流の目線が存在することも確かなのです。「これからは、市民や住民こそが主役となって物事を選択し、決めてゆかねばならない」(山口幸夫氏「〃知らされなかった市民〃のこれから」『りいどみい——小田実を読む』第五号、二〇一四年春)ことが全く欠落した言葉と言えるでしょう。

五　ＡＢＣＣ（原爆傷害調査委員会）の役割とその後の原子力政策

国内において被爆者に対し十分な情報が与えられず、その結果十分な救済もなされなかった一方、原爆を投下した張本人であるアメリカは、被爆者に対しどのような態度をとったのでしょうか。その点については、広島大学名誉教授芝田進午氏（一九三〇～二〇〇一年）による以下のような記載があります。

別のところで詳論したので、論証を省略するが、原爆による広島・長崎の破壊は、日本人を使った大量人体実験だった。そこで、米軍は、占領直後、原爆被爆者の治療を全力をあげて妨害した。実験動物を治療しないように、「実験動物」視された被爆者を治療すれば、原爆の「効果」が判らなくなるからである。米軍は、広島・長崎にＡＢＣＣ（日本語で「原爆傷害調査委員会」と称した）を設置し、被爆者を治療するのではなくて、追跡調査することだけを行わせた。それは加害者が被害者を「調査」するという非人道的・反道徳的な所業にほかならなかった。

予研（国立予防衛生研究所、現在の国立感染症研究所―山口）設置の一三日後、米軍は予研にＡＢＣＣへの協力を要請した。ただちに予研はそれに応じ、ＡＢＣＣの被爆者調査計画を作成した。四八年、予研はＡＢＣＣと同じ建物に広島・長崎支所を設け、その支所長がＡＢＣＣ副所長になり、渾然一体となって被爆者への人権蹂躙の所業を行った。ＡＢＣＣ＝予研は、米兵の支援をうけ、「協力しないと米軍軍事法廷にかけられる」と被爆者を恫喝して、裸体写真・レントゲン写真をとり、血液を採取し、人権を蹂躙した。被爆者が死ぬと、遺体の解剖を遺族に要求し、ケロイドの皮膚や臓器を奪っていった。ＡＢＣＣの実態は米軍の軍事施設であって、初代所長は米陸軍大佐であり、それらの研究データは公開されず、米国防総省や原子力委員会・エネルギー省に送られ、核兵器や原発の開発に利用された。ちなみにＡＢＣＣ所長が四〇六部隊（公式には、米陸軍四〇六医学研究所。生物戦争研究のために、とくにアジアの病原体、媒介動物、昆虫などを使用する研究を実施。一九四六年五月、横浜に派遣し、その後東京に移転。五六年には相模原市の巨大施設に移転された—山口）に昇進したケースもある。米軍戦略下では四〇六部隊とＡＢＣＣは〝姉妹機関〟の関係にあり、予研は両者に犬馬の労を尽くした。

（芝田進午「医学者の倫理と責任——「医学者」の戦争犯罪の未決済と戦後被害」山口研一郎編著『操られる生と死 — 生命の誕生から終焉まで』小学館、一九九八年、二〇五〜二四二頁）。

以上、米軍による原爆投下が、「軍都広島・長崎」の人々を対象にした、来るべき東西冷戦による緊張関係において避けられない核戦争へ向けた大規模で残酷な人体実験であったこと、だからこそ、被爆者の多くがＡＢＣＣ（一九七五年、世論の批判により「放射線影響研究所」に組織替え）

によりその後の病状、経過について克明に調査されたこと、それはかつての七三一部隊と同じ性質のものであり、必然的にその名残である国立予防衛生研究所（一九四七年の設立以来、第一代から八代まで所長は全て七三一部隊の幹部で占め、研究員の多くも元隊員であった）と結びついたこと、が語られています。

米軍による広島・長崎への原爆（広島は「リトルボーイ」と呼ばれるウラン爆弾、長崎は「ファットマン」と呼ばれるプルトニウム爆弾）投下の理由については、台頭するソヴィエト連邦との軍拡競争、人類初の市民を対象とした核実験といった見方がある一方、「太平洋戦争を終結させるために仕方なく実施された軍事的手段」とするアメリカ側の見方もあります。実際はどうだったのでしょうか。米映画監督として「プラトーン」「七月四日に生まれて」（共にアカデミー賞受賞）、「ＪＦＫ」などの製作に携わり、二〇一三年夏、広島・長崎・沖縄を訪れたオリバー・ストーン氏は、ピーター・カズニック氏（歴史学者、『原発とヒロシマ』『広島・長崎への原爆投下再考』共著者）との共著『オリバー・ストーンが語るもうひとつのアメリカ史』第一巻〜第三巻（早川書房、二〇一三年四月〜六月）において、原爆投下に至る過程を以下のように説明しています（第一巻「二つの世界大戦と原爆投下」中、二八四〜三七〇頁、第四章「原子爆弾――凡人の悲劇」参照）。

一九三〇年代の終わりよりドイツとアメリカは原子爆弾の開発競争に入り（ドイツは一九四二年計画を断念）、一九四二年一二月アメリカは核分裂連鎖反応に成功し、「マンハッタン計画」が始動しました。

太平洋戦争の激化に伴い、アメリカ国民の間では日本人（「ジャップ」）＝害虫、ゴキブリ、ネズミ、サル（「イエローモンキー」）といった差別的偏見が蔓延しました。それは、一九四五年四月ルーズベルト大統領の死去に伴い就任したトルーマン大統領の下、より徹底され、日本各地での空爆（無差別な非戦闘員の殺戮）へと発展していきました。

一方、日本国民は連合国より示された「無条件降伏」の内容として、国体（天皇制）の廃止と、天皇の戦争犯罪人としての処刑を最も警戒しました。一方現実には、食糧事情、交通網の寸断、都市の破壊、生活の破綻により闘う気力も体力もなく、また軍部も大部分の海軍力、空軍力を失っていました。残されたのは「一億総玉砕」か投降かという厳しい選択でした。ソ連による侵攻も時間の問題という情況でした。

一九四五年七月一六日、アメリカのニューメキシコ州において初の原爆実験が行なわれました。その翌日より開催されたポツダム会議において、ソ連の参戦（による極東の領土権益に関する譲歩）を懸念したトルーマンは、二六日に発表されたポツダム宣言（「日本軍の無条件降伏」）を日本が黙殺する前の段階（二五日）で、既に原爆投下を命令していました。

結局、軍事都市としての性格を持ち、空襲による損害を受けていない（破壊の効果把握のため）都市として広島・長崎への原爆投下は強行されたのです。アメリカが、最早戦力も気力も喪失していた日本の市民に対し、世界で初めての原爆を使用したことに対しては、国内外より猛烈な批判がありました。特に、軍事情況を的確に掴んでいた米軍の最高指導者たちは原爆の使用に懐疑的でした（傍受した電報の概要作成の任務についたカーター・クラーク准将は、「…もう誰が見ても原爆は無用であり、…そのような人々相手に原子爆弾二個の実験をした」と語っている）。ローマ教皇も原爆使用を糾弾しました。イギリスのチャーチル首相ですら原爆の擁護は困難と感じていました。結果的に、世界初の核兵器の使用は、その後のソ連との冷戦構造において開発競争の加速化を招いたのです。

以上の一連の経過について、一九九四年八月五日付『朝日新聞』紙上において、被爆四九周年を迎えての、「マンハッタン計画」に参加した科学者四名の五〇年に及ぶ「心の軌跡」がインタビュー形式で綴られています。「計画」の最大のポイントはドイツによる原爆の開発であり、その計画がないと分かったのは一九四四年の一一月末から一二月初めであったことが語られています。その時点で、原爆開発の意味はないとされましたが、計画は続行されました（軍部においては、既に「対ソ連」へと意図が向けられていました）。一方、一九四五年六月には科学者の間で原爆投下に反対する請願運動「フランク報告」がありました。「もし米国が、この無差別破壊手段を使う最初の国になれば、世界の大衆の支持を失い、軍拡競争を促し、将来の核兵器の国際管理の可能性を害する」として、日本への無警告投下に反対しました。原爆の使用について、科学者の間では意見が半々だったのです。核削減に積極的な人たちへのインタビューでしたが、原爆の開発については二名が「後悔していない」と答えています。

原爆使用後窮地に立たされたトルーマン大統領にとって、アジア最大のカトリック教会（浦上天主堂）が存在する地で被爆した、自らもカトリック信徒であり原子物理学者でもある永井隆氏による、「世界戦争という人類の罪の償いとして浦上教会が犠牲の祭壇に供えられた……、この犠牲によって十数億の人類が戦乱の惨禍から救われた……」（一九四五年一一月の浦上教会合同葬における永井氏弔辞、本書三三〇〜三三一頁参照）との見解は、まさに渡りに舟であったと思われます。永井氏はさらに一九四五年の段階で、既に「原子エネルギーの動力源としての利用」についても言及していたのです（アイゼンハワー米大統領による国連での演説「Atoms for Peace（原子力の平和利用）」は八年後の一九五三年一二月でした）。

その後の国内における経過において、放射線による慢性的な（「内部被曝」による）影響については無視され、「原子力が兵器として使われれば、急性障害による惨禍をもたらすが、平和利用すれば健康被害どころか発電など様々な恩恵をもたらす」として、原発推進のためのエネルギーへと転化されていった事実が窺えます。その歴史的過程については、東北大震災、福島第一原発事故の年の七月下旬、『朝日新聞』紙上において掲載された五回の連載記事「原爆と原発」が参考になります。以下要約します。

① 一九四九年に刊行された永井隆著『長崎の鐘』に「原子力への夢」が語られている。

② 戦後の教科書に「原子力の平和利用」が載り、一九五一年秋に広島で出版された手記集『原爆の子』に収録された一〇五編中四編が「原子力への期待」を綴ったものであった。序文に

③　「広島こそ平和的条件における原子力時代の誕生地」との文章が掲載された。一九五四年三月、ビキニ環礁で米国の水爆実験により第五福竜丸が被爆した。反米・反核運動の広がりを警戒した米政府は、五六年五月被爆地広島で、被爆の展示品を置く平和記念資料館を会場に「原子力の平和利用博覧会」を開催し、三週間で一一万人が来場した。五七年八月、東海村に米国製の原子炉が搬入され「原子の火」がともった。

④　一九五四年四月、日本学術会議が「原子力の平和利用三原則」を決議し、「情報の完全な公開」「民主的運営」「自主的運営」を掲げた。翌年の原子力基本法にも盛り込まれたが、「公開」の内容が「一切の情報」ではなく「成果」に限られた。七〇年代原発でトラブルが続くも、九七年日本学術会議は「原子力の供給割合の増加が望ましい」と推進の旗を振った。

⑤　一九五六年八月に長崎で結成された日本原水爆被害者団体協議会（被団協）の大会宣言文中、「原子力を人類の幸福と繁栄に向かわせることが、私たちの唯一の願い」との文言が盛り込まれた。

⑥　一九七五年八月の原水爆禁止世界大会（広島）において、被爆者森滝市郎氏は原水爆禁止日本国民会議を代表して、「原子力発電をつくり、プルトニウムと放射性廃棄物を出し続けることになればどうなるのか」「人類は生きるために「核絶対否定」の道しか残されていない」と宣言した。八九年の青森県六ヶ所村でも森滝氏は、「核と人類は共存できない。反原発運動は人間が核を否定するか、核に人間が否定されるかの戦い」と発言した。しかし、反核燃

の風は弱まっていった。

⑦ そのような情況下で「三・一一」が起こった。同年七月一三日、被団協は結成後五五年を迎えて初めて「脱原発」を打ち出した。それまでは「原発を持ち出すと運動が分裂しかねない」との危惧があった。「ノーモア・ヒバクシャ」を揚げたにもかかわらず、「フクシマ」でまた「ヒバクシャ」を出してしまったことに大きな衝撃を受けた。「核の平和利用」という美名が核保有国の立場を容認することだと気づいたのである。（以上、『朝日新聞』二〇一一年七月二二日〜二六日）

六　水俣・三池における国策と犠牲の構図

戦前から戦後にかけて連綿と続いた科学技術や産業における企業や国の繁栄のための国策による地域住民や労働者の犠牲の構図の代表が「水俣」や「三池」と言えるでしょう。「現代医療を考える会」では、一九九五年九月、原田正純氏（一九三四〜二〇一二年、元熊本学園大学教授）をお招きし、「水俣・三池に学ぶ」と題してお話ししていただきました。

その話の中で、私たちにとって最も印象に残ったのは、「災害や事故が生じたことで被害者が差別されるのではなく、いわれなき差別や抑圧のある所に（差別された地域・人々に）被害が起こる」ということでした。水俣における住民とチッソとの関係、水俣地域と地域外との関係がそうでした。また、三池における炭鉱労働者と三井資本との関係、労働者間におけるそれぞれの立場の相違（一般労働者、与論島より移り住んだ労働者、囚人労働者、そして朝鮮半島より強制的に連行された労働者）、さらに一九六〇年の「三池大闘争」以降は第一組合と第二組合との間にもそのような関係が生じてしまったと言わざるを得ません。

私たちが忘れてはならないのは、原発密集地帯の福井においても中嶌哲演さんのお話にあるような差別構造が横たわっていたことです。また福島の歴史的情況について、南相馬で生まれ現在も生活しておられる佐藤純一氏（元高知大学医学部教授、医療社会学）は以下のように述べています。

東北は、戊辰戦争以降、国家の中央から、差別され収奪され続けた空間であって、日本の外、まさに植民地のように扱われてきた土地であり、だからこそ原発がつくられたのです。つまり、原発には放射能汚染事故が起きうることが予定に入っていて、それでも（汚染事故が起きても）いい土地に、原発がつくられたのです。（「シンポジウム「医学概論」の射程――一九六〇年代から三・一一後へ」『思想としての「医学概論」――いま「いのち」とどう向き合うか』岩波書店、二〇一三年、三一七～三八六頁）

実は被爆地・長崎も例外ではありません。古くは一五九六年の豊臣秀吉による二六聖人の殉教に始まり、その後徳川幕府の厳しい弾圧を逃れ隠れキリシタン（切支丹）の人々が浦上周辺地域に移り住みました。浦上のカトリック信者たち（彼らは「クロ」とか「クロシュウ」と呼ばれました）がいわれなき差別を受けていた事実には、このような歴史的背景が否定できません。また、一五年戦争の後半、朝鮮半島から日本国内に強制的に連行され強制労働に従事させられた数万人とされる朝鮮人が、浦上刑務支所（爆心地から二五〇メートルの現在の平和公園）、長崎捕虜収容所（爆心地から一五〇〇メートルの三菱造船所近く）に収容されていたのです。

再び原田氏に戻りますと、水俣と三池について、著書の中で以下述べておられます。まず、水俣病の原因がチッソ工場から垂れ流される工場排水による「有機水銀中毒」であったことを、政府は一九六八年正式見解として発表したが（最初に「水俣病」が発見された一九五六年五月より一二年後）、当初は地域の風土病のようにみなされ、専門家たちも真実を語ろうとしなかった。その結果、多くの患者たちが偏見の目で見られ、水俣出身であることを隠す人が出てきたり、「水俣の魚を食べるな」との風評被害が巻き起こった（『裁かれるのは誰か』世織書房、一九九五年参照）。

また、一九六三年一一月に発生した三井三池三川鉱の炭塵大爆発は、死者四五八名、一酸化炭素（CO）中毒者八三九名という大惨事であった。しかし、「CO中毒では慢性的な後遺症は生じない」とする会社側に立つ専門医によって、「よくなるはずなのに良くならないのは第一組合に属しているから」として、「組合原生病」という「詐病」にされてしまった。爆発の原因や炭鉱労働者が受けた災害について、会社側の過失が認められたのは、爆発から三〇年後の一九九三年であった（『炭坑《やま》の灯は消えても――三池鉱炭じん爆発によるCO中毒の33年』日本評論社、一九九七年参照)。

以上の指摘の中で私たちが見落としてはならないのは、「専門家」「専門医」の責任についてです。医療被害や薬害においてもそうですが、水俣・三池においても彼らの犯罪的行為は明白です。現在の原発においても見逃すわけにはいきません。人々を犠牲にする国策は、決して国や企業のみで可能なのではなく、そこでは常に専門職の立場の人間が、一般の人々（素人集団）を誤魔化したり、あるいは法廷において専門的知識を披露し裁判官を煙に巻いてしまうことで可能になるのです。科学技術に関する専門職と一般市民との関係について、京都精華大学元学長の柴谷篤弘氏（一九二〇～二〇一一年、分子生物学）は、次のように述べています。

……政府や企業など、新しい技術の採用・推進によって利益を得やすい集団は、それならば、一群の科学技術者を味方につけておけば、自分たちの希望通りの政治的決定が実現されやすいと期待するようになります。……科学技術は一般民衆を政治的に無力化してしまい、したがって民主主義とは名ばかりの、技術官僚政治、科学管理社会が現前することになりやすいのです。

……一般民衆は、科学技術に対して一種の麻薬中毒のような状態になっていて、問題の技術の実施か、原始への逆もどりか（あるいは国家の弱体化か）、というような二者択一めいた脅迫を受けることになりやすいのです。そのような脅迫は通常極端な誇張か、それともまるでうそのことが多いのですが、そういわれると、人民の側は適当な（しかし正確な）表現でそれに批判をかえすことが大変困難になってしまいます。（柴谷篤弘『科学批判から差別批判へ』明石書店、一九九一年、二一～二三頁）

さらに深刻な問題があります。ユゼフ・ボグシュ編『医学評論　アウシュビッツ』（日本医事新報社、一九八二年、絶版）によれば、アウシュビッツやビルケナウ（第二アウシュビッツ）強制収容所における二五〇万人から三〇〇万人とされるユダヤ人やシンチ・ローマ（「ジプシー」）あるいはソヴィエト人捕虜に対する生体実験や虐殺は、医師や看護婦の協力なしにはあり得なかったという事実です。すなわち、医師や看護師など医療専門職は、人権や人命にかかわる最も重要な最前線に立たされており、人々の運命を左右する立場にあるのです。アメリカの精神分析学者ロバート・J・リフトンは、これを「medicalized　killing（医療の名による殺人）」と呼びました。（高橋眞司『長崎にあって哲学する——核時代の死と生』中、一〇〇～一〇二頁「『医学評論アウシュビッツ』」、二三六～二三八頁「アウシュヴィッツ・ビルケナウ」参照）。

実は強制収容所における虐殺よりずっと以前から、ドイツ国内においては医師たちの手による障害者・児の抹殺が実行されてきました。クリスチアン・プロス、ゲッツ・アリ編、林功三訳『人間の価値—１９１８年から１９４５年までのドイツの医学』（風行社、一九九三年）に、以下のような記述があります。

医師たちは、「国家の代理人」として「遺伝病」と告発された患者を断罪した……。判決が実施されることになると、患者は病院を指定された。自発的に病院へ行かない場合は警察力によって手術台に連れて行かれた。（五五〜六四頁「国家の代理人」より）

「Ｔ４行動」（一九三九年から四五年に実施された二〇万人に及ぶ精神病患者などの国家的殺戮計画—山口）の約三〇人の専門鑑定医——かれらの中には有名な大学教授や経験豊かな施設の長が加わっていた——が、相互に関係をもつことなく、生死の決定をおこなった。（中略）。

「安楽死を実行するさいに必要な最も重要な条件のひとつは、できるだけ目立たない形をとることです。そのためには、なによりも目立たない環境が必要です。これを可能にするのは、治癒不可能な、慢性病の患者、医者が見放した患者、安楽死を与えることが決定されるかもしくはすでに決定されている患者が、不穏患者収容病棟もしくは不治患者収容棟ないしは病舎に収容される、通常の医療施設であることは疑いの余地がありません。これらの施設は……、在来の治療施設と区別されてはなりません。安楽死の指令とその実施は、他の、通常の科でおこなわれる処置とまったく同じ枠内でおこなわれなければなりません。そうすれば、わずかの例外を除いて、安楽死は他の死とほとんど区別のつかないものになります。（中略）。安楽死行動の前から、すでに安楽死に積極的な立場をとっていた精神科医たちは、かれらの施設で医学的安楽死を完全に目立たない形でさかんに実施してきました。」（「Ｔ４行

動」に関するある医師の意見〉（以上、八〇～九一頁「生きるに値しない生命」より）

障害者・児に対する「安楽死計画」から民族大虐殺に至る過程において、医師や看護婦には「死刑執行人」としての社会的役割が与えられたのです。

そのような歴史的現実がありながら、後々専門家集団の側の間違い（犯罪）が判明しても、彼らが責任を問われることは多くの場合において一切なく（「ナチスの医学」において指導的立場にいた主だった医師たちに対しては、一九四六年一二月から一九四七年七月に至る「ニュルンベルク裁判」において、死刑を始めとする量刑が宣告されました）、従って反省の機会が与えられることもありません。その結果、何度も同じ間違いが繰り返されていくのです。それは、かつての七三一部隊の隊員たちが、人間として決して許すことのできない医学犯罪に手を染めながら、戦後医学犯罪の業績の上に大学教授、研究所所長、日本学術会議会員などの地位を確保し、最期まで真実を語ることがなかったことに象徴されています。

七　福島第一原発事故後の復興過程における国策の蠢《うごめ》き

福島第一原発事故後の様々な動きの中で私が注目したいのは、被曝者の方たちに対する健診活動やその結果得られたデータの処理、今後の対策に関する動きです。かつてのＡＢＣＣと同じ過ちを犯すわけにはいかないからです。それに関連して以下のような注目すべき報告があります。

二〇一一年一二月五日付の『宮城保険医新聞』一四八八号（宮城県保険医協会発行）に、東北大学名誉教授日野秀逸《しゅういつ》氏の「『東北メディカル・メガバンク構想』――政・財・官・学「複合体」による「復興焼け太り」あるいは「復興喰いもの」プロジェクト」と題する寄稿文が掲載されました。「メガバンク構想」の対象は宮城及び岩手県内の東北大震災による被災者とされていますが、被災地住民（対象者は当面、地域住民八万人と三世代―子、親、祖父母―七万人の計一五万人とされる）の中には原発事故被害者も含まれる可能性が予測されます。以下、寄稿文の概要を紹介します。

まず「メガバンク構想」登場の背景として「震災復興計画」の一環とされており、その核心は「医療情報システムと遺伝子（ゲノム）研究」にあることが判明しています。ここで重要な指摘として、阪神・淡路大震災（一九九五年一月一七日）後に神戸市で進められた「創造的復興」の一環である先端医療産業都市構想と同一の発想とされています。神戸・先端医療産業都市とはいかなる存在なのでしょうか。既に大震災後の一九九八～九九年、同構想がまとめられつつありました。構想をまとめたのは、イラク戦争（二〇〇三年三月～）を仕組みイラク崩壊後二三億ドルの復興事業契約を結んだとされる米国のゼネコン大手のベクテル社（後述する『ショック・ドクトリン』中でも随所に登場し、二〇〇二年に創設されたイラク解放委員会の委員長に就任したジョージ・シュルツ元国務長官が長くCEO＝最高経営責任者として君臨したことが暴露されている）とされています。

小泉政権（二〇〇〇年誕生）下の二〇〇三年、全国に「先端医療開発特区」（スーパー特区）を設けるとの裁定が下されました。その第一号が神戸の「先端医療産業特区」なのです。経済界も進んでその構想を支持するスーパー特区のねらいは以下の通りです（カッコ内は問題点）。

①「産官学連携」の名の下に、株式会社（企業）が病院の経営・運営に参入する（医療の産業化、市場原理化）。

②保険診療と保険外診療の併用（混合診療）により、公的医療費を企業の研究開発費にも利用する（公的保険の適用が徐々に縮小＝国民皆保険制度の崩壊）。

③iPS細胞など再生医療を始めとする実験的医療の実施（「人体実験」を戒めた一九六四年の世界医師会による〝ヘルシンキ宣言〟への挑戦。医療倫理の荒廃）。

④実験的医療の実施により得られた成果を特許の対象とする（人体に関する情報の全てが資本の手に独占）。

全国に散在するスーパー特区（横浜市に株式会社のバイオマスター社が再生医療を利用した美容外科クリニックを開設）の中でも、神戸は突出した存在なのです。「神戸市土地造成株式会社」と揶揄《やゆ》されながら山を削り海を埋め立てて造られたポートアイランド（人工島）の有効利用のために整備された先端医療産業都市の概要は以下の通りです。

研究部門：理化学研究所（理研）発生・再生科学総合研究センター（CDB）

次世代スーパーコンピューター「京」

臨床部門：先端医療センター

神戸市立医療センター・中央市民病院
神戸国際フロンティアメディカルセンター（ＫＩＦＭＥＣ）
神戸低侵襲がん医療センター（放射線治療、化学療法）
チャイルド・ケモ・ハウス「夢の病院」（小児がん）
医薬品、医療機器部門：国際医療開発センター
第一三共の関連会社など製薬・医療機器企業二七七社
ＣＤＢについては、二〇一四年一月の、ＥＳ（胚性幹）細胞、ｉＰＳ（人工多能性幹）細胞に並ぶＳＴＡＰ（刺激惹起性多能性獲得）細胞の作成に関する論文の英国科学誌『ネイチャー』への投稿以来、論文や画像に不正（捏造、改竄）があったと取り沙汰されています。激化する再生医療を始めとする生命科学分野における研究開発競争や、知的財産権（特許）獲得競争の激化の中で、一日でも早く画期的な研究成果を上げることが研究所や研究者に求められています。今回の事態はその目的のための「勇み足」に他ならず、その事実が明るみにされるや、一若手女性研究者を「スケープゴート」に仕立て責任を押し付け、早期に幕引きを計ろうとすることに他なりません。その結果、親元の理研は、「特定国立研究開発法人」としてさらに社会的地位を高めようとしているのです。

そもそも理化学研究所とは、一九一七年（大正六年）、財界の肝入りで実業家渋沢栄一を総代として設立された化学・物理・生物に関する国策研究所です。第二次世界大戦末期、米国やドイツ

同様、原爆の研究・開発に仁科芳雄氏を中心に携わりました。現在、日本原子力研究開発機構（三二〇〇億円）や宇宙航空研究開発（一九八六億円）に次ぐ八四四億円の年間予算が投入されています。

一方KIFMECは、神戸市が国際総合戦略特区として「生体肝移植」を主とした「移植ツーリズム」を後押しし、先端医療産業都市構想のメーン会場としてのポートアイランドに、同構想の目玉として開業を予定しているものです（二〇一四年秋）。アステラス製薬、シスメックス、神戸製鋼、武田薬品などの企業が発足母体として名を連ねています。アラブ首長国連邦（UAE）、アブダビ首長国の政府系ファンドから資金一〇〇億円を調達し（直接調達するのはアブダビ政府の投資機関「ムバダラ開発」。投資に対する収益を年間一〇%と見込んでいる）、中東の富裕層を対象に生体肝移植や再生医療を実施する予定でした。移植医療に対し、「富裕層が貧しい人を買収し、親族と偽って移植を受けたら臓器売買につながる」（神戸市医師会会長、二〇一〇年一〇月二日『朝日新聞』）との懸念が示されており、行政としては慎重姿勢を約束せざるを得なくなっています。

同構想が社会保障の充実や市民の健康、生活の安心とは全く無縁であることが、神戸市立医療センター・中央市民病院の移転の過程で明らかになりました。二〇〇四年頃より計画されていた移転は二〇一一年七月に完了しました。「老朽化」が理由でしたが、改修ではなく新築移転され、従来の地よりさらに不便な沖合いに位置し、市街地より遠く離れました。また、三〇〇床が削減され個室率が高まり（二五〇床）、差額ベットの必要性から高額所得の入院患者が多くなり、一般市民は締め出されました。さらに、先端医療センターと隣接し、ＫＩＦＭＥＣとデッキで連結し、一般臨床の中に実験的医療を取り入れる意図が有々です。兵庫県医師会や神戸市医師会、市民一体となった反対運動があったにもかかわらず移転は強行されたのです

次に寄稿文で日野氏は、「ゲノム情報の一元管理」について言及されています。それを可能にするのは「被災地域の特性として、三世代同居家族が多く、家族構成が大きく、人口の移動が少ないのが利点」（二〇一一年六月、山本雅文東北大学医学系研究科長、現「メガバンク機構」長）とされています。それは当時の民主党・菅政権における「新成長戦略」としての「ライフ・イノベーション（技術革新）」戦略とも合致するものでした。具体的成果は新薬の開発であり、日野氏は「『メガバンク』は被災地の復興よりも日本経済の復興を先行させる戦略」と述べています。

その上で、以下四点について問題を指摘されています。

①ゲノム研究を始めとする「メガバンク構想」は、被災者の生活や生業の再建・復興に無縁

②大学や企業が中心の研究は、地元に雇用や需要をもたらすことはなく、それが利潤を生むか生まないかで、容易に内容が変わったり中止に追い込まれることもある。

③それでも「復興」を口実に予算の獲得や分配がなされる。

④ゲノム研究に関わる倫理的問題点。

しかし、東北大震災一年後の二〇一二年二月一日、東北大学（医学部）を中心とする研究プロジェクト「東北メディカル・メガバンク機構」が、総予算約五〇〇億円の巨大プロジェクトとし

て発足しました。同機構の将来企画の一つとして、宮城県内に在住する福島第一原発爆発事故による被曝者に対しても、各臓器や組織・血液中の細胞やＤＮＡ・遺伝子を分析することにより、放射線による傷害のメカニズムを解明し、それが先々どのように変化して行くのか、代々どのように受け継がれていくのか、経過の観察に繋がっていくのではないでしょうか。また、既に取り組みが始められた全国規模の「一〇〇万人ゲノムコホート（大規模遺伝情報に関する疫学調査）研究」の一環ともされており、企画対象が福島県内へも拡大して行く可能性は十分にあります。その結果、被曝者に対する調査はさらに加速することになるのです。

そもそも「メガバンク構想」の実態について、様々な疑問が浮かびます。まず、その対象が誰で、巨額な財源が誰のために使われるのか、ということです。参考になるのが二〇一〇年岩波書店より出版されたナオミ・クライン著『ショック・ドクトリン』上巻・下巻です。同書には「惨事便乗型資本主義の正体を暴く」との副題がつけられ、世界的な大惨事（戦争、政変、自然災害など後の国民（地域住民）のショック状態（何も考えられない、頭が真っ白な状態）に乗じて、「戦後処理、災害処理」を口実に、グローバル（超国家）企業が新自由主義的政策により一気に市場開発を行なう実態を暴いています。

特に第一九章には、二〇〇四年一二月に起きたスマトラ沖地震と大津波後、「海辺から漁師を追い払う企て」が実行されたことが暴露されています。津波はスリランカの人々約三万五〇〇〇人を死亡させ、一〇〇万人近くの人々を立ち退かせ、津波発生の二年前に頓挫した高級リゾート化計画を実現させるチャンスをつくったのです。

また第二〇章では、二〇〇五年九月のルイジアナ州ニューオリンズのハリケーン・カトリーナの例が紹介されています。「新自由主義」の提唱者、シカゴ大学教授のミルトン・フリードマン（一九一二～二〇〇六年）は、「（カトリーナは悲劇であると同時に）チャンスでもある」（『ウォールストリート・ジャーナル』）と書き、全地域の経済競争ゾーン化を提言しました（米大統領のジョージ・ブッシュはこれに同意）。「復興と救済」のもとに社会的弱者への攻撃が行なわれたのです。分断されがちな地域コミュニティが災害を契機に再度結びつくという構図ではなく、災害をきっかけにさらに分断され差別化される構図ができあがってしまいました。「災害アパルトヘイト」のこの事態は米国各地に波及し、公的統治機能が民間に委託され、金さえあれば環境災害や自然災害から身を守れる情況が常態化しました（山口研一郎「三・一一後の医療・医学の動向と「惨事便乗型資本主義」下における世界の情勢」『情況』二〇一三年一一・一二月合併号、情況出版、一四八～一六四頁参照）。

これほどあからさまではないにしても、被災し非常時にある地域住民を対象に、「人口の移動が少ない」との理由で「ヒトゲノムコホート研究に適している」として大規模な研究が行なわれようとしている実態、またそのための財源が製薬・医療機器産業やＩＴ、ゼネコンに確実に流れる実態は、日本版「ショック・ドクトリン」と評しても過言ではありません。

次に、研究の実施にかかわる倫理的問題です。日野氏も触れておられますが、「ヒトを対象とする医学研究の倫理的原則」として、一九六四年六月世界医師会により採択された〝ヘルシンキ宣言〟に、以下のような項目があります（抜粋）。

5. ヒトを対象とする医学研究においては、被験者の福利に対する配慮が科学的および社会的利益よりも優先されなければならない。

8. 医学研究は、すべての人間に対する尊敬を深め、その健康と権利を擁護する倫理基準に従わなければならない。弱い立場にあり、特別な保護を必要とする研究対象集団もある。経済的および医学的に不利な立場の人々が有する特別なニーズを認識する必要がある。また、自ら同意することができないかまたは拒否することができない人々、強制下で同意を求められるおそれのある人々、研究からは個人的に利益を得られない人々およびその研究が自分の治療とむすびついている人々に対しても、特別な注意が必要である。

10. 被験者の生命、健康、プライバシーおよび尊厳を守ることは、医学研究に携わる医師の責務である。

19. 医学研究は、研究が行なわれる対象集団が、その研究の結果から利益を得られる相当な可能性がある場合のみ正当とされる。

23. 医師は、研究プロジェクトに関してインフォームド・コンセントを得る場合には、被験者が医師に依存した関係にあるか否か、または強制の下に同意するおそれがあるか否かについて、特に注意を払わなければならない。もしそのようなことがある場合には、インフォームド・コンセントは、よく内容を知り、その研究に従事しておらず、かつそうした関係からまったく独立した医師によって取得されなければならない。

28. 医師が医学研究を治療と結びつけることができるのは、その研究が予防、診断または治療上価値がありうるとして正当であるとされる範囲に限られる。医学研究が治療と結びつく場合には、被験者である患者を守るためにさらなる基準が適用される。

（『世界医師会＝ＷＭＡ医の倫理マニュアル』日本医師会、二〇〇七年、一〇二〜一〇七頁）

〝宣言〟の観点に立って構想の内容を点検すると、被災地住民、特に被曝者の人々を対象としたゲノム調査が、被験者をモルモットとして扱ってしまう危険性に満ちていることは一目瞭然です。その研究結果は、研究者の論文作成や業績には役立っても、被験者が恩恵に与ることは皆無です。被災者の立場で、国や県が率先して行なう調査に協力しないためには、強力な信念や生活力が必要ですが、それを全く持ち得る状況ではないのです。なぜなら、被災者や被曝者の多くは未だ公的な仮設住宅や借り上げ住宅に住まざるを得ず、一方で東北電力より賠償金（その多くは税金が投入されている）を受けながら生活を成り立たせている人たちだからです。それはかつてＡＢＣＣが行なった「治療のない追跡調査」に対し、被爆者の人々が応じざるを得なかった事実と全く同じ構図ではないでしょうか。

八　脳死・臓器移植、安楽死・尊厳死において進められる「犠牲のシステム」

最後に、今日の「脳死・臓器移植」の推進、ひいては「尊厳死・安楽死」の推進＝尊厳死法の成立に触れておかねばなりません。高橋哲哉氏の、原発が許されないのは「犠牲のシステム」によって成り立っているから、という言辞をお借りすれば、脳死・臓器移植こそまさしく、脳死者とされるドナーの犠牲（強制的な死）によってレシピエントが生き延びる（恩恵を得る）医学技術なのです。「二人の死から一人の生へ」「命の贈り物」といったキャンペーンはそれを象徴的に表しています。

詳しくは小松美彦さんや川見公子さんの論文に譲りますが、ここで私たちが見落としてはならないのは、脳死・臓器移植における「犠牲のシステム」は、何もドナーとレシピエントとの関係に限定されないことです。国策として国が人の死の定義にまで入り込み、そのための法律まで作り、多額の金銭を費やしてドナーカードを広め、キャンペーンを繰り広げ、役所・保健所・病院、ありとあらゆる行政・医療・保健のシステムを動員するのは、「脳死者」を犠牲にすることで、そこに莫大な医療材料・資源としての宝庫をみているからに他なりません。多くのベンチャー企業、多国籍あるいは超国家的な医薬品企業の期待を一心に集めているのです。それは、前述した被災者に対する遺伝子検査や、今最も脚光を浴びる再生医療ともタイアップしながら、国の財政を支える一大産業にのし上がろうとしているのです。

一方、それでも国家的財政危機は予断を許しません。そこで大きな足かせとなっているのが医療や福祉への支出、すなわち社会保障のための財源です。特に高齢者、とりわけ病弱、寝たきり、認知症の高齢者に白羽の矢が立てられているのです。現在進行しつつある医療現場における実質的な消極的安楽死（尊厳死）推進や、より積極的な尊厳死法制化の当面の目標としては、病気がちな高齢者、障害を持つ高齢者に的が絞られているのは間違いないでしょう。これも「国策」による高齢者の「犠牲」という構図に他ならないのです。

二〇一〇年七月の改定臓器移植法施行に続いて、二〇一一年年末より尊厳死法制化の動きが加速してきました。そこへ至る歴史過程については、小松さんが丁寧にまとめておられます（本書第3章）。ここでは二〇一一年暮れ以降の政界や医学界、医療現場の動向及びマスメディアの論評について時系列にまとめてみます。

・二〇一一年一二月、超党派の衆参議員約一二〇名で運営される「尊厳死法制化を考える議員連盟」（二〇〇五年発足）が、「尊厳死法案」の国会上程へ向け本格的に始動。

・二〇一二年一月、日本老年医学会が「高齢者の終末期の医療およびケア」に関する「立場表明」を発表。「高齢者の終末期における胃ろうなどの人工的水分・栄養補給について、「治療の差し控えや撤退も選択肢」との見解を示した」、「近年、口から食べられない高齢者に胃に管をつないで栄養を送る胃ろうが普及。病後の体力回復などに効果を上げる反面、欧米では一般的ではない、認知症末期の寝たきり患者などにも広く装着され、その是非が議論になっている」、「高齢者に最善の医療を保障する観点からも、「胃瘻《ろう》造設を含む経管栄養や、気管切開、人工呼吸器装着などの適応は、慎重に検討されるべきである。すなわち、何らかの治療が患者本人の尊厳を損なったり、苦痛を増大させたりする可能性があるときには、治療の差し控えや撤退も選択肢」とし、「患者の意思をより明確にするために、事前指示書などの導入も検討すべき」とした」と二〇一二年一月二九日付『読売新聞』が報道した（天田城介「胃ろうの一〇年―ガイドライン体制のもとグレーゾーンで処理する尊厳死システム」『現代思想』第四〇巻第七号、二〇一二年六月、一六五〜一八二頁参照）。

・同二月六日放送のBS朝日の番組において、東京・浴風会病院を見学した際の感想として、石原伸晃・自民党幹事長（当時）が次のように発言。「…意識が全くない人に管入れて、生かしている。エイリアンですよ。エイリアンの映画で、人間に寄生している、エイリアンが人間を食べて生きているみたいな…」。翌日の記者会見では、「私は人間の尊厳を重んじていかなければならないということを絶えず言っていて、私自身も胃ろうのようなことは行わないと、夫婦の間で決めている」と述べる（同上）。

・同三月、「尊厳死議連」が「終末期の医療における患者の意思の尊重に関する法律案」（いわゆる「尊厳死法案」）の第一案「終末期（傷病について行い得る全ての適切な治療を受けても回復の可能性がなく、死期が間近と判定された状態）の患者が延命措置（終末期の患者の傷病の治癒や疼痛の緩和ではなく、患者の生存期間の延長を目的とする医療的措置）を望まない場合、措置の不開始」、続いて六月、第二案「同、既に実施されている措置の中止」を医師が行なった場合でも責任を問われない、を公表。ここでいう「延命措置」とは、人工呼吸器の装着や人工栄養・水分の補給を意味するとされている。また「終末期」とは、がんの末期や重篤な神経難病の末期を指すものと思われるが、具体的な呈示はない。

・同六月、日本透析医学会が、国内の透析患者数が三〇万人を越え、平均年齢が六七歳であり、癌や脳卒中、心臓病などの合併症を抱える高齢患者が増えている事実を発表。終末期の患者やその家族が望む場合には、重い慢性腎不全の患者が受ける人工透析について、中止や開始の見合わせも可能とする提言をまとめる（最終提言は二〇一四年三月）。

・同八月、「社会保障制度改革推進法」が可決成立。従来の公助を基本とした考え方から、自助・自立、共助を中心に据えるものとなる。その結果、個々人の生活や療養を自分自身、または家族や近隣の相互扶助によって営んでいくことが推進される。あるいは民間サービスの積極的利用が推奨され、経済的理由からそれもできない人は振り落とされる仕組みとなる。加えて医療制度改革の一環として第六条に、「個人の尊厳が重んじられ、患者の意見がより尊重されるよう必要な見直しを行い、特に人生の最終段階を穏やかに過ごすことができる環境を整備する」という終末期医療の見直し、が挙げられる。「推進法」により社会保障制度改革国民会議が一一月にスタートし、翌年八月最終報告書がまとめられた。「二〇二五年モデル」の下、医療・介護・年金の社会保障三本柱が組み立てられ、その後の給付や負担あるいはシステムに関する具体策の礎にされた。

・同一〇月、『朝日新聞』が全国の救命救急センター四五カ所に対しアンケート調査を実施。その結果、この一年間に救急搬送された六五歳以上の高齢者で、人工呼吸器や人工心肺、人工透析などの積極的治療を中止したり、差し控えたりした経験が九一施設、六三％にのぼった。反対に経験しなかったのは四九施設、三四％であった（二〇一二年一一月一一日付『朝日新聞』）。同様に翌二〇一三年九月、『読売新聞』が全国の救命救急センター一六八カ所に対して調査を実施。一五カ所が人工呼吸器・人工心肺を中止、七九カ所が差し控えた。また、四三カ所が人工透析・血液浄化を中止、一〇六カ所が差し控えた。その結果、何らかの延命措置を差し控えたセンターは一三八カ所、八二％にのぼった（二〇一三年一〇月二一日付『読売新聞』）。

・同一〇月、仏教、キリスト教、教派神道、新宗教の連合組織、神社本庁が加わる日本宗教連盟が主催するシンポジウム「いま、尊厳死法制化を問う」が開催される。島薗進氏（東京大学大学院人文科学系教授、宗教学）をコーディネーターに、シンポジストとして、長尾和宏氏（開業医、日本尊厳死協会・副理事長）、加藤真三氏（慶應大学教授、肝臓病専門医）、小松美彦氏（東京海洋大学教授、生命倫理）、戸松義晴氏（浄土宗総合研究所主任研究員）が、それぞれの意見を述べた。長尾氏以外は全て尊厳死法制化に反対の立場で、唯一賛成意見を述べた長尾氏は、「宗教界は自然死に理解があると思ってきたのにあきれた」と発言した（二〇一二年一〇月二五日付『読売新聞』）。

・同一一月、日経連が「社会保障制度のあり方に関する提言」をまとめ、医療改革の方向付けを行なう。先の「推進法」を踏襲し足並を揃え、それを具体化する内容になっている。医療に関しては、「自己責任による健康維持」が基本に据えられている。その結果、各自の健康を社会的に支えてきた国民皆保険の変質・解体が目論まれ、民間医療保険の導入が提唱される。高度医療を混合診療（公的保険と自費とで分担）に組み込み、軽度医療は公的保険から外し自費扱いとすることで、日常診療のあらゆる領域で制限が加わることになりかねない事態をもたらす。

・同一二月、衆議院が解散したため、「尊厳死法案」の国会提出を断念。

・二〇一三年一月、麻生太郎副総理兼財務大臣が、社会保障制度改革国民会議の席上、終末期の高齢患者の医療費に関して以下のように発言。「死にたいと思っても生かされると、かなわない。政府の金で（高額医療を）やってもらうと思うと、ますます寝覚めが悪い。さっさと死ねるようにしてもらうなどしないと解決策はない」。

・同五月八日付『読売新聞』が〝新聞社提言〟として、一面及び三面、二五面、二六面、二七面の全紙面を使い、「医療改革に関する提言」を掲載。核心は「医療を産業として強化、経済成長のエンジンとして活用」（「社説」）であるが、五項目にわたる内容中四項目の「産業化で地域医療を元気に」において、「患者本位の終末期医療を」と題して以下述べられている。

「超高齢社会を迎え、終末期医療のあり方が問われている。医療・介護関連産業の成長は、高齢者にふさわしい医療の実現にも欠かせない。厚労省の調査では、一般国民の七割が人工呼吸器などの延命医療を望んでいないが、実際には八割の人が病院で亡くなり、希望をかなえるのは少数だ。最後まで自分らしく生きたい、という患者・家族の思いを実現する医療を目指さなければならない」。「終末期に至った時に、患者の意思をくみ取り、その希望をかなえる環境作りも肝要だ。本人の意思に従って延命措置を控えたり、中止したりした場合に、医師が殺人罪などに問われないようにする法整備を求める声も強い」。

・同一二月、自民党の「尊厳死に関する検討プロジェクトチーム」が、各党に対して翌年四月までに党内議論を終えるよう要請。日本弁護士連合会は、「国民的議論が十分に尽くされていないと」として反対を表明。

・二〇一四年四月、「平成二六年度診療報酬改定」において、現在三六万床ある七対一（患者七人に対し看護師一名の病棟。最も手厚い看護体制で、五〇床の病棟では三七名以上、日勤十二名、夜勤が三名となる）入院基本料を算定する病床のうち、二年間で九万床を削減し、二〇二五年には一八万床に半減するために、九〇日を越えて入院している場合は基本料を下げて長期入院を抑制するなどの方策を講ずる。七対一病棟の在宅復帰率を七五％以上に維持し、慢性期の療養病床も同復帰率五〇％以上を要件とし、「病院から地域へ」「病院から在宅へ」の方針を明確にする。「石原発言」にみられる胃瘻についても診療報酬上の改定がみられた。「胃瘻造設術」の点数が一万七〇点（一〇万七〇〇〇円）から六〇七〇点（六万七〇〇〇円）に引き下げられた。同時に、一年間の造設術件数が五〇件以上になった場合などは、上記の点数がさらに二割減算されることになった（二〇一五年四月以降）。それに加え、「胃瘻抜去料」に対し二〇〇〇点（二万円）の技術料を新設した。一連の改定の趣旨は、これまで嚥《えん》下機能の評価や嚥下訓練を実施することなく、安易に造設していた（かつて私が在宅で診ていたダウン症の五〇代女性の場合、経口摂取可能であったにもかかわらず、在宅介護が困難となり療養型病院に入院する際、経口食は危険だからということで、「胃瘻を造ること」が入院の条件とされた）ことへの警告と受け取れる。一方で現在全国で二六万人が利用しているとされる胃瘻の差し控え、中止を模索するものでもある。胃瘻設置患者が多い医療機関が不利になる診療報酬制度は、不必要な設置を防ぐことにつながる一方、神経難病などで一度設置するとなかなか外すことのできない患者を敬遠してしまう傾向を作り出す。また、同年四月一日以降七〇歳になる被保険者には二割の自己負担が求められ、医療機関への受診抑制が意図されている。

・同四月九日〜一三日の五日間にわたり『読売新聞』紙上において、〝日本二〇二〇・人口減社会〟と題する連載記事を一面に連載。総務省や厚労省、国立社会保障・人口問題研究所などの「人口動態推計」をもとに、今後五〇年に渡る少子高齢化社会を予測する内容になっている。年金・医療・介護の社会保障給付費については、二〇一一年度一〇七兆円（介護保険が始まった二〇〇〇年より三〇兆円増加）が、二五年度一五〇兆円となる。その最大の原因は「団塊の世代」（一九四七年～四九年に生まれた世代）が七五歳以上になり、病気や認知症などで要介護状態になることとされる。その結果、国内総生産（GDP）に占める給付費の比率が、医療では二〇一二年度七・三％が二五年度八・九％に、介護では一・八％が三・二％に増加する。一方労働力人口も、二〇一三年の六五七七万人が二〇年には六一九〇万人へと約四〇〇万人減る。それを補うべく七〇歳以上を退職年齢とし、「高齢者を戦力」に加えなくてはならないとされる。最終回には、元岩手県知事で総務大臣も務めた増田寛也氏のコメントが掲載されている。「将来首都圏において高齢単身者が急増し、その医療と介護のために全国から若者が吸収される。その結果、地方が滅びる（三〇年後に五〇〇以上の自治体が消滅するとされる）。結局人材供給源を失った東京もまた衰退する」。それを「人口のブラックホール現象」と名付け、「日本消滅」もあり得るとする。

・同四月一六日付『朝日新聞』が一面トップ記事で、「呼吸器　命の選択〝ALS〟――つければ「家族に負担」」との見出しで、二名（六〇歳と三四歳）の筋萎縮性側索硬化症（ALS）の女性に関し、人工呼吸器の装着について論評。社会面には、「呼吸器外す権利――尊厳死法議論で検討」と題する関連記事を掲載。

・同五月九日付『朝日新聞』の〝耕論〟に、「尊厳死法は必要か」と題する特別記事を掲載。法制化賛成派の鈴木裕也《ゆたか》氏（内科医、日本尊厳死協会・副理事長）、慎重派の周防《すお》正行氏（映画監督）、反対派の安藤泰至《やすのり》氏（鳥取大学医学部准教授、宗教学）の意見をそれぞれ紹介。「尊厳死法案の提出が（近々）検討されている」として、読者の選択を促すものであった。
・同五月二二日、参議院議員会館において、日本脳性まひ者協会、日本ＡＬＳ協会、人工呼吸器をつけた子の親の会（バクバクの会）、全国脊髄損傷者連合会、全国遷延性意識障害者・家族の会など約五〇団体と一〇〇名余りの個人による「尊厳死法制化を考える院内集会」が開催された。福島瑞穂氏、阿部知子氏、川田龍平氏、山本太郎氏などの国会議員も参加。二〇一四年の通常国会への「尊厳法案」の国会上程・成立という緊迫した事態に対し、多くの障害者団体や支援団体が危機感を募らせ開催された。この場で、ＡＬＳ／ＭＮＯ（運動ニューロン病）サポートセンターさくら会の川口有美子氏より、提出予定の法案の内容とコメントが紹介される（後述）。
・同五月三一日、土曜の夜の一時間一五分、ＮＨＫスペシャル「日本の医療が危ない⁉団塊の世代が高齢化――そのとき何が起きる？」が放映される。スタジオに、医療や福祉関係を代表する専門職や一般の各世代の人々約三〇名が集まり、「二〇二五年（団塊の世代が全て七五歳以上の「後期高齢者」になる年）問題」について切迫感を持って語り合う。
・同六月一八日、二〇一二年八月に成立した「社会保障制度推進法」を医療・介護分野で具体化する「地域医療・介護推進法」（「地域における医療及び介護の総合的な確保を推進するための関係法律の整備等に関する法律」）が成立。医療では、全国の病院のベット数（特に急性期用）を大幅に削減し、「高度急性期」（七対一看護）「一般急性期」「回復期」「慢性期」に区分分けする。基本的には早期に退院を勧告され、地域（在宅）に戻ることになるが、その受入れ体制が十分でなければ、「難民」化する可能性も出てくる。幸い自宅へ戻れたとしても、治療半ばの患者を支えるための医療・看護体制が整っているとは言い難い。一方介護では、比較的要介護度の高い高齢者を入所させていた特別養護老人ホームに「要介護3」という壁ができる。その結果、単身世帯や夫婦のみの世帯における生活が成り立たない事例も出現する。以上のような情況の中で国が進めているのが「地域包括ケアシステム」への民間営利産業の導入である。医療・介護分野に様々な医療産業、ヘルスケアサービス、人材派遣会社が動員され、「混合診療」の解禁とも連動しながら、保険外療養が拡大されていく。その結果、地域で生きていこうとするなら、それなりの財政基盤がない限り困難となる。結局、「金の切れ目は命の切れ目」にならざるを得ない。

以上、主にマスメディアによって報道された情報を列記しただけでも、尊厳死法制化を巡って国や医療現場に大きな変動が生じていることが一目瞭然です。国会提出予定の「尊厳死法案」の内容については後ほど紹介しますが、「法案」が提出される背景（根拠）について以下触れておきます。マスメディアにおいて、読者へのアンケート調査の結果、「無駄な治療は控えたい」「苦しみながら死にたくない」「意思に反して生き延びさせられるのは御免蒙りたい」といった「尊厳死願望が大半を占める」とする報道がなされます。「法制化」推進派にとって格好の口実ともなるものです。

果たして、人々の素朴な願いは「法制化」に直結するのでしょうか。私自身の経験を紹介します。二〇〇六年秋号の『通販生活』（カタログハウス）誌上で、「国民投票」と称して「尊厳死の法制化に賛成ですか？反対ですか？」という記事が掲載されました。六名の代表的意見が紹介され、賛成—中川翼氏（定山渓病院院長）、村松敦子氏（尊厳死協会・副理事長）、条件付賛成—中島みち氏（ノンフィクション作家）、反対—永六輔氏（作詞家）、立岩真也氏（立命館大学教授）、山口と意見が分かれました。三カ月後の冬号において投票結果が紹介され、回答者一一九一名中支持率はそれぞれ村松氏（三四％）、中川氏（二一％）、中島氏（一六％）、立岩氏（一三％）、永氏（一一％）、山口（五％）という結果であり、「尊厳死法制化」賛成が七割近くに達したことになります。しかし、細かくアンケート結果をみると、賛成している人々の多くに「安楽死・尊厳死」願望や思想があるわけではありません。「尊厳ある最期を望む患者の権利を守りたい」「自分のことは自分で決めたい」という、人々の当たり前の気持ちが支持率に反映したと言えるのです。回答者の思いは「死の迎え方」というよりそれに至る医療（終末期医療を含む）のあり方に対してのものなのです。

一九七八年「末期医療の特別措置法案」が公表された際、「安楽死法制化を阻止する会」（小松さんの論文参照）の事務局を務め、その後も『健康幻想《ヘルシズム》の社会学——社会の医療化と生命権』（二〇〇八年、批評社）、『優生思想と健康幻想——薬あればとて、毒をこのむべからず』（二〇一一年、同）など、尊厳死問題に言及する多くの著作・論文を発表しておられる八木晃介氏（元花園大学文学部教授、人権教育センター所長）は以下のように述べておられます。「私が安楽死・尊厳死を求めることは金輪際ありえませんが、だからといって徹頭徹尾の延命を追求するということも考えていません。安楽死・尊厳死でもなければ、延命追求でもない、いうならば〝普通の死〟であればOKです」（「死と個の尊厳とは？――尊厳死法制化を許すな」『試行社通信』第三三一号、二〇一四年六月）。八木氏が語っておられる〝普通の死〟こそ、人々が真に求める「死のあり方」ではないでしょうか。それと「尊厳死」とは、言葉の意味においても概念においても大きな乖離があります。

それは例えば以下のような第一一回及び一二回「シルバー川柳」入選作に選ばれた作品の中にもよく表わされています。「未練ない　言うが地震で　先に逃げ」、「まだ生きる　つもりで並ぶ宝くじ」、「日帰りで　行ってみたいな　天国に」、「延命は　不要と書いて　医者通い」。以上の句は、人々の「死」に対する言葉で言い表せない不安、「生」に対する語り尽くせない「未練」の感情が、ユーモアを交えて詠まれています。人生とはそれほど割り切っておさらばできるわけではないことを、高齢者の方々は正直に語っているのではないでしょうか。

高齢者の正直な気持ちを代弁して、今年（二〇一四年）九〇歳を迎える元堀川病院院長の早川一光《かずてる》先生は以下のように語っておられています。一九五〇年以来六〇年間余り住民主体の地域医療を実践し、数え切れないほどの高齢者の死を看取った経験によって編み出された結論は、「安楽死」「尊厳死」とは長生きすることだったのです。

「安楽死」しようと思ったら一〇〇歳まで生きなさい、と早川先生は一生懸命説いてまわります。三途の川は、若い人たちにとっては川幅は広いが、お年寄りになればなるほど川幅は狭くなる、一〇〇歳くらいになったら一歩で渡れると言うのです。「一〇〇歳を超えた方は、ほんまにコロッと逝きます。一一〇歳を超えたおばあさんの脈が切れて呼吸が止まった。「今、息を引き取りました」って僕が言うでしょう。ご家族の方が「お世話になりました」。僕が「いえいえ」といった途端、おばあさんがハアーッ。死んだと思ったら生きてる、生きてると思ったら死んでる。まさに生と死は紙一重」（『みんな、元気ぃ？早川一光講話集・解説書』ユーキャン、四八頁）。年をとればとるほど三途の川を渡るのは楽になるから、安楽死したいのだったら長生きしましょうと言うのです。（山口研一郎「医療現場の諸問題と日本社会の行方」高草木光一編著『思想としての医学概論』、二一九頁）

一方「法制化」の根拠として往々にして語られるのが、「（医師が訴えられないためには）一定の条件のもとでは治療を中止しても医師は罪に問われない、と明確に法律で位置づけることが重要です」（前述の〝耕論〟における鈴木氏発言）という主張です。「法案」も表向きは「医師が免責を得るための法律上の手続き」とされています。果たして日常の医療現場はそうでしょうか。

私は脳神経外科医として急性期治療に携わった一九七九年より九六年までの一七年間、一〇〇名を優に越える「脳死状態」の方の最期を看取りました。その間、「終末期医療」の場における治療や措置の「差し控え」や「中止」の場面を数多く経験しました。「これ以上治療が長引くと、介護する家族の身が持たなくなる」「病院から離れられず、仕事が続けられない」「家族や親族が全員揃ったところで見送りたい」など、その理由は様々です。しかし、そこへ至るには家族内にも大きな葛藤があり、医療者もその一場面一場面に時間をかけ丁寧に係り続けます。そして、最後に本人にとっても家族にとっても最善の結論が見い出されるのです。一九八七年高槻市内の「地域の病院」に移籍してからは、亡くなられた後、通夜や初七日の席へお伺いし、故人の思い出話や「終末期」の思いなどについてもお聞きするように心掛けました。私はその過程を「人生の最後のドラマ」と考えています。そのような場に、「訴える」「訴えられる」といった要素が存在する余地は一〇〇%ありません。「訴えられるのを防ぐために法律をつくる」とは全くのまやかしなのです。

「医師を守る」「医師に味方する」法律というポーズをとりながら、その意図するものは、医師・看護師を「尊厳死・安楽死」政策という国策を進めるための牽引役に仕立てることです。本論文の六の項で紹介したように、かつてナチス・ドイツにおける精神病患者や障害者・児に対する安楽死行動は、医師や看護婦の協力があって初めて実現したのです。しかもそれは当初極力「目立たない環境」の下で行なわれました。もし法制化されることになれば、おそらく全国の療養病棟（高齢者病棟）、精神病院、救急病棟において「目立たず」「合法的」に尊厳死策動が始まるでしょう。

それは当面、何を目的に進められようとしているのでしょうか。二〇一一年末以来の社会背景でも明らかなように、この間「高齢者の爆発的増加亡国論」ともいえる風潮が作り出されつつあります。当面の「法制化」のターゲットがこの高齢者世代、特に障害や認知症を有する高齢者に向けられているのは、火を見るよりも明らかです。なぜなら、一〇年しか残されていない二〇二五年までに国が実行可能な施策は限られており、有効な手立てはほとんど無いに等しいからです。

ではいかなる道が残されているのでしょうか。それは高齢者、特に虚弱高齢者、身体や精神に障害を伴う高齢者、経済的に困窮している高齢者、身寄りのない高齢者には、介護が不必要な状態、すなわち早くこの世を去っていただくことなのです。そのための最も手っ取り早い方法は、第一に医師を味方に付け、医療現場で「不要な治療」をできるだけ手控え、死期を早めることです。第二に本人自身に、「他人《ひと》様のお世話になるくらいなら死んだ方がまし」という考え方（諦め）を作りだすことです（二〇〇八年四月の「後期高齢者医療制度」の開始を契機にそのような声は大きくなっています）。第三に取り囲む人々（社会）の中に、それを後押しする風潮を作り上げることです。その三つの要素を、このたび提出される予定の「尊厳死法案」は極めて巧妙に内在させています。

川口氏のコメントを参考に「法案」の概容を紹介します。第一条から第十三条に及ぶ条文において、「趣旨」（第一条）や「医師の責務」（第四条）、「定義」（第五条、「終末期」の定義、「延命措置」の不開始・中止の内容）、「免責」（第九条、医師に民事上、刑事上及び行政上の責任を問わない）については、先に紹介した二〇一二年の三月と六月に出された第一案、第二案に関する記述と同様です。

ここで気になるのは、「基本的理念」(第二条)における「患者の意思決定は、任意にされたものでなければならない」との文言と、「終末期に係る判定」(第六条)における「二人以上の医師の一般に認められている医学的知見に基づき行う判断の一致によって、行われる」という文言との関係です。「患者の意見」と「医師の判断」が同列に述べられており、医療現場における医師―患者関係を考えると、医師の判断が優位に置かれる可能性は十分にあります。確かに「延命措置の中止等」(第七条)には、「患者が延命措置の中止等を希望する旨の意思を(書面等により)表示している場合(表示が満十五歳に達した日後にされた場合に限る)」と一定の条件を付加していますが、その反面「適用上の注意等」(第十三条)には、「この法律の規定は、この法律によらないで延命措置の中止等をすることを禁止するものではない」と明文化されているのです。おそらく第十三条は、実際の臨床現場において、私が経験したような「窮極の選択としての治療削減・中止」の場合を想定しての文案と思われます。しかしそれはあくまでも個々の患者・家族と医療者との関係において実行されるべきものであり、間違っても一般化されるものであってはならないのです。ましてや決して法律化されるような性質のものではありません。

私が担当している患者さん(七二歳・男性、交通事故による脳損傷後で意思疎通不能)のお連れ合いより、夫の妹さん(七〇歳)のことで相談を受けました。脳内出血で重篤な状態となり、緊急入院して三カ月が経過。気管切開の上、人工呼吸器が装着されているとのことです。意識はあり、何かを訴えようとするものの声は出せません。元々独身であり、唯一の身内は八八歳になる姉だけです。もちろん「リビングウィル」なるものはありません（一般の人々にとって、「自分が瀕死の状態になった時どうするか意思表示しておきなさい」と言われても、その準備をしておく人はほとんどいないでしょう）。現在の状態がいつまで続くかの予想はつきません。病院にとっては、今後の入院期間が気になるはずです（今回の「診療報酬改定」がそれに拍車をかけています）。転院先は容易には見つからないでしょう。在宅生活へ戻ることも二四時間介護が必要なことから困難と思われます。もしここに「尊厳死法」という御墨付きが与えられればどうなるのでしょうか。医師たちは病院側の意向を受け、徐々に治療や栄養補給を削減し、最後は呼吸器が中止になる可能性もあるのです。それは本人の死を意味します。そこでは本人や家族の気持ちが汲み取られる余地は少ないでしょう（この方の場合は気持ちを伝える手段も制限されています）。第六条と第十三条は、法制化後、全国津々浦々で同様な事態が次々に起こる可能性を予測させるものなのです。

また「生命保険契約等における延命措置の中止等に伴い死亡した者の取扱い」（第十条）において、「尊厳死」表明をしていた人の保険扱いについて言及されています。しかし、保険のみならず人の死に伴う社会的事象には様々な問題が横たわっているのです。例えば親子が同時に事故に遭い瀕死の重傷を負った場合、その治療過程において死期の調整が医師に委ねられているとすればどうなるでしょう。残された御家族への遺産が絡めば、そこでは様々な治療上のコントロールがなされる可能性があります。保険上の問題はほんの一例に過ぎません。医療ミステリードラマに登場しそうな、救急や終末期の医療現場が現実化するのです。

さらに無視できないのは、「国及び地方公共団体の責務」（第三条）、「終末期の医療に関する啓発等」（第十一条）の項です。一五歳以上になれば尊厳死に関する「リビングウィル」（生前の意思表明）を実行することを、国や地方行政が勧めていく（健康保険証や運転免許証に記載することをキャンペーン）とされています。そのために、教育現場や公共交通機関、おそらく医療機関でも、尊厳死に関する啓発活動を行なうとするものです。いずれ尊厳死が道徳的価値、生きる指針となり、それを表明することが市民の義務となることが目論まれているのです。反対に尊厳死カードを持たない人、「延命治療」を望む本人・家族は、「異端者」「非国民」とするレッテルが張られかねない状況を迎えるかもしれません。尊厳死に反対する医療関係者も同じ運命に遭うでしょう。「あなたたちのやっていることは国を亡ぼすことに繋がるのだ」と。

歴史上、「国策」による戦争や科学技術は常に人々の「犠牲」の上に成り立ってきました。しかもそこでは常に「国防」や「国威発揚」「経済発展」「快適な生活」「人命救済」「健康増進」が名目とされてきたのです。その合言葉とは裏腹に、一部の人々の犠牲は全国民の犠牲となって跳ね返ってきます。私たちは今こそ「国策―犠牲」という負の連鎖を断ち切らなくてはなりません。

コラム3

三池ＣＯ闘争五〇周年の今日的意義

沖　克太郎

三池ＣＯ闘争を今年の一一月九日で五〇年間闘い続けていることになります。一酸化炭素（ＣＯ）中毒患者の医療にかかわっていた大牟田労災病院が七年前の二〇〇六年三月に廃止になりまして、それをきっかけに作られた冊子『新たなる展望―高次脳機能障害への挑戦』（大牟田労災病院廃止反対連絡会議発行）があります。その中に、懇意にしていただいた水俣病の原田正純医師（二〇一二年六月死去）に医学的な立場でＣＯの問題について書いていただきました。それから、あの当時、高次脳機能障害についてはなかなか社会的な問題になっておりませんでしたが、山口研一郎さんが実践的にとらえておられましたので、高次脳機能障害の現状について書いていただきました。最後に私の方で、三池炭鉱の労働組合として、三池のＣＯ闘争をどのように闘ってきたかということを書いております。

この三つを堅持しながら、大牟田の労災病院廃止反対の闘争をすすめて、今でも厚生労働省と四六回の団体交渉をずっとすすめております。

五〇年間、三池は毎年一一月九日を中心として三池大災害についての抗議集会を続けてきております。五〇年目の今年（二〇一三年）はさらに規模を大きくしてやりたい、という段取りを現地で進めています。三池のＣＯ闘争五〇年間の中で、いくつか問題点がありました。その特徴をいくつか紹介して、私の報告に替えます。

まず一つは、福島の問題が起こったとき、すぐに私たちは「人災だ」と機関紙（『三池ＣＯ』）に公表して、全国に配布いたしました。非常に反響が大きく、逆にまた全国から「自分たちは想定外だとか、天災だととらえていたけれども、三池が人災と言うのはなぜだ」という反応が返ってきました。それはなぜかというと、三池の大災害と福島の大災害が発生した時代背景やそれを取り囲む情況がちょうど同じなんですね。

三池大災害が何で起こったのかというと、一九五五年八月に日本政府は石炭産業の合理化政策を強行し、日本の炭鉱は急速に能率をアップし、安い石炭を掘る。企業はそれで発展をして海外の資本との競争に勝つことを、国を挙げてすすめるわけです。その過程で一九六三年に三池三川鉱炭塵《じん》大爆発が起こりました。死者四五八名、ＣＯ中毒者八三九名という未曾有の大惨事だったのです。

一方、同時に一九五五年の一二月、原子力基本法が成立し、原子力発電所が全国あちこちにできていくわけです。三池炭鉱労働組合としては反対をしましたけれども、その反対運動も残念ながら長くは続きませんでした。一時は熱心に取り組みましたけれども、途中で原発反対闘争が注目されなくなったことが、福島の大災害を起こしたのではないでしょうか。

もう一つは、三池のほかにも、全国の炭鉱で重大災害が勃発するわけです。そのことについて、通産省（当時は石炭とかエネルギーを管轄する）の監督局、今で言うと原子力の保安院ですが、同じ通産省の中に石炭合理化をどんどんすすめる部署と鉱山保安法を守る部署と二つあるわけです。原子力も同じですね。原発をじゃんじゃんつくって安い電力をつくる部署とそれを監督し安全を守る部署（保安院）と同じところにあって、担当者がこの二つを行ったり来たりするのです。こういう矛盾した内容は三池と福島は全く同じなのです。

三池では、人命無視の石炭政策を追及するために、一九六〇年三一三日間に及ぶ無期限ストを含む三池闘争を起こしたわけです。その後三池では、炭鉱労働者一二〇〇名が指名解雇されました。人数が多いから解雇するというのではない。より安い石炭を作るために、労働強化を進めるために、一二〇〇名の活動家の首を切る。その解雇分をどういう風に埋め合わせするかというと、三池闘争が終わった後に、労働組合に入らない労働者を炭鉱にどんどん採用していくのです。そういう事実経過から、三池大災害は起こるべくして起こった「人災」であるととらえております。

三池と全く同様に、福島もまさに「人災」です。自分たち自身がどうやってこの福島の問題を、子どもたち孫たちまで、この問題がなくなるまで訴え続けることができるかということが、原発労働者、原発周辺の人々、日本全国の人々に問われています。

三池の中でも、多くの遺族が出ました。CO患者が多数出ました。三池闘争の闘いの中で第二組合ができて、結果的には第二組合の方が多くなった。そのことによって、一つの企業の中で労働者の力が弱まって、会社の意向が何の抵抗もなく通っていく。その結果労働者の命がなくなっていく、怪我をする、そういう労働災害が続くわけです。三川鉱で大爆発事故が起こった時、三池炭鉱労働組合は、この爆発の原因と責任の所在を明らかにし保安体制が拡充されないと、生産再開はできないということを主張するわけです。一方第二組合の方は、遺族の補償、CO患者の補償をするためには、早く生産再開をして会社の経営を安定させないとその補償ができないのではないか、ということを主張するわけです。

そういう経過の中で三池労組は、炭労、総評、社会党の協力も得ながら、全国各地に「CO患者を守る会」などをつくってずっと闘いを続け、「CO特別立法（一酸化炭素中毒に関する特別措置法）」を国会において成立させました。

労働者が傷ついてあるいは死亡して初めて、労災保険法というのが適用されます。これも何のための保険法なのかということになりました。たとえば、労働者が死亡した場合、遺族年金はなかったのです。それを三池の「CO立法」闘争で問題にしていくなかで出るようにはしましたが、これは法ができた後に災害に遭った者しか該当しない。だから、三池の四五八名の遺族には労災の遺族年金はないのです。

さらに災害から三年経つと、後遺症患者にこれ以上治療継続が必要かどうかを判断しなければならない。治療を打ち切るか、長期に治療を必要とする患者なのかどうかを、労災保険法に基づいて判断するということなのです。しかも、三年経って職場に復帰することができなければ解雇してもいい、ということまであるわけです。また、負傷した労働者の賃金保障は、保険法では六〇％なのです。

このような労災保険法は憲法違反ではないかということで、裁判で国と三井鉱山の責任の所在を明確にする「三池ＣＯ裁判闘争」に取り組みましたが、この闘いにも体制側による攻撃がかかり責任問題を放棄した金銭（一億五〇〇〇万円）での「和解」解決に労働組合や弁護団の賛同によって多くの原告が応じました。そのなかで沖原告団三二名が結束して勝訴することができました。

資本主義体制の中では、体制側も肝心なところでは絶対に譲らないということだと思います。三池ＣＯ闘争は、これまでもこれからも闘い続けていきますが、三池の労働者、患者だけの闘いではなくて、全国の労働者が人間らしく働きつづけ、生きつづける権利を確立するまで闘いつづけたい。

Ⅲ　被爆地・長崎の戦後

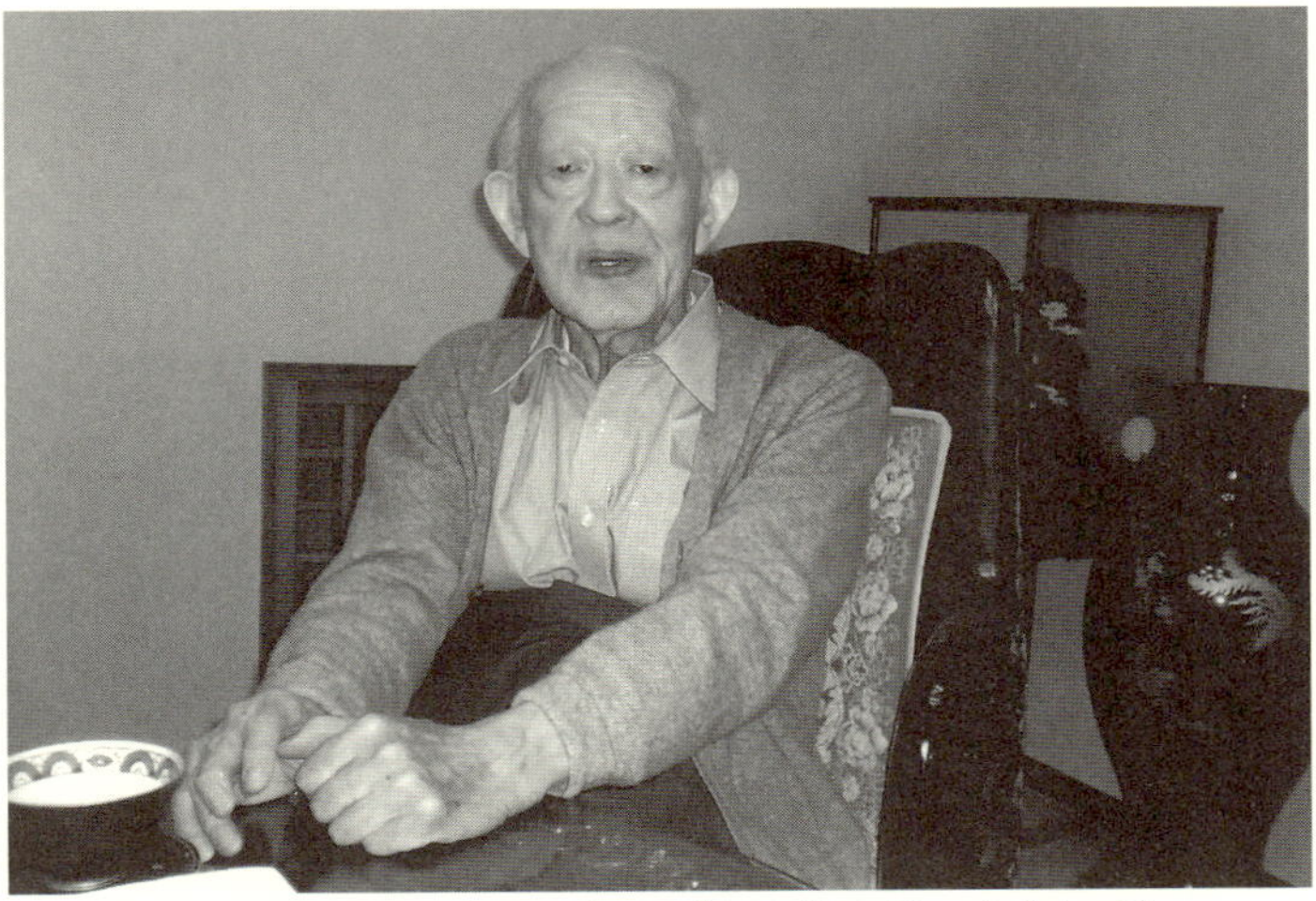

土山先生インタビュー（2013 年 11 月 9 日　自宅にて）

第7章

長崎の医師・永井隆、秋月辰一郎のことなど

――土山秀夫先生に聞く――

山口　研一郎

はじめに

土山秀夫先生は、私が長崎大学医学部専門課程に在籍していた一九七三年四月から一九七八年八月の頃、基礎医学の病理学教室の教授を担当されていた。また、一九七四年四月以降医学部において、「不正入試（過去数年間にわたり、当時の佐藤純一郎医学部長を中心とする学内関係者より入試問題が外部に漏洩していた）叫弾、一学年二年制（一学年に二年以上在籍すると退学になる制度。表向きは、医師に不適格な学生の進路を早めに変更するきっかけとされた。しかしながら制度化されたのが一九六〇年代後半であり、学生運動に対する対抗手段との意味合いが強く、三〇名余りの学生が退学となった）廃止、学生の退学処分撤回」のスローガンの下、約一年間のストライキ、授業ボイコット闘争が展開された際、学生担当を務め、学生との交渉役に当たられた。いわば当時の土山先生は、私たち学生に

とって「医学部の権威の代表」的な存在であった。

一九八二年から八六年まで医学部長、一九八八年より九二年まで長崎大学学長を務められ、長崎大学の各種改革に積極的に従事された。既に私が大学を卒業した後であり、業績の詳細については存じ上げない。

その後知ったことであるが、土山先生には私が学生時代に知り得たものとは別の顔があった。一九九五年八月に発行された『メディカル朝日』の特集〝医師と戦争〟に、先生は「七三一部隊が医学に問いかけるもの」と題して論文を書かれていた（三七〜三九頁）。実際に長崎大学医学部に助教授として赴任していた七三一部隊の元隊員との接点や、岡本耕造、石川太刀雄丸、所安夫など同部隊の病理班を幹部として率いていた人たちとの親交についても述べておられた。また、七三一部隊における医学実験とナチスドイツの強制収容所における人体実験との比較が、科学的・歴史的にまとめられていた。土山先生は論文の最後で以下のように述べておられる。

彼らの行為は、戦時中という特殊な環境下にあったのだから仕方なかった、とする〝環境悪論〟だけで片付け得るものであろうか。私たちは改めてこの点を深く掘り下げて考えない限り、今後再び同じ過ちを繰り返す可能性が皆無だとは言えないと思う。（略）

戦後五〇年を経た今年、私たちは少なくとも当時の歴史の暗部を直視し直すことだけは、是非しておかなくてはならない。

私は論文の内容についてもさることながら、これが私自身がかつて「権威の代表」ととらえていた医師による論文であることに驚き感動を覚えた。私はすぐに土山先生に感想の手紙を書き、先生からは御丁寧なお返事をいただいた。それから私たちの真の師弟関係が始まり、現在に至っている。

先生はその頃より、「世界平和アピール七人委員会委員」や「長崎平和宣言文起草委員」を務められ、八八歳になられた現在も現役として長崎における様々な平和運動に従事しておられる。また、私からの依頼で、二〇〇六年頃より活動が始まった七三一部隊を始め戦争中の医学のあり方を全国の医師の立場より検証する「戦争と医学」（現在の「戦争と医の倫理」）展実行委員会の顧問にもなっていただいている。最近、七三一部隊の日本人外科医がナチスドイツの強制収容所においてて共同研究を行ない、ユダヤ人の脱出に加担する様を描いた小説『あてどなき脱出』（長崎文献社、二〇一二年）を土英雄の名前で出版されるなど、多才な趣味と才能を発揮しておられる。

一九二五年（大正一四年）に長崎市で生まれた先生は、昭和の年代と共に年を重ねられ、ちょうど二〇歳で敗戦を迎えておられる。長崎への原爆投下時、長崎医大付属医学専門部三年であった先生は、医学生の一人として被爆者の救護活動にあたられた。活動前後を通じて、今回の対談の中心テーマである永井隆氏や秋月辰一郎氏とも直接親交を重ねられた。いわば両氏を直接知る数少ない医師の一人である。

二〇一三年一一月九日、翌日の三池における「ＣＯ闘争五〇周年記念集会」に参加するため九州へ渡った私は、郷里でもある長崎の地へ足を延ばし、午後一時から三時半までの間、御自宅をお訪ねし先生との対談に及んだ。先生はかつての不肖の教え子との再会を喜んでくださり、自ら入れた紅茶とケーキを運んでくださった。私の長い質問にも終始誠実にお答えいただいた。

以下はその際に土山先生よりお聞きした内容であり、一部資料に基づき加筆したものである（対談の順序は、分かり易いように文章化の段階で修正している）。

一　長崎における「永井論争」

永井隆氏に対して論評された主な著作者として、まずは一九七三年より長崎総合科学大学教授、その後二〇〇〇年より二〇〇七年まで長崎大学教育学部教授を歴任され、現在長崎大学名誉教授として長崎に在住されている社会学の高橋眞司氏（一九四二年、旧「満州国」新京＝現長春、生まれ）がいます。高橋氏は著書『長崎にあって哲学する――核時代の死と生』（北樹出版、一九九四年、絶版）において永井批判を展開しました。(注1) もともと一橋大学を出られて倫理の方に進まれ、その点からの原爆論と言え、耳を傾けさせるものがあります。

この本には、高橋氏が一九八〇年代より九〇年代にわたり講演された内容がまとめられています。現在も同様な問題意識で活躍されています。私とも直接親交があり、私の講演も何度か聞きにこられました。被爆の問題に哲学者としてこれほど深くかかわった人はいないと思います。東京大学の高橋哲哉氏も独自の視点から被爆や沖縄について触れていますが、高橋眞司氏は地元において「長崎」を思索されていると言えるでしょう。長崎に赴任後、被爆の実態を知り、被爆者と接するうちに一つの哲学のテーマとして選ばれたのです。

本が出版された二年後の一九九六年、カトリック系の長崎純心大学学長片岡千鶴子氏は『被爆地長崎の再建』と題する本を出版され、高橋氏の永井批判への反論を試みました。片岡氏の言い分は、永井は信徒向けに語ったものであり、高橋氏は永井の真意を分かっていない、というものでした。永井は、信徒への「天罰」との罵りに対し「神の摂理」と語り、浦上のカトリック信徒一万二〇〇〇人中犠牲となった八五〇〇人を励ましたもの、との意見でした。

また、詩人の山田かん氏(一九三〇年長崎市生まれ)が書かれた『長崎原爆・論集』(本多企画、二〇〇一年、絶版)があります。詩人らしく、非常に熾烈です。山田氏は爆心地より二・七キロの自宅にて被爆した時、一四歳(旧制長崎中学校三年生)でした。一緒にいて被爆した妹さんが被爆から九年後、貧しい生活をはかなんで自殺されました。キリスト教の熱心な信者だった妹さんが亡くなって葬儀を教会にしてもらおうと思い頼んだら、「自殺者は扱わない」と断られました。それもキリスト教に対し懐疑の念を抱いた一つの原因になりました。

同書の四〇頁から五二頁に掲載の「聖者・招かれざる代弁者」(初出は一九七二年五月『潮』に、編集部の意向で「偽善者・永井隆への告発」として発表)に永井氏について書かれています。(注2)被爆の問題について様々な観点より論じておられますが、その一部にこの文章があります。高橋氏よりかなり早い段階での永井批判であり、当時数多くのカトリックの信者より反発を受けたのは事実です。『潮』出版直後に、地元カトリック系の雑誌『カトリック・グラフ』（一九七二年七月）に反論が掲載されました。

私も、二〇〇九年五月一五日発行の『核兵器・核実験モニター』誌に「「浦上燔祭説《はんさいせつ》」とは何か」（七頁）という一文を書きました。これは、高橋氏や山田氏をどういう風にとらえたらいいかということで書いたものです。私がここに書いたのは、永井氏が戦後あまりにも「平和の人」ということで崇《あが》め奉られたのがどうなのか、かえって戦争中の真実を話す方が、人間永井を浮き彫りにすることにつながるのではないかということです。マイナスというより、ある面人間味があるとる人もいるのではないかということです。

これを書いた後、「よく書いてくれた」「こういう論争はおおいにすべきだ」と言う人もいて共感を得ました。私がこの論文で強調したのは、高橋氏や山田氏とは違う立場、すなわち、永井氏の戦時中のあり方の問題です。確かに昨日まで「鬼畜米英」と言っていた人が、翌日から「民主主義」と叫び始めた事実は日本社会のいたる所でみられた現実です。しかし、永井氏はあまりにも戦後有名になられて「平和のシンボル」に奉られました。それだけ偉い人であればあるだけ、自分の後ろめたいと思うことについても明確に自己反省というか、「自らの行為はあの時代はベストと思ってやったことだが、今思えば誤ったこともあった」ということを、たった一言でもいいから言ってほしかったと思うのです。

永井氏の戦中、戦後のあり方は、人の意表を突く「目立ちたがり屋」という面があったのではないか。戦時中、永井氏は長崎大学の「三奇人」の一人と呼ばれるくらい風変りな人とされていました。

永井氏については、多くの日本の「良心的知識人」「リベラル派」と言われる人たちが全幅の信頼を置いているのが現実です。ただ永井氏の言動は、カトリック系の人たちには大きな影響を与えましたが、長崎市民全体に与えた影響はそれほど大きくはありませんでした。信徒以外の人たちにとっては、「いくら信徒向けとはいえ、あのような言い分は甘受できない」と思った人が多かったのではないか。

永井氏の考えは長崎の被爆者を代表するものではなく、むしろ被爆者運動を熱心にやってこられた方は秋月辰一郎氏の方を尊敬している人が多いのです。永井氏はあのような亡くなり方をされたということで偶像化されてしまった面があります。ある意味日本的な悲劇の主人公になり易い人物として、永井氏が取り上げられたのではないでしょうか。

二　戦時中の永井隆

本日お話しすることは、戦後の生き残りで二人くらいしか知らなかったことが多いのです。永井隆氏（一九〇八～一九五一年）は放射線科（物理的療法科）におられて、一九四〇年から助教授だったのですが（戦後の一九四六年に教授）、教授不在のまま教室を率いておられました。その時の婦長で久松シソノさんという方がおられます。この人と私の二人だけが知っていたことが多かったのです。実は久松さんは、その後説得されて「如己《にょこ》の会」の会長をされました。従って、公には永井氏がいかに偉大な人だったかを語るだけでした。ただ私と二人だけの時は、「永井先生もやっぱり人間ですね。いろいろありましたね。先生とだけですね（このような話ができるのは）」とおっしゃっていました。五年ほど前に亡くなられました。

私より五～六年先輩の先生たちの中にも、永井氏を批判的にとらえていた人はおり、医学部同窓会雑誌にそのような内容の文章も散見されました。そういう目で見ている人が医師の中にもいたということです。

なぜ私が永井氏の別の面を知っているかと言うと、戦争がひどくなった時、私は医学専門部の二年（一九歳）でした。既に敗戦の色が濃くなっていました。長崎も空襲を受けるだろうが、受けた場合に若い医師がほとんど軍隊に動員されていないので、残っているのは年配の教授や助教授だったのです。それに看護婦でした。空襲を受けて火災が起こったら手が回らないということで、それぞれの科に学生を配分しようということになりました。大方五～六名の学生を一教室に配分しました。私は偶然放射線科の担当になったのです。担当になった学生は月に四～五回教室に行って、もしもの際の打ち合わせなど、話す機会があったのです。その結果、かなり多くの回数、永井氏とお会いしてお話ししました。

当時は戦局が厳しくなっていた関係で、国民服を着ることが奨励されていました。ところが医科大学の教授たちは、ほとんどが欧米（ドイツやフランスが多かった）留学組で、東大閥が多かったのです。戦局が厳しく、回りの目も厳しかったにもかかわらず、依然自由な空気が教授たちの中にはあったのです。例えばその中のフランス帰りの外科系の教官は、フランスが赤十字発祥の地であることから、私たちにも「赤十字精神」について、「たとえ敵兵であっても、負傷した敵兵の場合は平等に扱い治療しなくてはならない」と教えていたのです。教官によってはささやかな抵抗として、背広を着て通すということがありました。中にはやむを得ず国民服に変える人であっても、襟がつまったのではなく、開き襟で背広との中間みたいなものを家庭でわざわざ作って着る人もいました。

その中でただ一人異彩を放っていたのが永井氏だったのです。二回、日中戦争に応召《おうしょう》を受けた（一九三一年の柳条湖事件をきっかけとした「満州事変」と、一九三七年の盧溝橋事件をきっかけとした「日華事変」の二度、約四年間出征し軍医として従軍）のですから、永井氏にも永井氏なりの言い分があったでしょう。二回とも無事に帰ってきました。（注3）そのことがあるのか、しばしば軍服を着て来られていました。時には長い剣を腰にさし、外来に通じる坂をさっそうと馬に乗り、「カポカポ」と音をたてて来られました。あの頃院内に八角廊下（八方から廊下がつながる所）というのがあり、そこをふんぞりかえって闊歩されていたのが印象的でした。戦後の永井氏からは想像もつかない姿でした。

良くも悪くも非常に厳しい人でした。こういうエピソードがありました。放射線科配属の若い看護婦の一人が、正月に一日半だけ休暇を許され、島原へ帰省したのです。当時の島原鉄道は時間通り走るとびっくりされるほど、時間が守られないノロノロ列車だったのです。国鉄の払い下げを正規の列車として使っていました。その看護婦が一日から二日の午前中まで休みをもらって帰ったのですが、戻ってくる時、列車が例によって遅れました。ちょうどその日の午後、皆が集められて永井氏が訓辞をしていたのです。「今年どういう風にするべきか」ということでした。

そこへあたふたと二時頃になってその看護婦が駆け込んできたのです。永井氏がそれをジロッと見て、「何時だと思っとる！」。「スイマセン、スイマセン。あの鉄道が…」と言いかけた時、「問答無用！」と言って襟髪を掴み、放射線科の前にある防火用水に突き落としました。その年は寒く薄氷が張っていたのですが、白衣のまま水につかり「スイマセン、スイマセン」と言っていると、しばらくして「上がってよし！」と言われるほどスパルタ的な人だったのです。そこまでは、永井氏が日中戦争の何たるかを見てきているだけに、殺伐とした気持ちがあり、内地の人間が皆たるんで見えたんだと思うのです。私もそこまでは仕方がないかなという気持ちもするんです。

しかしもう一つどうしても私が忘れられないのは、私の兄も医学専門部を出て医者になり、当時角尾《つのお》内科（角尾晋教授、一九三六年より長崎医科大学学長、被爆により重症を負い八月二二日逝去）の医局員でした。その兄が四年生の時、仲のいい親友がいました。兄は当時、あの頃「亡国病」と呼ばれた結核にやられており、それが治癒していなくて不合格だったのです。その親友は甲種合格で、いよいよ軍医として出征するというときに自宅へ挨拶に来ました。兄にそれを伝える際、「弟さんも一緒に聞いてほしい」と言いました。横に坐って聞いていると、「いよいよ明日から軍医として出征します。本当は言ってはいけないのかもしれないが、乗るのは潜水艦です。艦には一人しか軍医がいない。だから全員の生命をあずかる大事な仕事なんだ。本日、各教授に挨拶回りをしてきた。ほとんどの教授がくれぐれも命を大事になさってください、もし無事に帰られたら医学の方をしっかりやってください、という激励ばっかりだった。しかし、永井先生だけが違っていました。天皇陛下のために立派に死んでこい、と言われました。私は非常に感動しました。さすが永井先生と私は思いました」と話してくれました。翌日出征し、一週間後にその潜水艦は台湾沖で撃沈され、帰らぬ人となったのです。(注4)

おそらく永井氏がその人に言ったことは、他の学生に対しても共通しており、出征の際全ての若い兵士に対し、「陛下のために立派に死んでこい」と言われたんだろうと思います。当時だから、誰しも「ハイルヒットラー」と言うのと同様、「天皇陛下万歳」と言うのを合言葉のように叫んでいた時代です。ましてや、軍人であった永井氏だからと思うんだけど、兄の親友だったし、私にとっても親しみやすいいい性格の人だったのです。

もし生きていたら立派な医者になっただろうと思いますと、もちろん永井氏が死なせたわけではないのですが、戦後になってあれだけ「平和の人」として崇め奉られて、根っからの平和主義者の如くふるまわれた。だったら矢張り一言くらい、それが罪になるわけでもないし、ご本人にとって卑怯なことでもなく、「あの時代は国のために尽くすことは当然だと思っていた。自分は皆の気持ちを引きしめるために、こういうことも言ったし、ああいうこともした。当時としては自分は悔いはない。こうやって敗戦になりいろんな真相が分かって初めて平和を追求すべきと思い、今のような行動につながっている」と、一言総括をしてほしかったのです。

どういう形でもいいからどこかでしてほしかった。あれだけ物を書かれる人ですから書く機会はあったはずです。しかし、著作のどこを探してもその片鱗もありません。あるとすれば、自分は原子力や放射線の利用を追求している学徒であったとか、通り一遍の枕詞《まくらことば》ばかりです。戦時中、何を言い何を行動したかについては、全く触れていないのです。そのことが私には何か割り切れないのです。もちろん私も、被爆直後の救護活動に永井氏が死力を尽くされた点は深く尊敬していますが。

三　戦後の永井隆

戦後、永井氏に限ってなぜ原爆関係の体験や論評を書くことを連合国軍総司令部（ＧＨＱ）が認可したのか、ということが疑問です（一九四六年八月には『長崎の鐘』脱稿。一九四九年一月に日比谷出版社より発行）。他の人々に対しては全て却下しながら、永井氏のみ許されたのは、ＧＨＱにとって宣伝価値があるということだったのでしょう。

「10フィート運動」(敗戦直後の沖縄や広島、長崎で米軍が撮影したフィルムを残そうという運動)というのがありました。あの中にも出てきますが、進駐軍が来て廃墟の中で撮影する時、永井氏が着物姿で鉢巻様に包帯を巻き、杖をついて歩くようなシーンがあります。そういうことと同時に、原爆についても「未来のエネルギー」のようなことを語ってくれるし、これは利用価値がおおいにありと、GHQが踏んだのだと思うのです。

『長崎の鐘』の出版の際は、フィリピンでの日本兵の残虐行為の写真数十枚や実録「マニラの悲劇」と一緒に、合本で出す許可が下りたのです。永井氏の作品は、平和を守らなくてはならない、という道徳的な手記だったのです。そこにもGHQの意図的な出版の目的が窺われます。当時は用紙も統制されており、好ましからぬ所には用紙は回さないとされ、永井氏の所へは優先して回されたのです。だからあれだけ次々と出版物が出せたわけです。

永井氏にどこかで総括してほしかったと思う私の気持ちの中には私情も入っています。私が同居していた兄一家四人は原爆で全滅しました。私もあの日山里町(爆心地から三五〇メートル)の自宅にいたら、完璧に死亡したでしょう。兄の死体を見つけたのは被爆後四日目でした。私は調来助教授の救護班で活動しながら、昼の時間に暇をもらい、自宅があると思われていた所を探し回りましたが、もう瓦礫の山で分からないんです。

四日目にピアノの鋼鉄線の焼けただれたのを見付け、兄嫁がピアノを持っていたので、そこではないかと思いました。それが自宅の位置から三〇メートルほど離れており、爆風で吹っ飛んだことが分かりました。その近くを探すと、梁《はり》の下敷きになった死体が顔だけ出ており、真黒に焼けていました。一帯は被爆直後に火災になりましたから。その黒こげの顔を見て本能的に兄じゃないかと思ったのです。医者になっていた兄と共にその梁を取り除きました。穴埋めになっている首から下の部分は焼けていないため、見たことのある紺色の背広を着ており、裏を見ると「土山」とネームが入っていました。死体を引っ張り出し、焼く前に兄嫁の死体を探すとすぐ近くに女性の白骨体と思われる死体がありました。子どもが五歳の女の子と三歳の男の子だったのですが、一体分の子どもの骨しか見つかりませんでした。たぶん遊んでいてどこかに吹き飛ばされたんだろうと思われました。それで、兄と兄嫁と一人の子どもの死体を、回りから木を集めて荼毘《だび》に付したのです。

私も人間ですから、兄一家の死に対する痛恨の情というものがありました。それに対し、永井氏が信徒向けとして読まれた祭文の中に、「原爆投下は神の摂理だ。神は第二次世界大戦の最後の日まで長崎への爆撃をとっておかれた。被爆者は尊い子羊として祭壇にそなえられたものだ」という風な言葉があったことを『この子を残して』（一九四八年四月脱稿）の中で読みました。（注５）読んだ時に、これだけは割り切れないと思いました。そんなことではないだろうという気がしました。

これはあくまでも信徒向けだ、とカトリック系の人々は主張しています。それなら仕方がないかなとも思うのです。確かに信徒は二重に差別（キリスト教徒としての差別と、原爆により天罰を受けたという差別）を受けていますから。ただ高橋眞司氏はそれに対し、「信徒向けなら、なぜ大衆が読むような本に、しかも一冊ではなく、二冊も三冊も書いているのだ。ということは、本人が気に入った主張であったのだろう」と主張しています。この件をカトリック以外の被爆者の方に聞くと、皆非常に複雑な表情をされます。私が何人もの人に聞いた時、「いやー、あれはちょっとですね」と言って言葉を濁すのです。永井氏を正面から批判することがタブー視されているのです。

何はともあれ、永井氏の原子（爆弾）に対する評価や考え方は、戦後の日本のエネルギー政策に利用されていったのは事実です。原爆直後は、「原子爆弾」ということは日本では知らされなかったのですが、その当日の夜にアメリカ軍が撒いた宣伝ビラを読んで、「そうか、原爆だったのか」と永井氏がいち早く気付いたのです。そこで、もう一度原子力について研究してみようと考えたのではないかと思います。医学的立場からこれを微量に使えばラジウムとかの治療に役立つし、原爆もうまく制御すれば有効に使えるかもしれない、という考えがあったと思います。永井氏がかつて言われたことが、現在の日本において現実になっているのです。

四　秋月辰一郎と永井隆

秋月辰一郎氏（一九一六〜二〇〇五年、爆心地より一五〇〇メートルに位置する浦上第一病院、現在の聖フランシスコ病院元院長、『死の同心円――長崎被爆医師の記録』著者）が、永井氏についていけないと敢然と袂を分かったのは、矢張り「神の摂理」説ではないでしょうか。一度医学部長時代に、東京行きの飛行機でたまたま一緒になったことがありました。「先生どちらへ？」と聞くと、言いにくそうに「被爆者の団体から出てきてくれと言われたので。先生たちのように正当な医学をやっているわけではないのですが」と言われるので、「僕も時が来たらそういうことをするかもしれません。そのために資料だけは保存しています。先生が現在そういうことをなさっているのは、とても偉大なことだと思いますよ」と言うと、ホッとされたような表情でした。

たまたま秋月氏は私の中学校（県立長崎中学）の先輩だったのです。それで気を許されたんでしょう。「自分は永井さんを初めはとても尊敬していたのです。だけども、やっぱり被爆の問題は宗教的にのみ片付けられるものではないと思うようになりました。死んだ人が浮かばれません。もう一つは、自分自身何ができるかというと無力だけど、永井さんを批判する以上は、被爆の実相はこんなものなんだということを書き残しておきたいと思い、最近また書き始めています」と言われたことが印象に残っています。それ以前に書かれた『死の同心円』が秋月氏の真の気持ちを表した本ではないかと思います。（注６）

「長崎人」の習性として、正面きって誰かを批判することを嫌う。永井氏に対しても真正面からは意見を言ってこなかった。同じ被爆都市でも、広島は「ヒロシマ、ヒロシマ」と言われるけど、長崎は影が薄く、唯一頑張ったのは永井氏だけと言われます。だけど、「祈りのナガサキ」から「怒りのナガサキ」へ大きく転換したのは秋月氏の功績だと思います。国連の場でも秋月氏は、「原爆は全人類の敵」と力説され、雄弁ではなかったが、最も説得力があったと聞いています。秋月氏の語ること、書いていることは、本当に真実味があり胸を打ちます。

八年余り前に、あるアニメーションの監督が私の所へ来ました。そのアニメーションを統括していたのが、手塚治虫の「虫・プロダクション」だったのです。その人から、「広島は『はだしのゲン』を始めアニメーションが多いが、長崎は少ないので、長崎をテーマにして作りたい」と、相談にのってくれと頼まれたのです。その後プロダクションから、監督やプロデューサーが来ました。プロダクションは当初、「あれだけ有名だから永井さんはどうでしょうか」と言ってきました。それに対し私が、「永井さんももちろん結構だが、あの方は歌にも映画にもなっている。それよりも、地味だけど一番長崎の真実を伝えているのは秋月さんという人だと思う」と伝えました。それに対し、プロダクションは当初乗り気でありませんでしたが、実は監督は最初から秋月さんを主人公にしたいと思っていたんですと言うから、そうしてあげてくださいということで、秋月さんを主人公にアニメーション映画『NAGASAKI・1945　アンゼラスの鐘』ができ上がったのです（二〇〇五年九月）。その時、私の頭の中には永井氏はもういいのではないかという気持ちがあったのです。

五　今日、永井隆を問う意味

「フクシマ」が起こり、改めて「ヒロシマ・ナガサキ」を問い直す時、永井氏の問題は避けて通れません。現在は、そのことを客観的、冷静に考えられる雰囲気になっていると思います。それは、長崎大学医学部教授（原爆後遺障害医療研究施設）で福島県立医大の副学長を兼任していた山下俊一君の存在もあるかもしれません。私は、彼が混乱を巻き起こすために言ったとは思いません。皆が不安がって流言蜚語が飛びかっているのを安心させようという気持ちで言ったのだと思います。彼の中には、世界保健機構（ＷＨＯ）の専門家たちを相手に自ら主導したという自尊心があるのでしょうか、時に自意識過剰になるところがあり、断定調に言ってしまったのでしょう。山下君は長崎市長の平和宣言の起草委員でもありますし、常々意見交換もしています。

「ニコニコしている人には放射線は来ない」という誤解を生む言葉も、素人向けに言ったものと思われます。永井氏が「原爆も気の持ちようで打ち勝っていける」といったニュアンスのことを言っていることと共通したものがあります。科学者や医学者は自らの言動の与える反響の大きさを十分に慎重に考え主張しなくてはならない。

三・一一より四年ほど前、東京電力が長崎大学に寄付口座を作りたい、と申し入れてきたのです。賛否両論があり、被爆地にある大学が、いくら平和利用と言っても核エネルギーを使う業者から寄付を受けるのは、市民感情としても納得できないという反対論と、平和利用だからいいじゃないかという意見がありました。山下君は最後まで「平和利用」を主張したようです。しかし、最後は片峰茂長崎大学学長が、「意見が二つに分かれており、被爆地という立場から断ることにした」と決断したのです。

長崎大学が戦後置かれた情況の中で、永井氏のことが礼賛一色でいいのか、が問われる一方で、現在の、永井氏を崇拝し、その思想に一歩でも近づきたいとする山下君の時代になっているという、一つの流れがあるのではないか。科学の万能を信じ込んで真の反省がないまま現在に至っているとすれば、私たちは自然への畏怖の念をもつ謙虚さを学び直すべきでないでしょうか。

六　土山秀夫先生の家族と被爆体験

私の兄が医学専門部生の時、運動会がまだとり行なわれていた時で、現在の医学部のグランドで行なわれたのをカメラに撮っていたのです。それを写真屋に現像に出したところ、憲兵隊が抜き打ち的に踏み込んできて、プリントを勝手に見たんです。要塞地帯が写っていないかどうか点検しました。グランドの向こうの教会側に小高い丘があり、そこに高射砲の陣地があったらしいのです。一六枚のうち一枚だけそこのふもとが写っていたことで、兄は憲兵隊に連行され、司令部に拘留されたのです。

それを聞いた母親が、正義感の強い人だったので、「そんな馬鹿な。息子がスパイでもあるまいし」と言い、「おかあさんが取り戻しに行ってくる」と言い、皆が止めるのも聞かず、「あんた達が付いてくると、むこうも意地になるだろう。私だけだと油断するだろうから」と、一人で行ったのです。受付で「息子が拘留されているから、要塞司令官に会わせてほしい」と交渉したのです。「一般の民間人が司令官に会うなんてとんでもない」と、押問答していたところへ司令官が通り、「何をしているのか」と問い、こうこうです、と話すと、「おかあさん、私の部屋に来なさい」と言い、話を聞こうということになったのです。

「もし息子がスパイをするつもりなら、一六枚のフィルム中せめて七、八枚くらい丘の方を撮った写真があるはずです。一枚だけ写っていたのは偶然です」と言ったら、司令官は息子を呼ばせ、「君はおかあさんに感謝すべきだ。いいおかあさんを持って幸せだ。確かにおかあさんの言うことは理にかなっている。釈放する」と言われたそうです。母は喜びいさんで息子を連れて帰ってきたのです。民間人の写真を抜き打ち的に調べる。このようなことが公然と行なわれていた時代です。治安維持法の影をひしひしと感じた頃でした。

母はクラッシックが好きで、よくレコードをかけていたのですが、だんだん戦局が厳しくなると、警防団員から「敵性国の音楽を聞くとはけしからん」と言われました。姉が「いや敵性国じゃありません。友好国ドイツの音楽です」と言い、「屁理屈言うな！」と叱られたこともありました。母に風当りがきつくなってはいけないと蓄音機に蒲団を被せ、皆で耳を寄せ合って聞いたこともあります。原爆が落ちる何カ月か前までは、「レコードコンサート」と称して楽しんでいたのです。もしおおっぴらにしていたら、憲兵隊や特高に告げ口されていたと思います。

父は元々滋賀の生まれで国文学者でした。母は福井の生まれです。結婚して後、たまたま父が当時の長崎県立高等女学校にポストがあり招かれたのです。住んでみると、長崎はとても開放的で明るくていい所ということで、滋賀の一三代続いた家を地元のお寺に寄進して長崎へ越したのです。原爆で死んだ兄は滋賀で生まれ、私は長崎へ移ってから七人兄弟の末っ子として生まれました。

父は私が五歳の時亡くなりました。その時、母は三七歳でした。七人の子どもを養わなくてはならないということで、何か自分の趣味を活かした仕事がないかと、単身汽車で大阪、京都、東京へ行き、見て回りました。何が長崎に欠けているかを考え、純喫茶が一軒もないことに気が付いたのです。長崎へ戻り、父の退職金を元に、知人の建築会社の人に依頼し、長崎市中心部の鍛冶屋《かじや》町に、昭和六、七年頃〝銀嶺〟をつくったのです。その後〝銀嶺〟には知り合いの骨董屋から様々な古い調度品や時計などを譲り受けて並べ、格調高い喫茶店として開業しました。毎週土曜の夜には、近くの西村楽器店とタイアップしてレコードコンサートを開いていました。コーヒー一杯一〇円でレコードが聞けるということで、長崎の知識人や名士に愛されるようになったのです。

一人の兄が中学四年生の時、右耳が中耳炎になり手術したんです。その後左耳も中耳炎になり手術しました。結局、四回の手術をしたのです。最後に大学病院へ入院したのですが、多臓器不全で敗血症になりました。その時の耳鼻科の教授がドイツから帰ってきたばかりで、「兄さんは気の毒だ。余命は数日しかない。ドイツでは素晴らしい薬が発見されており、あれが日本に入っていれば助かったかもしれない」と言いました。中学一年だった私はそれを聞き、大それたことに、自分が医者になって日本の医学を変えてみせると心に誓ったのです。

ただ私は七人兄弟の末っ子だし、母親の資金も底をついていました。旧制高校から医科大学へというと七年かかるし、たまたまその頃、旧帝大と六つの医科大学に軍医養成のための付属医学専門部がつくられていました。そちらであれば三年で済むということで、私はそちらの方へ進もうということで受けたのです。その後学徒出陣があり、繰り上げ卒業になって、敗戦の年の一〇月に卒業し、軍医学校を経て前線に送られるばかりになっていました。原爆の時は卒業試験の最中でした。そこで原爆を受け、戦後の教育視察団が来て、原爆で壊滅した所では十分な教育が受けられないということで廃校になったのです。

その結果、他の付属医専に一学年下がっていくか、もう一度旧制高校から行き直し医科大学に進むか、どちらかを選べということでした。私はやり直すならどうしても後者を選びたいと思いましたが、家の経済状態では困難でした。しかし、何とかアルバイトしながらでもやり直そうと旧制高校を受け直し、長崎医科大学へ進むという方法をとりました。結局、戦争中一回、廃校になるまでの間にもう一回、そして医科大学で一回と、人生で三回卒業試験を受けたことになります。

医科大学に進む頃はアルバイトばかりでした。例えば、引き揚げ船で船医が足りなくて、その補助ということで上海に渡ったり、上海から韓国人を乗せて仁川に行ったり、その後「満州」に行き邦人を乗せて日本へ戻ってくるということもありました。引き揚げ者に、朝から晩までDDTをふりかけるアルバイトもありました。砂糖がなくて、キューバから砂糖を輸入していたのですが、それを出島の岸壁で人夫さんが積み下ろすのを徹夜で数えたりしました。それでも授業料が足りず、何度も滞納し催促状が掲示板に張り出されたりしました。

医専だけであればもっぱら技術をつめ込んでいたのですが、旧制高校でもう一度教養を学び直したことが、私の人生にとってはとてもプラスになったと思います。この頃から「医の倫理」を学び、不合理なことにはたとえ医学界においても異を唱えるべきだという気持ちができました。

母には昏睡型の糖尿病があり、戦争末期は病人や子どもは疎開させようということで、佐賀の背振《せぶり》山の麓の仁比山に遠縁がおり、そこへ疎開したのです。原爆が落ちる二日前の八月七日、電報がきて、「ハハキトク。スグニオイデヲコウ」という文面で、私と医者になっている兄と二人で行こうということになりました。切符を買おうとしましたが、当時は軍人、軍属優先で一般人は後回しになり、伝《つて》を頼ってやっと手に入れたのが八月九日の午前一一時頃の汽車の切符だったのです。その後直ぐに、当日の午前七時前（六時五七分）のが手に入ったということで、それで長崎を発ったのです。その日の一一時二分に原爆が落とされました。

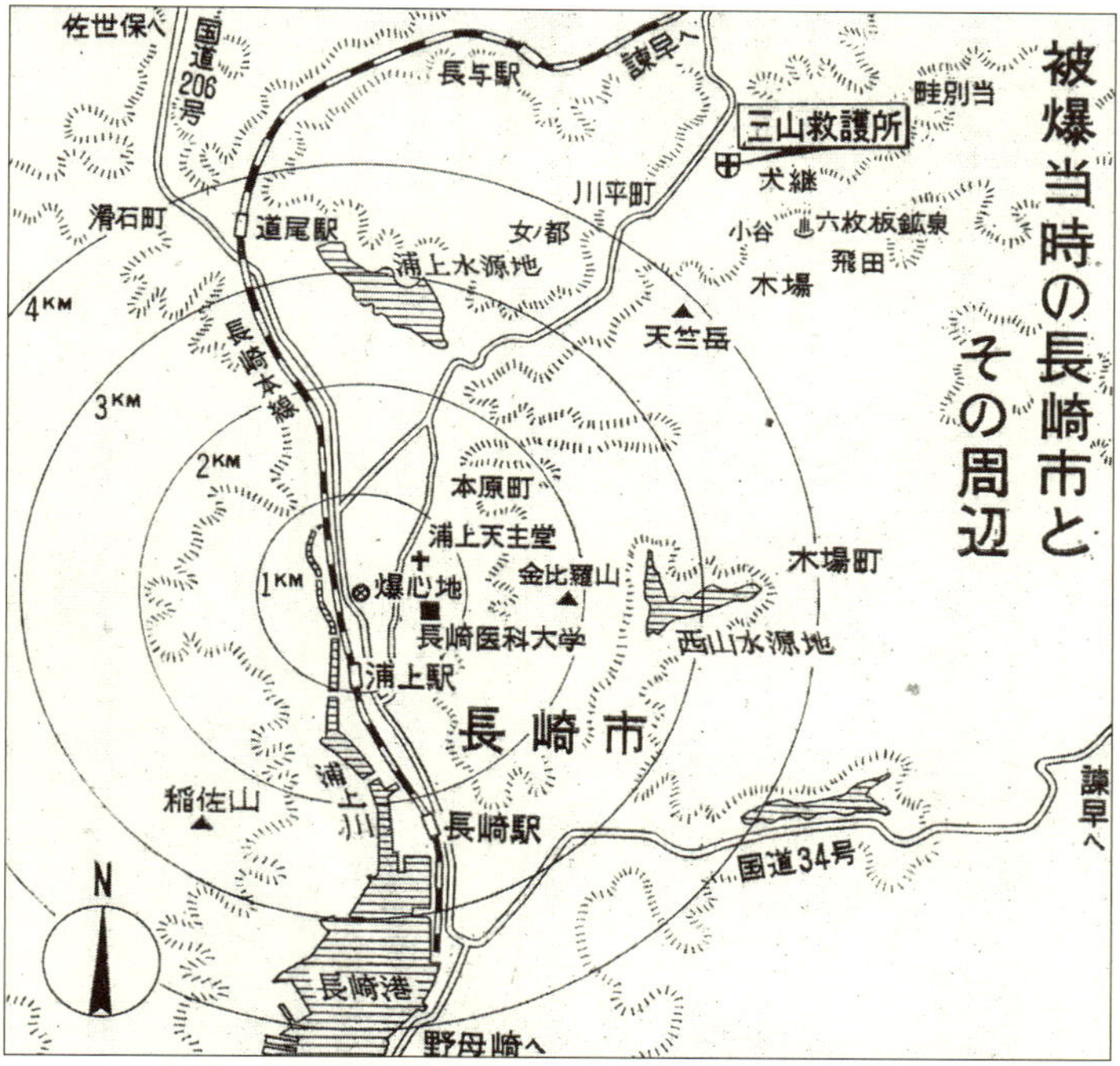

図５　長崎市周辺図（1970 年７月発行『週刊朝日』）

現地へ着くと母は持ち直しており、ラジオで長崎に新型爆弾が投下されたというニュースを聞いていました。「長男一家がどうなっているか心配だから、直ぐに長崎へ戻って消息を知らせてくれ」と、強く言います。それならということで、その日の夕、とんぼ返りしました。途中で何回も汽車が止められました。上り列車がどんどんすれ違っていきました。翌朝五時少し前にたどり着いたのが道ノ尾駅（長崎、浦上、道ノ尾と三番目の国鉄の駅。図5参照）でした。後で分かったのは、長崎の負傷者を乗せた列車が、浦上の方から諫早《いさはや》、大村、嬉野《うれしの》の病院に送るために走っていたのです（長崎本線は当時単線）。

道ノ尾から浦上の方へ歩いて向かうと、昨日まであった街とは思えない光景が拡がっていました。風景が全てセピア色なのです。昨日まで緑があちこちにあったのが全くない。至る所瓦礫の山、あちこちで煙が上がっている。大橋までさしかかると、鉄橋の下の川辺に多くの負傷者が水を飲みに群がって死に絶えていました。そのまま医科大学へ行き、調教授（医専に通っていた息子ともう一人、二人の息子を原爆で亡くす）と出会ったのです。事情を話すと、「俺の班に入ってくれ」ということでした。救護班は当時、古屋野宏平教授（外科、学長代理）、永井助教授（放射線科）、調教授（外科）の、三つの班があったのです。

医薬品も全て燃え、治療といっても何もできませんでした。皆、「水を飲ませてくれ」というのですが、一帯が全て断水で、バケツで汲んできてもすぐになくなりました。亡くなりそうな人には貯水槽から汲んできた水を含ませると安堵したように亡くなっていかれました。夏のカンカン照りの所から、岩陰に連れていって寝かせたりしました。芋畑やカボチャ畑から新鮮な野菜を採ってきて食べさせたりもしました。

無傷の人の中にも、粘血便を出し、脱力のため亡くなる人が数多くいました。真夏なので当初赤痢が疑われたのです（原爆症ということはまだ分かっていなかった）。赤痢と思っていたものが、後で急性放射線障害ということが分かりました。傷を消毒するにも、赤チンくらいしかないのです。その合間に、山里の兄の住居跡で兄家族の遺体を探したのです。兄一家の死に対して、私は痛恨極まりない感情と同時に、医学徒として多くの死者と接し冷静でなければならないという気持ちが渦まいていました。

七　被爆実態調査記録と内部被曝

救護班の記録は、永井氏の班以外も出していました。一九八七年の「長崎大学医学部（長崎医科大学）設立一三〇周年記念」の際に、三巻になって網羅されています。ただ当時はＧＨＱの政策として、そのような記録は公表されませんでした。

私が当時の大村海軍病院で加勢していた時（被爆者の代表として初めて、一九八二年国連で自らのケロイドの写真を揚げ、「ノーモア・ウォー、ノーモア・ヒバクシャ」と訴えられた故山口仙二さんはその時の患者）、日米医療調査団がきました。日本側の代表は都築正男教授（東京帝国大学医学部外科）で軍医だった方です。アメリカ側はド・コルシーという大佐（軍医）でした。そこからの依頼で、被爆者の症状、経過、被爆の実態を調べてほしいとのことでした。都築教授は調教授が東大の後輩ということで、頼んだのです。五〇〇〇名を対象に三週間でやってほしいとの依頼だったのです。そこで、一九四五年の一〇月下旬から一一月中旬ごろまで二週間余りの間に、医師六名、医学生五〇名（土山先生もそのうちの一人）で、五八〇〇名の人を対象に調査したのです。年齢別、男女別、被爆時にいた場所、建物の中か外か、コンクリートか木造か、その時の外傷や火傷の有無、少し日時が経って脱毛や口内炎、出血斑や鼻血、粘血便は出なかったか、といったことを調査したのです。そのために大村から毎日列車で通って調査しました。

被爆中心地より三キロ以内の町内会長だった人に集まってもらい、各町内で生き残っている人の数、現在住んでいる場所、などを聞いたのです。その上で各人宅を訪ねましたが、実態調査としては戦後最も早い調査だったと思います。現在も記録が残されています。アメリカ側が英文で『ミリタリー・サージョン』という外科系の雑誌に発表しました。日本側は占領が解除された後、日本学術振興会の出版物として出ました。このように日本が自らの判断で自由に発表することはできませんでした。

アメリカの「マンハッタン管区原子爆弾調査団」などが来たのは被爆後数ヶ月が経ってからですから、随分実態から遠のいた状態の時に来て、「残留放射能はなかった」と見解を出していますが、被爆直後とは全然変わっています。そういう意味では調班の調査記録は貴重でした。ただ残念なのは放射能の測定はしておらず、医学的症状の調査だけでした。あの時できておれば、残留放射能の問題も明らかになったでしょう。被爆者の体験談はとても貴重でしたが、重症な人ほどその日のうち、遅くても翌日には遠くの病院へ運ばれています。私たちはそれとは逆に、最初は無症状の人でもその後の経過をみている証人なのです。ですから両方を総合して判断すれば、本当の被爆の実態が浮かび上がってくるはずです。

兄と私は全く同一行動をとったにもかかわらず、兄の方は一カ月半で髪の毛が抜け始め、鼻血が止まらなくなりました。出血斑が体中あちこちに出て、典型的な急性放射線障害でした。私には何も出ないのです。兄の場合内部被曝じゃないかと主張しましたが、その時は取り合われませんでした。最近になり裁判で、被爆後早期に入市した人たちの症状を重視する判決が次々と下されました。必ずしも被爆を受けた場所で浴びた放射線量だけの問題ではないということが示されたのです。その結果、入市被爆者も内部被曝として扱われることになったのです。

司法は徐々にその点を認めつつありますが、国は認める方向にありません。そのような時に、私が兄のことを書いていた論文が目にとまったらしく、長崎で専門に研究している本多さんという医師が話を聞かせてくれと来られました。残念ながら、その当時のデータはアメリカが独占しており、認めたくない政府からは、全て却下、という風になっているのです。アメリカの公文書館で調べた広島平和研の高橋さんによって、当時アメリカの科学者は残留放射能が高かったということを知っていたが、アメリカ政府がそれを握り潰し、「残留放射能は問題にならない」という見解を発表したことが分かりました。(注７)

「マンハッタン管区原子爆弾調査団」の報告には、「長崎の医師たちのカルテの中に、被爆後市内に入り急性放射線障害のような症状を呈した者がいた、と書かれたメモがあった」という記述があります。しかし、占領時代の悲しさで、それ以上の詳しい調査もなく、データも公表されなかったのです。現在の「フクシマ」後の情報不足と共通するところがあります。客観的データがいかに不足しているかということです。

私は永井氏を始め、秋月氏、調氏の三人を知っている生き証人として、今後も語っていきたいと思います。「フクシマ」が起こったこういう時代だからこそもう一度、永井氏を始めとする様々な人たちの戦後の生き様を振り返ってみるべきではないでしょうか。「フクシマ」がなければ、「ヒロシマ」や「ナガサキ」も戦後の一ページで終わったんでしょうが、もう一度蘇らせてみるべきではないでしょうか。

(注1)

『長崎にあって哲学する』の第四編「長崎原爆の思想をめぐって——永井隆と浦上燔祭説」において、第一章「長崎原爆の思想化をめぐって——永井隆から秋月辰一郎」(一九三~二〇五頁)、第二章「長崎の鐘再考——永井隆と浦上燔祭説」(二〇六~二二二頁)が掲載されている。

第一章は、一九八五年一〇月に熊本で行なわれた社会思想史学会において報告されたものである。冒頭、「長崎にあって哲学する」ことが強調され、「永井隆による長崎原爆の思想化」(高橋眞司氏は、これを「浦上燔祭説《はんさい》」と呼んでいる)を点検することもその一環であると述べる。

永井の思想(特に原爆=神の摂理)に強く影響する「長崎の二重構造」について触れる。長崎には元々、「旧市街と浦上のキリシタンとの間には、キリスト教伝来以来の弾圧、迫害、差別の長い歴史」があった。一方は「港長崎」とされ、毎年一〇月には諏訪神社の祭り「おくんち」が催され、「港長崎」に属する各町は数年に一度「お踊り町」として「龍（じゃ）踊り」や「鯨の潮吹き」「コッコデショ」といった出し物を披露して共に祝った。もう一方は浦上周辺の「キリシタン長崎」とされた。そして原爆は浦上に落とされた。旧長崎の人々はそれを、「諏訪神社にお参りにこないからだ、天罰だ」と評した。

原爆によって亡くなった多くのカトリック教徒が「天罰」を受けたとされたことに対し、永井は浦上地区の信徒代表として、生き残った信者たちに語りかける必要があった。それが「浦上燔祭説」であり、それは三つの論理から成り立っていた。

一つは、「浦上に原爆が投下されたのは偶然や偶発事でなくして、神の摂理による」ものである。浦上天主堂が炎上したことで、天皇が「終戦の聖断」を下したと「解釈」した。

二つ目は、原爆死没者を「神の祭壇に供えられた「燔祭」〈halocaust〉とみる」ことである。「「美しい最後」をとげた「汚れなき子羊」」としたのである。「原爆に見舞われて私たちは幸せであった」とさえも述べられている。

三つ目には、「「浦上を愛し給うが故に浦上に苦しみを与え給う」神に「心からの感謝を捧ぐ」べきだ」とする「試練」と解釈した。

以上「摂理」「燔祭」「試練」の三つの論理に対し高橋氏は、「天皇を頂点とする日本国家の最高責任者たちの責任は免除される」、さらに「原子爆弾を使用したアメリカ合衆国の最高責任者たちの責任もまた免除される」としている。そのことで永井は連合国軍総司令部（ＧＨＱ）や戦後日本の支配層に引き立てられた。その結果、原爆被災に関する厳しい報道規制の中で、数々の出版物を発行することが可能になった。また、一九四九年五月天皇の慰問を受けたことを皮切りに、同一二月「長崎名誉市民」称号の授与、一九五〇年三月ヴァチカンからの祝福、同六月内閣総理大臣賞表彰と、数多くの栄誉が与えられた。

その一方で、「長崎の被爆者が原爆に対する怒りと恨みをたたきつけ、その責任を追及し、補償をもとめる道はこの側面においてもかたく閉ざされざるを得なかった」と高橋氏は指摘する（永井氏の、八月九日の原爆投下によって一五日の天皇による「終戦の聖断」が下されたという説は、その後終戦の日の一五日に至る、あるいは敗戦も知らないまま壕に隠れたり自決した人々が終戦後までいた、という沖縄における様々な悲劇も無視していることになる—山口）。

「むすび」として、永井の「浦上燔祭説」をいち早く批判したのが秋月辰一郎氏の『長崎原爆記』（弘文堂、一九六六年）であったと指摘する（秋月氏の永井氏への評価の変遷については注6参照）。それをきっかけに、戦後の永井批判という長いタブーが破られ、「被爆地ナガサキにおける新しい思想形成」が促されてきたとする。

第二章は、一九八七年一〇月の同志社大学（京都）における講演をまとめたものである。まず、「永井隆の生涯」の中で、妻となった森山緑さんが「徳川幕府のキリシタン禁圧」下においてできた地下組織「帳方」の家の一人娘であることが明らかにされる。また『長崎の鐘』出版の過程で、その付録としてGHQ諜報課が提供した写真と「マニラの悲劇」の一文が挿入された。これは、フィリピンにおける日本兵による村民虐殺の実録であり、これを掲載することで米軍は暗に、このようなことを未然に防ぐために原爆が使用された、と主張したと考えられる。

「浦上燔祭説」では、第一章同様、「原子爆弾は神の摂理であった。原子爆弾の死者は神の祭壇に犠牲の子羊として捧げられた燔祭であった。そして生き残った人びとにとって原子爆弾は神の試練としてたえしのばなければならない。この三つの要因から、浦上燔祭説というのは組み立てられている」と述べられている。この永井説が政治的に引き立てられたことに注目し、「戦後、長崎では永井隆だけがマスコミに喧伝されたその真のねらいは、長崎の被爆者の声の圧殺ということにあったといえるでしょう。永井隆を批判することは、長崎ではずっとタブーでした」と主張される。そしてそのタブーを破ったのは秋月氏であることが改めて語られている。

「むすび」では、「原爆の後遺症や遺伝的影響については、二年後に「もう何の心配もいらない」(『ロザリオの鎖』)と、軽率にも断言しています。原子力時代の展望についても、「原子病の心配なく、原子力を思うままに用いる時はやがて来る。明るい明るい平和の原子時代！希望に満ちた原子時代！」(『生命の河――原子病の話』)と手放しの楽観論を述べています」と、医師・医学者、原子物理学者としての永井の姿勢に疑問を呈している。

一方で、「原子爆弾の下で生き残った者は、利己主義者だけであります。――この事実を、私たち生き残った者は、自分で知っています。そしてつねに自分で苦しんでいます」(『私たちは長崎にいた――原爆生存者の叫び』講談社、一九五二年)と亡くなった妻、緑さんへの鎮魂のために書かれた文章も紹介している。最後に「「人類よ、戦争を計画してくれるな。原子爆弾というものがある故に、戦争は人類の自殺行為にしかならないのだ。原子野に泣く浦上人は世界にむかって叫ぶ、戦争をやめよ。唯愛の掟に従って相互に協商せよ。浦上人は灰の中に伏して神に祈る。希わくばこの浦上をして世界最後の原子野たらしめ給えと」(『長崎の鐘』末尾)。こうして到達した平和の思想こそ、永井隆のもっとも重要なメッセージであった」と結んでいる。

二〇一四年に入いりいただいた高橋氏よりのお葉書に、『長崎にあって哲学する』(略して『長哲』)及び『続・長崎にあって哲学する――原爆死から平和責任へ』(二〇〇四年)の三冊目の企画として、『長崎にあって哲学する・完――3・11後の平和責任』(二〇一五年八月被爆七〇周年発刊)を準備中であることが記されていた(同年八月一六日、長崎市網馬《あば》のご自宅をお訪ねした私を、高橋氏御夫妻は暖かく迎えてくださり、靖子さんお手製のホットケーキをいただきながら、「長年の知己」のように親しく懇談させていただいた)。

(注2)

山田かん(本名は山田寛＝ひろし)氏が「聖者・招かれざる代弁者」を雑誌に発表された一九七二年と言えば、長崎では被爆者運動の中で被爆二世問題や朝鮮人被爆者の問題が問われるようになり、一つの転機を迎えた時期であった。三歳年下の妹の琇《ゆう》子さんが一九五四年二一歳の若さで自死するという個人的事情に、そのような社会的背景も加わり、本論文が生まれたのではないだろうか。

山田氏は、永井氏が出版された多くの著書の中で、以下のような表現を問題箇所として指摘している。

「原爆に見舞れて私たちは幸せであった。浦上住民の信仰一途の姿を見よ。天主堂に存する御聖体の下、隣人互いに助け合って快く苦難の道を歩みつづける姿は、外観は貧苦であるが、幸福に満ちているのである」。

「あれほど恐れられた残存放射能も、ひと雨ごとに洗い流され、いまではほとんど証明できない。田畑の作物もむしろ出来がよくなった。生れ出る子供に不具者がありはしないかと心配されたが、丈夫な赤ちゃんが次々に産声をあげた。お嫁さんの妊娠率も悪くなく、祝福された女の人がよく私の家の前を通る。もう何の心配もいらない」(以上、『ロザリオの鎖』ロマンス社、一九四八年)。

「……米軍の飛行士は浦上を狙ったのではなく、神の摂理によって爆弾がこの地点にもち来たされたものと解釈されないこともありますまい。終戦と浦上壊滅との間に深い関係がありはしないか。世界大戦争という人間の罪悪の償いとして、日本唯一の聖地浦上が犠牲の祭壇に屠られ燃やされるべき潔き羔(こひつじ、「燔祭」、旧約時代、動物を焼いて唯一神ヤーヴェに捧げた犠牲)として選ばれたのではないでしょうか。(中略)

これまで幾度も終戦の機会はあったし、全滅した都市も少なくありませんでしたが、それは犠牲としてふさわしくなかったから、神は未だこれを善しと容れ給わなかったのでありましょう。然るに浦上が屠られた瞬間、初めて神はこれを受け納め給い、人類の詫びをきき、忽ち天皇陛下に天啓を垂れ、終戦の聖断を下させ給うたのであります」（『長崎の鐘』日比谷出版社、一九四九年）。

『ロザリオの鎖』にみられる、原爆＝キリストの福音、原爆によって信仰がより深くなった、との見解を山田氏は「荒唐無稽」とし、長崎においてこれが単に「他者の教義」として大きな反応がみられないことを「一種のタブー意識」としている。また、「もう何の心配もいらない」と語る永井氏に対し、「水頭症」や「被爆二世」の問題を無視した科学者らしからぬ態度として断罪する。今日の「フクシマ」後の専門家とも相通ずる問題を永井氏も抱えていたのだ。

さらに、『長崎の鐘』における原爆が終戦をもたらしたとする論が、「アメリカの（原爆を投下した）政治的発想を補強し支えるデマゴギー」とした。加えて、永井氏の天皇崇拝者としての姿勢に対して強い疑問を抱いている。それは、一九四九年に天皇が長崎を訪問した際、永井氏が病床で迎え、天皇に対する感謝の文を書き、天皇を讃える五首の短歌「天皇陛下をお迎えして」を新聞に発表した事実からも論評されている（この永井氏の姿は、同じ被爆医師としての秋月辰一郎氏の姿と全く対極的である—注6参照）。

この点については他の論文でも鋭く論評されている。「永井氏のいわゆる「天啓」なるカトリシズムの摂理教義と天皇の強引な接合は、家父長的共同体国家意識のもとに永年生かされてきた「被爆者」の、当然戦後に目覚むべきものをも、はやばやと圧殺する反動イデオロギーとしての役割を十分になっていたのだ」（「絶後から再びの」『長崎原爆・論集』二一八頁）。

「聖者・招かれざる代弁者」に続く「長崎・戦後基点の虚無」に、天皇の来崎に関する長崎市民の反応が克明に紹介されている。それを象徴するものとして、永井氏の以下の文が紹介されている。

「…そなたたちの無邪気な目には、陛下が私どもと似たような戦災者として、うつったかも知れないほど、それほど親しみのこもったお声であり、お姿でありました。…陛下は、空襲の味も、戦災者の生活も、おんみずから体験して御存知なのであります。…それでこそ、このようなやさしい、こまやかな御愛情を、私たち戦争犠牲者におそそぎ下さるのでございましょう。己の如く人を愛することは、同じ苦しみを体験した者でないとなかなかぴったりとゆかぬと言われています。…しかし陛下がご覧になりたいのは、戦争犠牲者の悲しい顔ではありませんでした。いとし子よ、そなたたちは、ほんとうに好いものを献上しましたね。——それは笑顔。いい笑顔でありました」(『いとし子よ』講談社、一九四九年)。

山田氏はその上で、中国大陸で軍医中尉として従事した永井氏についても触れている。参考にしたのは、永井氏の親友である片岡弥吉氏(元純心女子短大教授・副学長)が一九五二年に書いた『永井隆の生涯』(中央出版社)であった。昭和一二年(一九三七年)七月から三年間、華北・華中・華南・ノモンハンで戦った永井氏(一九四〇年三月帰還)の以下のような短歌(永井氏が戦地より片岡氏に送ったもの)が紹介されている。

「敵兵の屍體おおむね少年なり龍膽の花さける山野に」

「あやまれる思想のためにうつしみのいのちを捨てし若き学生あはれ」

以上の二首を、同じ皇軍将校であった歌人渡辺直巳中尉の詠んだ歌と比べ、その「単調さ」や「歌い流すありよう」に、「決定的な相違」があると山田氏は述べている。

一方、永井氏が一九四八年に刊行した『亡びぬものを』には、永井氏の分身である「隆吉」によって日中戦争への批判がなされていることも指摘している。しかしその批判が、「帝国主義」や「天皇制国体」に向かうことなく、内地で「戦争はもうかるものと思いこみ、肩で風を切って町をねり歩く、利権屋ども」への怒りとして終わっている。そして、「この戦争の目的は何だろう？結局、隆吉には分からなかった」とあるように、「戦争の本質的なものへ目を向けられ」なかったと評されている。

二〇一四年の年が明けて、山田かん氏宅へお手紙を差し上げたところ、御伴侶の山田和子さんより御丁寧なお手紙をいただいた。山田氏は一一年前の二〇〇三年六月、その四年前に発生した肺がんに加え胃にもがんが発見され、被爆手帳保持者として七二年の生涯を閉じられたとのことで、『山田かん追想――かんの谺《こだま》』（草土詩舎、二〇〇四年）が同封されていた。

そこには、『長崎新聞』の記者である次男山田貴己《よしき》氏による連載追悼文「我れ重層する歳月を経たり――父山田かんの軌跡」が、二〇〇三年七月三〇日から八月五日までの七回にわたり掲載されている（一五～三一頁）。その四回目が「貧困下自死した妹を想う」（二八頁）とのタイトルで、かん氏の亡き妹への想いが綴られている。一九四八年、父親を亡くしたかん氏は高校を中退した。その後共産党活動に没頭する一方詩作に励むかん氏を妹は励ました。貧困はますます深刻となり、妹の心は限界に達していた。一九五三年一二月に失踪した妹は、翌月睡眠薬の服用により意識不明で発見され、搬送された病院でかん氏が見守る中還らぬ人となった。引用されている詩の一節。

妹よ／今日は何故《なぜ》かおまえのことが想《おも》はれる
おまえが生きて在《あ》れば／もういくつの歳《とし》になっていたのであろう
さらにそのことを問うまい
わたしは歩道橋のうえに一人佇《た》っている（「歩道橋」一九九〇年より抜粋）

また別の項には、山田氏が一九九〇年、既に亡くなっていた両親や兄弟のことを詠んだ詩「墓地にて」(三三頁)が収録されている。その中に以下のような妹さんに呼びかける一節がある。

(略)
いもうとよ　おれがきみの嘆きに/触れきらぬまま
きみのこころと不図とぎれたことを——
うちつづくこの疼きはなにか
昭和二九年一月　二一歳で逝った
きみはおれを無縁のものと思っていよう
だがおれは庭に咲いた白菊一輪/こうしてきみに捧げます
(略)

山田氏が、妹が没して約二〇年後に、長崎市民全てを敵に回す覚悟で永井氏批判を試みたのは、その胸の内に、若くして自ら命を絶った妹さんの魂が重く伸し《の》掛かっていたからに違いない。山田氏は、毎年「金魚売り」のように夏の風物詩になってしまった原爆慰霊祭に対して、声を上げずにはおれなかったのだろう。その結果山田氏は、カトリック信者を始めとする多くの人々から強い反発を受けた。「掲載当時、家庭内にはタブーに触れた恐れのような、うっすらとした不安感が漂っていた」(山田貴己氏)し、和子さんは「はらはらしていました」と思い返しておられる。しかし、追悼集に寄せられた数多くの方々の声を読むと、多くの「反発」の声もその後それを上回る賛同の声となって育《はぐく》まれてきたことを感じ取ることができる。

土山秀夫先生は、同書における追悼文（五〇頁）において、「詩人として透徹した氏の目には、愛や正義を説く者の影に潜むうさん臭さ、民衆の犠牲や虐げられた人間の悲哀を隠そうとする権威者の偽善、といったものを見抜く能力が備わっていた。その視線の先には、原爆、教会、聖者、長崎、天皇、アメリカ…が見据えられている。氏の批判の対象にタブーはなかった。あらゆる言葉を動員しても、まだ表現し足りないほど批判し続ける憤怒の氏の姿がそこにはある」と評しておられる。

昨年（二〇一三年）六月、山田氏没後一〇周年としての第一回〝草土忌〟に、和子さんが涙がこみ上げるなかで朗読されたかん氏の詩「帰り来よ　と――」がお手紙に同封され、「一九八三年の作品で、原発のことをもう憂えていたのだなぁ、と思い返しております」との文がつけ加えられていた。本書一二四～一二六頁に水戸喜世子さんが紹介してくださった夫・巌氏の投書より三年前である。先人達が原発の危険性を強く憂えていた事実を改めて思い起こし、山田氏の三〇年前の思いを心に刻むために、和子さんの御諒解の下に、本詩を全文掲載させていただく。

夏が過ぎまた残酷な刻《とき》が去り／初秋の雲が流れゆく夕暮れどき
テレビは明滅しながら報じていた／アメリカ人ジョン・スミザーマンの死を
もういつだったか／画面に見ていた記憶があった。
リンパ浮腫のため両足を切断
陽気な笑みでグローブ大にはれた両手を差し出した／車椅子の男の姿

一九四六年六月七日戦後初のビキニ環礁原爆実験
一七歳の少年はこの時／アメリカ海軍艦上消防兵として／核の前面に晒《さら》されていたのだ

スミザーマンのそれからの人生が

被爆者としてのものだったことを／アメリカ国家はついに認めようとしなかった
間断なく続く実験のあと多くの被爆兵士が生じたことも

日本に帰りたかった／との言葉を遺《のこ》して死んだと／テレビが伝えたとき
ふと湧きあがる涙をとどめようもなかった

帰りたかった　何処《いづこ》か
帰るに価するところがあるのか／わが国の中に
なにほどの救護の拠点があったというのか
被爆民族がいまや世界に満ちみちている
韓国・朝鮮人、中国人、インドネシア人、オランダ人／マーシャル人、アメリカ人
日本人、さらに核保有国のすべての民族／さらに原発保有国のすべての民族
核の禍《わざわい》　救いのない国家の中の孤独

ひとりひとりは分断されつづけ核後遺症をかかえ
なおもたたかいつづけ帰るところもなく／恢復の望みも見えぬままに

世界に向けて　かえるところはここなのだと
ユイイツノヒバクコクニッポンならば／それをどうして言えなくしてしまったのか
ぐんびもかくもわが国には一切ない　と

あるのはすぐれた医療と海と緑と風と光
なぐさめの雨と苦しい思いからの目覚めと／鋭い反核の意志だけだと
たたかい疲れたおとろえた人よ　帰り来なさい　と

和子さんが朗読しながら流された涙は、亡くなられたかん氏に対する強い思いと同時に、三・一一以降、「帰り来よ」とのかん氏の叫びからますます遠ざかる現実に対する悔し涙ではなかっただろうか（二〇一四年八月一五日、長崎恒例の〝精霊流し〟の日、諫早の山田さんのお宅をお訪ねした私は、和子さんより、数々の詩集と共に、二〇一一年八月九日に出版された、一九五二年から二〇〇二年に詠まれた五五三篇が時系列に収録された『山田かん全詩集』コールサック社、をいただいた）。

（注３）
一九〇八年（明治四一年）松江市にて生を受けた永井隆氏は、二八年松江高校を卒業と同時に長崎医科大学

に入学した。三二年に卒業し、助手となり放射線科を専攻した。翌三三年には広島歩兵連隊に入隊し、「満州事変」に出動している。翌年帰還し、キリスト教の洗礼を受け、森山緑さんと結婚。三七年医大講師になると同時に「日華事変」に召集され、軍医中尉として第一線で従軍。三年後の四〇年に帰還し、医大助教授に昇格している。

永井氏は一九四一年のカトリック雑誌『聲』九月号に、従軍の体験文を「戦陣の体験より銃後の女性に望む──「科学と日本魂」」と題し「陸軍軍医中尉　永井隆」として寄稿している。一九九五年一月二六日に開催された「日本カトリック正義と平和協議会」主催の全国担当者・代表者会議において配布された、カトリック東京教区所属の伊藤修一氏の論文「日本カトリック教会の戦争協力・信徒篇──詩人・三木露風と医師・永井隆」がある。

カトリック信者であった三木露風と永井隆の戦争協力に関する短い論文である。前半は、三木露風作詞の有名な「赤蜻蛉《あかとんぼ》」（一九二一年）と、その七年後に作詞された同じ「赤蜻蛉」の詩の内容の違いに注目し、その間の時代背景、特に二七年から二八年にかけての三次にわたる中国への出兵（山東出兵）が大きく影響しているとする。三木は、歌を通じて国民の「国威発揚」に協力したと結論付けられている。

一方永井氏に関して、「永井隆の隠された戦時協力」に取り上げられたのが前述の「体験文」である。敵（中国軍）の戦車を味方（日本軍）が分捕り、翌日その戦車で前線に向かうと、多くの敵兵が味方の戦車が戻ってきたと勘違いし、丸腰で両手を振りながらにこにこして近づいてきた。皆が横並びになったところを一斉に連続射撃し、そこには屍の山が築かれた。その報告を受けた味方の兵士は、「痛快、痛快」と喜び、萬歳を叫んだというものである。

永井氏はその体験を通して、以下二つの教訓を「銃後の婦人」によびかける。一つは、全ての若い兵士が（戦車を自由に操作するほどの）科学教育を一般にひろめることが、物が足りない日本の勝利にとっては不可欠であること。しかしそれだけでは足りない。「唯一人で戦車を操縦し、敵の中へ入ってゆき、敵の真前に車を停めて銃眼から時機を伺いつつ、ゆっくり待ったあのしっかりした心」、すなわち「日本魂《やまとだましい》」を必要とする。それはいかにして作られるのか。「日本魂は母の懐《ふところ》で、背でまた揺籃《ゆりかご》の中で作られるのです。貴女の手によって作られるものであります」と結ばれる。

以上の記述に対し、伊藤氏は以下三点にわたり問題点を指摘されている。

① 戦車の青天白日章（中国軍識別章）を見て、喜んで迎える「武器をもたぬ」中国兵士を機銃掃射で皆殺しにすることは、戦時国際法上違反であるのに、永井はそれを「痛快な大勝利」と記している。

② 戦車を操縦し射撃した日本軍兵士の精神を、永井は「日本魂」として鼓舞している。

③ 「日本魂」を有する男児を育てることを、「銃後の女性」特に全国のカトリックの女性に対し呼びかけ、「殺人行為」を奨励している。

その上で当時の日本のカトリック教会が永井氏の〝武勇伝〟を掲載していることに注目している。

伊藤氏はさらに、永井氏の戦時中の軍医としての任務に「従軍慰安婦」の「衛生管理」があったはずであり、「軍ノ性病予防対策」を暗示する記述がある事を指摘している。この件に関連して、作家の西野瑠美子氏が『全国婦民新聞』の一九九三年三月より五月まで九回にわたり、「七三一部隊と従軍慰安婦」と題してレポートされている。また、同年八月開催された第八回〝アジア・太平洋地域の戦争犠牲者に思いを寄せ、心に刻む集会〟（大阪）における企画「人体実験、細菌戦の七三一部隊」において、「「従軍慰安婦」と七三一部隊をつなぐもの」と題して講演された（内容は、『七三一部隊』東邦出版、一九九四年、八五～九八頁に収録）。

両見解の概容をまとめると以下のようになる。一九一七年のシベリア出兵当時、一個師団相当の兵力を梅毒によって喪失した。当然ながら「性病予防」が軍医にとって極めて重大な任務となった。そこで、七三一部隊と「従軍慰安婦」という一見何の関係もない存在の間に、ある繋がりが出てくる。「慰安婦」は、一人が不特定多数の兵士の相手をさせられたことから、二週間に一度検診が義務付けられていたにもかかわらず、性病（梅毒）に罹患する女性が多く存在した。第一期、第二期、第三期にわたるまで進行する女性もおり、その人々から血液が採取されたり、生体病理解剖の対象になった人もいた。

それを実行したのが、七三一部隊の表向きは結核班とされていた二木秀雄班であった。一方二木班では、スピロヘータを注射しての梅毒感染、性行為による梅毒感染、梅毒に感染した女性の妊娠・出産など、ありとあらゆる人体感染実験が実施された。しかも、梅毒に感染した女性の病期別の局所写真や、各時期における生体解剖、臓器のホルマリン漬けによる保存など、その非人道性は筆舌に尽くし難いものであった。その目的はなんであったか。梅毒に感染した血液を使ってのワッセルマン反応＝補体結合反応という梅毒診断法の確立、写真や解剖を参考に感染した兵士の早期発見、さらに大正製薬と提携しての梅毒治療薬「サルバルサン六〇六号」の開発、兵士への提供など、徹底した性病対策であった。

このように七三一部隊と「従軍慰安婦」は「梅毒の予防」という点で密接に繋がっていた。戦後唯一七三一部隊を裁いた一九四九年一二月のハバロフスク裁判でも、膨大な調書の中に、「部隊に収容された婦人になんらかの特殊実験が行なわれた」という古都ヨシオなどによる証言が出ている。また一九九〇年代前半、全国で〝七三一部隊展〟が開催された際、東京で始めるにあたり、「七三一部隊」に関する情報電話を開設した。そこへ「七三一部隊と梅毒の研究が強く結びついていた」という証言が数人から出てきた。たまたま西野氏が出た電話が、「自分はそういう現場を見た」という証言者だった。部隊の中で性病の研究が行なわれたことが歴史的掘り起しにより事実として浮かび上がってきたわけである。正確な事実は闇に葬られたままであるが、「従軍慰安婦」―梅毒予防―軍医―七三一部隊という構図が日本陸軍において築かれていたのではないだろうか。

続く「永井隆の実像とは――ヴァチカンと長崎と原子爆弾についての信仰理解の差異」という一文には、戦後の永井氏について論じられている。一九五一年八月、永井氏没後三カ月にカトリック雑誌『聲』〃永井隆追悼号〃が発行され、長男の永井誠一氏による「なき父」（八〜一一頁）などが掲載された。その中に、友人代表として、永井氏夫人・緑さんと同じ山里国民学校（現・山里小学校、爆心地より六〇〇メートル）の教諭であり、永井家と家庭的なつき合いのあった田川初治氏が、「永井さん」（一二〜二六頁）と題して、一九三四年の永井氏の結婚より一九四五年の一一月二三日に催された浦上教会合同葬ミサに至るまでの思い出を詳細に記しておられる。

一九三四年六月の永井氏の結婚披露宴の一幕。当時花婿と言えば、大抵は紋付羽織袴であったが、永井氏は陸軍軍医としての大礼服を身にまとい、白手袋の片手で剣を握っていた。宴が佳境に入ると永井氏は上着を脱ぎ捨て、郷里の出雲の安来節を踊り出した。

一九四五年八月の被爆後、カトリック信者たちの中には、聖地浦上で原子爆弾が炸裂したことを憤り、自暴自棄的な考えが蔓延していた。永井氏はそのような「輿《よ》論を喚起」するための「火付け役」になろうと、田川氏らと相談した。同年一一月二三日に予定された合同葬はそのいい機会であった。かつて浦上教会の信徒たちと芝居を演じたことがあり、林隆吉の名で台本を書いたこともある永井氏は、「あさっての合同葬にも効果的な演出をやらないとね」といって弔辞を読ませてくれた。当日、永井氏は涙で幾度か声を途切らせながら以下のように読み上げた。

原子爆弾死者合同葬弔辞

……大本営に於いては、畏くも天皇陛下が軍部の強硬なる抗戦論を押え世界平和のために終戦の聖断を下し給うたのでございます。八月一五日終戦の大詔が発せられ世界遍く平和の朝を迎えたのでありますが、この日は実に聖母の被昇天の大祝日に当たっておりました。……これらの奇しき一致は果たして単なる偶然でありましたでしょうか。それとも天主の妙なる真理の現われでありましょうか。……原子爆弾が天候のため北方に偏り浦上のしかも天主堂の真正面に流れ落ちたという事実や、この原子爆弾を最後として地上何処にも戦闘の起こらなかったという事実を併せ考えますならば、浦上の潰滅と終戦との間に深い関係のあることに気付くでありましょう。即ち世界戦争という人類の罪の償いとして浦上教会が犠牲の祭壇に供えられたのである、いと潔き仔羊として選ばれ屠《ほふ》られ燃やされたのであると私共は信じたいのであります。

……これまでのうちに幾度か終戦の機会はあり爆撃により全滅した都市もまた幾らもありましたが、然しそれは犠牲としてふさわしくなかったから天主は未だこれを容れ給わなかつたのでありましょう。然るに浦上教会を挙げて献げたときはじめて天主はこれを善しとして容れ給い人類の詫びを聞き、忽ち天皇陛下に天啓を垂れ終戦の聖断を下され給うたものに違いないと拝察致します。言い換えれば浦上が犠牲となったからこそ終戦になつた、この犠牲によつて十数億の人類が戦乱の惨禍から救われたのであると思うものであります。

信仰の自由なき吾国に於て豊臣、徳川の迫害に滅ばされず、明治以来軍官民の圧制にも負けず、幾多殉教の血を流しつつ四百年、正しき信仰を守り通した吾が浦上教会こそは、まこと世界中より選ばれて天主の祭壇に献げらるべき潔き仔羊の群ではなかつたでしょうか。嗚呼、世界大戦争の闇、将に終らんとし平和の光さし始める八月九日、この天主堂の大前に立てられたる大いなる燔祭よ！悲しみのうちにも私共はそれを美しきもの、潔きもの、尊きものよと仰ぎ見たのでございます。

……浦上教会が世界中より選ばれ燔祭に供せられたことを感謝しましょう。……

昭和二〇年一一月二三日

浦上天主公教会信者代表　永井隆

伊藤氏は以上の事実が「永井の性向」を端的に物語っており、その「効果的な演出」によって「不幸にも二重の意味で人間を貶めてしまっているように思えてならない」とする。その一人が永井氏自身であり、もう一人は「長崎浦上の信徒」であるとする。その一方、ヴァチカンは既に一九四五年八月六日の広島の原爆投下直後に、その非人道性を非難している事実を示している。

さらに、永井氏は亡くなるまでの五年余りの間（その大半は病床に伏していたが）、多くの著作を出版し、「永井像」が形成されていった。「ラジウム温泉地みたい」として、ことさら被爆地の安全性を強調し、残留放射能の危険性を無視する永井氏の姿に、伊藤氏は強い「戦慄」を禁じ得ない。「思想操作（信仰操作）が、占領下において計画的かつ執拗になされた」と結論付けられている。

一方、伊藤氏の論文を読まれた現代思想家の子安宣邦《のぶくに》氏は、二〇一一年九月一五日に発信された自らのツィートで以下のように述べておられる。「（永井は）自身を長崎の原爆の殉難者にしていっただけではなく、長崎をも殉難者にしていった」「（永井の弔辞は）長崎の信者だけではない、長崎そのものを呪縛した言葉である」。そして、「永井の文章と文学が原爆ナガサキを〈祈る長崎〉にしていく力をもった」「私は原爆ナガサキに重ねて原発フクシマを考えている」「原爆・原発問題に文学者が関与するとは何か、それが問われているのだ」として、文学者としての永井氏の責任を問うている。

（注4）

戦争が泥沼状態へ突入した一九四〇年代初頭より、大学病院に勤務する若い医師たちの大部分が、軍医として入隊するのが日常化していた。私の手元に、土山秀夫先生の兄が所属していた角尾内科の当時の実態について、羽田曄氏（一九一六～一九九五年、元富士吉田市医師会会長）が書かれた「昭和十六年春、角尾内科に入局した〝五人の仲間の歩んだ道〟」と題する一文がある。実は私の父・山口邦夫（一九一四～一九八四年、一九四八～一九八四年長崎市道の尾地区にて「山口醫院」を開業）も、一九三九年に長崎医大を卒業後、二年間大連の「満鉄」（南満州鉄道株式会社）病院において勤務し、その後帰国し角尾内科に入局した。羽田氏は、一九四一年四月に医局員になった、山口、羽田氏を始め、田中実千夫、白髭《しらひげ》勝世、辻栄氏五名の思い出を、父が亡くなった際に出版した追悼集『よかろうもん』（私家版、一九八五年）に寄せてくださったのだった（一二～二七頁）。

五人が入局した第一内科は、当時角尾晋《つのお》氏が教授であったことから角尾内科と呼ばれていた。角尾氏は一九一七年に東京大学医学部を卒業し、二三年長崎医大助教授に就任。その後、独、英、米に留学し、二五年には教授に就任した。戦時下において学長という大役も引き受けておられた。

角尾氏の人柄を表わすエピソードとして、羽田治夫編『羽田曄・病日談々』（章文館、一九九六年）の「たった一人の入学式」（三二～三九頁）に以下のような記述がある。一九三六年に長崎医大に入学した羽田氏は、五月中旬長崎の地へたどり着いた。既に授業は始まっており、角尾学長の計《はか》らいで「一人の入学式」が行なわれた。立ち会った文部事務官が大学令第一条を読み上げたが、それは「大学は学びの蘊奥《うんおう》（奥義・極意の意味）

を究《きわ》め知識を研磨し、国家有用の材を養成するところ」との意味であった。それに対し、羽田氏が「大学は自由で、真・善・美といった人生の、第一義的なものを求めるところではないのですか」と反問した。それに対し学長は、「大学令第一条は、国立大学に学ぶ以上、君がどの大学へ行っても、君の上にかかってくる」といった上で、「今日、君のために一つの話をするが、その話を聞いた上で、入学するかしないか、決めなさい」と静かに話をされた。当時上映された細菌学者パスツールの生涯を描いた映画の中の「科学者の道」に関する感想であった。「その話の中で淡々と、学問に対する情熱と信念、学問と技術との関連性、医人としての使命感の昂揚を説かれた。さらに人間の尊厳を守り、一人一人を大切にする愛情を持った、謙虚な救済者であって欲しいと、付け加えた。その上、国際精神を身につけ、理想を追求して、隣人の信頼を得て欲しい、と結ばれた」（三八頁）。それを聞いた羽田氏は迷うことなく宣誓書に署名し、それを見届けた学長は羽田氏の手を柔らかい掌《てのひら》で握りしめた。

角尾氏は当時、卒業間近の四年生の学生に対する最終講義として「医学概論」を担当しておられた。これから医師や研究者を志す若き医学徒に対し、「医学の概念と自然科学に於ける医学の位置づけ、患者とその立場、医師のあるべき姿とその使命」を伝授するものであった。また、角尾内科のモットーは「Wissenschaftlicher Geist」、訳して「科学的精神」「科学する心」とされ、学問に対するひたむきな態度が求められた。

当時、同時に入局した五名の仲間のその後について、羽田氏は以下のように紹介している。

「大正デモクラシーの時代に生を受け、旧制中学、高校を自由な風潮の中にすごして、大学へ進んだ私達は、戦争という渦中にまきこまれながらも、まだ大学の中に残っていた、学の自由を尊重する思潮の中に生きて、それを享受していた」。

「しかし、戦争はあくまで苛酷であった。（入局後）教室員の召集、入隊、出征が、櫛の歯が抜ける様に、くり返されていた。（略）このような雰囲気にあって、私達はいつかは戦争に追いつめられて、医局を去らなければならないという運命を口にこそださなかったが、お互いに意識して、一つの諦観ともなっていた。その反面、その諦観に反発するかの様に、自分自身をみがきあげ、より高め、更には自身が持つ可能性の実現に挑戦することが、私達の青春であるとも考えていた」。

「昭和十六年十月一日、軍医予備員であった山口さんと、田中君が一緒に召集を受け、つづいて短期現役軍医として同じ月の二十日に私が、十七年の一月に白髭君が入隊した。（略）田中君は、太平洋戦争の開戦と同時に比島攻略戦に参加し、リンガエン湾上陸作戦で戦死した。入隊から戦死まで三ヶ月にみたないうちに二十五歳の生命が終わってしまった」。

「最後まで在局していたのが、辻君だった。辻君は、戦争のために日毎にすくなくなってゆく医局の中で、全く多忙な日々をすごしていたが、一八年の夏、軍医予備員として入隊、中支那戦線へ出征した」。

「私達五人組は、戦死した田中君以外、四人は六年に近い歳月を、中国の戦旅の中にすごし、終戦を迎えた。中国風にいえば、徒手官兵（武器を持たない軍服だけの兵隊）として、集中営（捕虜収容所）にすごし、蒋介石のいう「暴に報ゆるに暴をもってせず」の言の通り、好遇を受け、ともあれ生きて故国へ帰還した」（以上、「五人の仲間の歩んだ道」より）。

羽田氏は一九四五年初頭、一時帰国した際長崎へ赴き、角尾教授を訪ねた。その際の様子を、「恩師、角尾先生のこと」（『羽田曄・病日談々』四〇～四五頁）に書いておられる。角尾氏の人柄や理念を知る上で貴重な記録であり、長くなるが引用させていただく。敗戦間近の戦時下においても、永井隆氏の学生に対する態度とは極めて対照的な、このような師弟の関係がまだ存在していたことが分かり、興味深い。

「先生はひいき筋の赤寺（「支那《しな》」寺として建立されていた崇福寺）の下の料亭・辰巳へ、私を連れていってくださった。女将にカバンの中から米袋を取り出すと、「今夜の分だよ」と渡し、「今は何もかも配給という、窮屈な時代でね」と苦笑されたが、心なしかそのお顔の中に、疲労の色が伺えるように思えてならなかった。

そして（前年の二月、三〇〇〇名の）初年兵を受領して、戦場へ戻ろうとして、船が九州近海で（アメリカ潜水艦の）雷撃を受けて沈没し、九死に一生を得た話をすると（二二〇〇名が戦死）、静かにうなずかれながら、「命を大切にし、月給を無駄遣いせず、医局へ戻ったとき使えるように貯金したまえ。軍も若い人が必要だろうが、僕だって君、若い人が必要なんだよ」と情熱のこもった眼差しで、語りかけられた。

この時の先生は、銃を持って戦うことだけがお国の為ではなく、若人とともに医学の道を進むことも、お国の為であると、言いたかったのであろう。その夜の先生のお話は、すでに（一九四二年出征中）父を失っていた私にとっては、慈父の言葉のようで忘れられない。

夜も更けてきたので、名残り惜しかったが、「先生どうぞお達者で」と申し上げると、「君も」と握手を求められた。入学以来、二度目の懐かしい掌の味で、心暖まる思いで一杯であった。だがこれが先生との最後の別離（半年後の同年八月、角尾氏は原爆のために死去）になろうとは露ほどにも思わなかった」（カッコ内は全て山口）。

一九四一年より六八年まで、大阪大学医学部で「医学概論」を担当された（一九四一年の大阪帝国大学における「医学概論」の講義は、日本の大学医学部における最初の試みであった）フランス哲学者の澤瀉久敬《おもだかひさゆき》氏は、一九四四年一〇月五日に行なった講義「「医学概論」の進む道」で以下のように語っておられる（澤瀉著『医学概論』第一部「科学について」誠信書房、二〇〇〇年新装版、三～一五頁、参照）。「（戦場に赴くことよりも）学問の道を精進されることこそ、学徒たるものの責務（である）」。敗戦の色も濃くなった総動員体制下において、同じ国立大学の医学部で、角尾氏や澤瀉氏のような教官がいたことは注目に値すると言えよう。

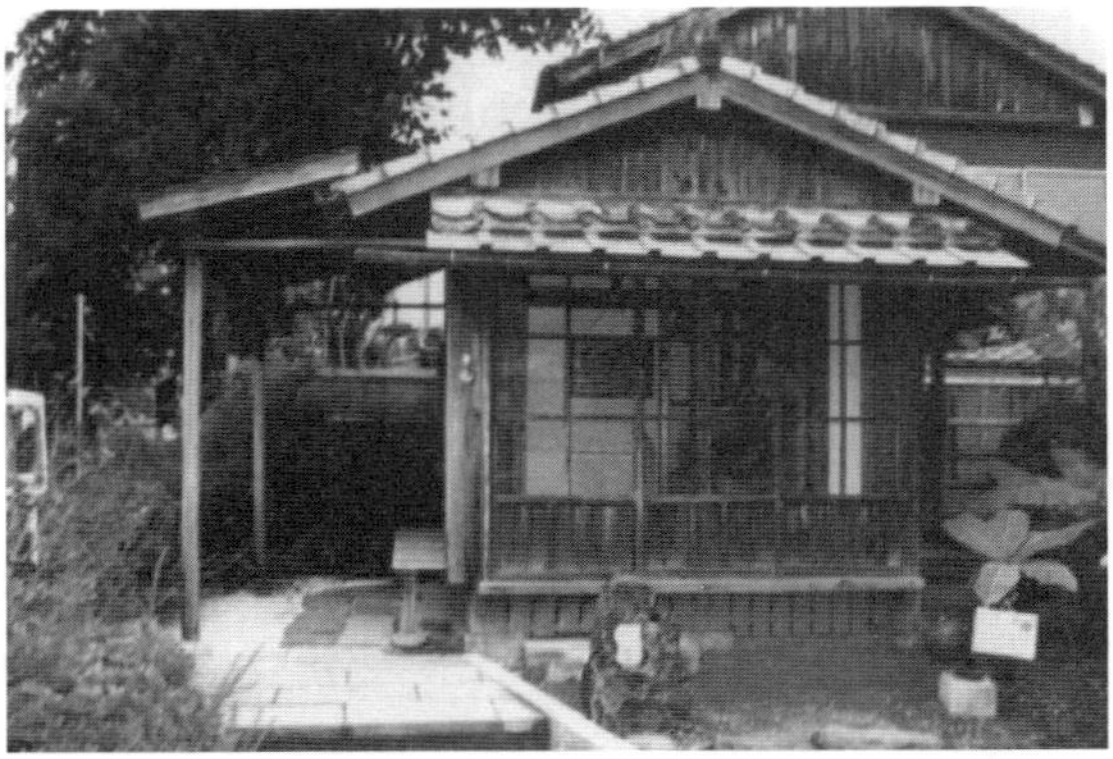

写真４　現在の如己堂（2014年８月、山口撮影）

（注5）

一九四九年二月、（大日本雄弁会）講談社より発刊された永井隆著『この子を残して』は、時をおいて一九八三年中央出版社より再発刊された。以下、中央出版社発行の書を参考にして解説する。なお同名の映画が、一九八三年木下恵介監督、加藤剛・十朱幸代主演によって上映された。

同書の最後は、永井氏と残された二人の子の住居（写真４）の名をとり「如己堂《にょこどう》」（二三四〜二三六頁）と題されている。「昭和二十三年四月三十日、如己堂においてこの書を書き終わる」で始まる文章の途中で、住居の間取りが解説される。「私の寝ている如己堂は二畳一間の家である。私の寝台の横に畳が一枚敷いてあるだけ、そこが誠一とカヤノの住居である」。そして以下のような文章で、三人の関係や思い、同書についての解説が加えられている。

「死病にかかっているやもめ、二人の幼い孤児予定者――これが如己堂の住人である。如己堂は異常な家庭である。住む者は特殊な人間である。この三人の異常人が生きてゆく正しい道はどこにあるのか？――それを探して苦しみ考え、祈り、努めていた。私が考えたこと、子供たちがしたこと、子供に話したこと、今わかりそうにないから書いておいて後で読んでもらうこと――それを、そのままこの書に書いた。これは私の家の記録である。公のものではない。世間一般に通用する考え方、生き方ではないかもしれない」。同書は、公的な書物というより、二人の幼い子に向けた私信のようなものとして出されたのであろう。それだけに永井氏の本音らしきものが垣間見えて興味深い。

本の題名ともなっている「この子を残して」（一一～二八頁）には、放射線医学の道へ進んだ結果としての「慢性骨髄性白血病」や「悪性貧血」という自らの病について語る。そこに原子爆弾のため「急性原子病」が加わった。自らの死を覚悟しながら、既に母を亡くした二人の子が今後孤児としてどう生きていくのか、その後の文章のあらゆる箇所に父親としての思いが綴られている。

「摂理」（二九～三二頁）は、かつて土山先生が「割り切れない」思いをし、秋月氏が「ついていけない」気持ちになった箇所である。そこには以下のような文章が続いている。

「私の身のまわりに起こるすべては、神の愛の摂理のあらわれである。それゆえ私はいかなる目にあおうとも、神の御名を賛美せずにはおられない。原子爆弾がはじけたとき、この浦上のカトリック信者一万のうち八千人が死んだ」。

「それを見た生き残りの私たちは、原子爆弾は決して天罰ではなく、何か深いもくろみを持つ御摂理のあらわれに違いないと思った。――私も同じ日無一物の廃人となり果て、幼い二人の子をかかえて焼け跡に立たされたのが、これは何かを知らねど、愛の摂理のあらわれである、と信じて疑わなかった。それから三年の月日をしのいで今日に至ったが、あの日の私の信仰が正しかったことが次第次第に証明されてくる。原子爆弾によって私の正しい道をはばんでいた邪魔が取り除かれ、私は真の幸福を味わうことができるようになったのである。やがて私を訪れる「死」もまた、限りなき愛にましますの私に対する最大の愛の贈り物であろう。それゆえ、死の前に通らねばならぬ心の悩みも体の苦しみも、神の御栄えのあらわれるために必要なものとして、悦んでこれを受けようと思っている」。

それに関連して「人生の目的」（二一七～二二〇頁）において、人が貧乏であったり、病気をしたり、障害を負ったりするのは、「この人の身の上に神の御業が現れるためなのだ」とイエズスが答えたとの逸話が紹介されている。その論理から、被爆による病や死という最大の不幸もまた「神の御業」となる。

そして「気合」（一八一～一九二頁）では、未来のエネルギーとしての原子力について親子が語る姿が描かれている。

以上の「永井像」（注3も含め）をみる時、一医師、一医学者、一科学者としては、特にカトリック信徒を始めとする身近に接した多くの人々から慕われ、放射線障害を受けながらも研究や臨床に没頭し、被爆後の浦上において、自らの病状を省みず献身的な活動をこなした人物であったことが推測される。何よりも、妻や子どもたちを掛け替えのない存在として愛し続けた良き夫・父親であった（この点に関連して参考に紹介するならば、七三一部隊の生理班班長として、最も残酷とされる凍傷・毒ガス・低圧実験を指揮した吉村寿人は、敗戦間近い一九四五年三月、当時一〇歳の長女を日本内地へ帰す時の心情について、以下のような文章を綴っている。「今まで隊務に追われて父親らしいやさしさをかけてやれなかった子どもとここで別れる事は悲しかった。そこで出発の前日子どもの手をひいて家の裏に拡がる満州の野原を散歩した。早春の残雪の間をぬって一緒に『浜辺の歌』をうたった。今でもこの歌を聞くと、当時の情景が思い出されて涙がにじむ思いをする。そしての夜は妻と一緒に彼女の幼い頃からの写真を集めて写真帳をつくってやり形見に持たせることにした。……私共夫妻は顔をくしゃくしゃにして滂沱たる涙を流した」――『喜寿回顧』一九八四年。もちろん、永井氏と吉村を同一視することはできないが、このように十五年戦争中、忠実な皇軍兵士としての残酷さと良き家庭人としての優しさが同居する姿が多くの軍人の常であった）。

被爆後の献身的な活動の結果、浦上地域に住む大多数の信者が受けた原爆による惨禍から少しでも心を癒すべく、「原爆＝神の摂理」としたことも、同じカトリック信徒として、また医師としての窮余の策だったのかもしれない。

しかし、戦後の永井氏の言論活動の中に、原爆によって戦争が終結したとの論理や、被爆者の健康障害に対する軽視とも受け取れる言動、原子エネルギー利用の促進といった考え方が垣間見られるのも事実である。またその永井氏の姿勢が、ＧＨＱやその後の日本の支配層にとって極めて利用価値の高い存在として祭り上げられたことは疑いようがない。その点は注６で紹介する秋月辰一郎氏との対比によってより鮮明に浮かび上がる。戦後、同じ被爆医師として歩んでこられたお二人の姿を見る時、医師・医学者・科学者の社会的立場の重要性、責任について痛感させられる。三・一一以降、原子力の脅威が日本全国に拡がった今、この問題は現代の多くの医師や専門家にも鋭く問われている。

（注６）

『死の同心円――長崎被曝医師の記録』は、当初一九七二年、講談社より出版された。その後も版を重ね、一九九二年に長崎の地で秋月辰一郎氏とお会いした直後に、心温まるお手紙と共に送っていただいたのが一九八九年に出された第四刷発行のものであった。これには、作家の佐多稲子氏が文章を寄せておられる。

実は、一九九二年四月四日長崎市内にて、その前の月に出版した私と関藤泰子さん（岡山県井原市）との共著の題名と同じ「有紀ちゃんありがとう―〝脳死〟を看続けた母と医師の記録」と題する講演会が開催された。

私の学生時代の友人が主催してくれたもので、私と関藤さんが招かれた。そこに長崎市内のカトリック信者の方々も多く参加され、その中に秋月氏も同席された（秋月氏は一九五三年カトリック教徒として洗礼を受けられた）。交流会に残られた秋月氏に、私の父の旧制長崎中学校（現在の長崎東高校）、旧制佐賀高等学校（現在の佐賀大学）の二年後輩でもあり、私の中学校時代の同級生である藤信子さんの父親でもあるという親近感から、声をかけさせていただいた。

その二日後に、「私も脳死に非常に関心を持っていますし、また長崎医学会も医師会もこういう問題を取り上げるべきと思います」という文章で始まるお手紙をいただいた。その半年後の一〇月、秋月氏は持病の喘息発作を起こされ、その後一三年間、低酸素脳症による意識障害のため寝たきりの状態が続いた。

秋月氏が亡くなられて五年後の二〇一〇年に、長崎文献社よりリニューアルした同書が復刊された。こちらには土山秀夫先生が文章を寄せられ、また長女の藤信子さんも「父のこと」と題して文章を書いておられる。さらに、高橋眞司氏が一六頁に及ぶ「解説文」を寄せておられ、同書が長崎原爆の「惨状」と「すべてを投げ打って救済につくした同僚の人々の働き」を記述したものとして傑出した作品であることを強調している。そして、「筆舌につくしがたいアウシュビッツの出来事をあえて記述した精神科医ヴィクトール・E・フランクルの『夜と霧』、エリ・ヴィーゼルの小説『夜』と同様に、極限状況のなかでの人間の真実を描きだしたものとして、現代の古典としての位置と価値を有する」と評価している。

確かに同書には、日中戦争が泥沼状態に突入し、太平洋戦争への足音が押し寄せた一九四一年末に始まり、運命の八月九日を経て、一九七二年頃に至る三〇年間余りのことが克明に綴られている。特に被爆後一年間は、一日たりとも休みなく診療活動が続けられており、貴重な記録となっている。特徴は、描かれる主人公があくまでも患者さん（大部分が被爆者）であることに尽きる。私は同書によって、一般の人々にとっての医療とい

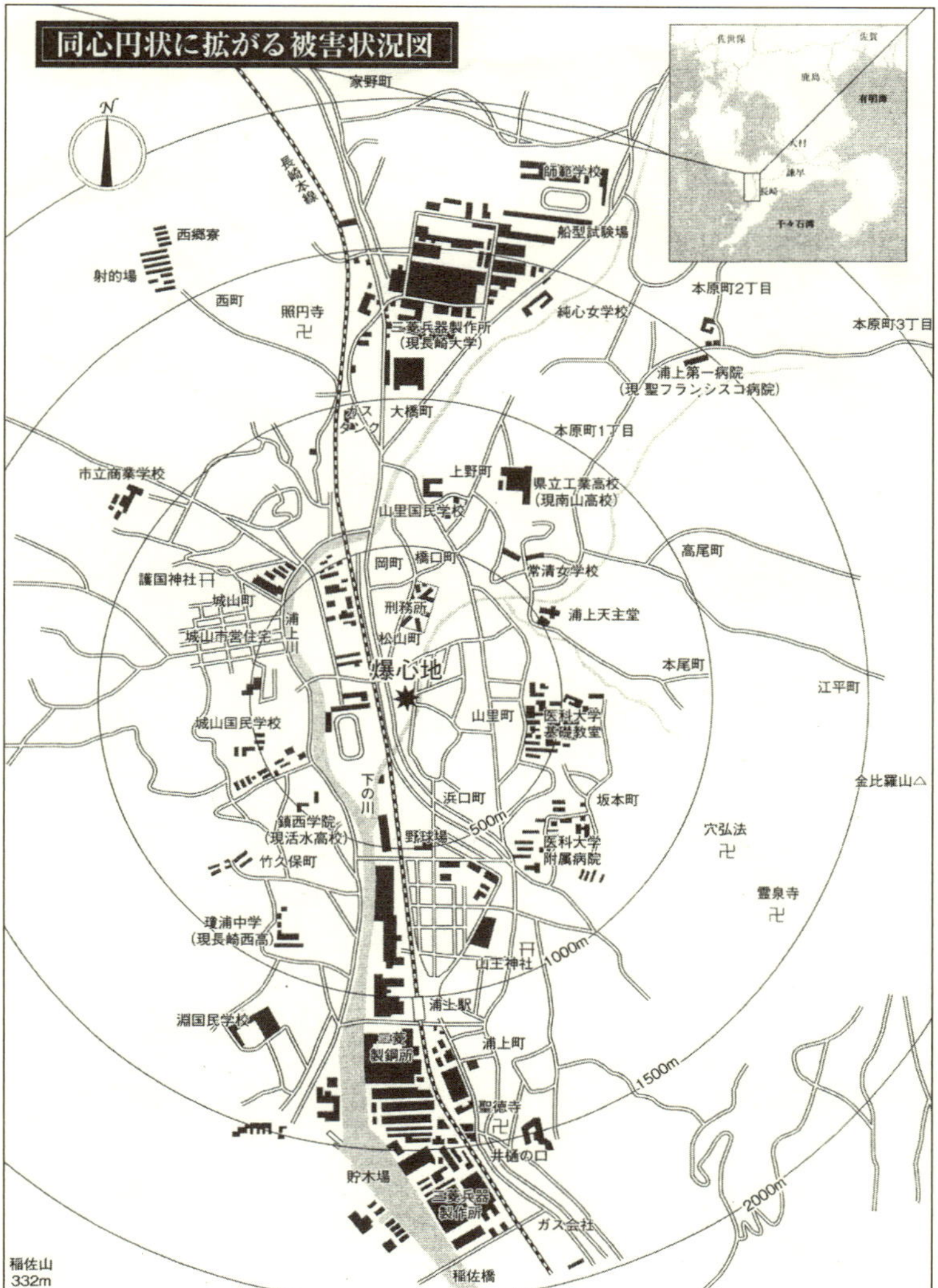

図６　爆心地周辺図（『死の同心円』長崎文献社、2010 年）

うものが、現実には無力である（特に被爆後数年間）一方、いかに頼《たの》もしく、頼りがいがあり、自らの死をも納得させてくれるものであるかを知った。それは、そこに秋月氏という、物静かながら献身的で、常に真摯な態度を持つ医師がいたからに他ならない。

秋月氏が敗戦間近の一九四四年に勤務した浦上第一病院は、キリシタン部落の本原という土地で一九四二年から事業を開始した結核療養所であった（図6参照）。一九四〇年に京都大学医学部を卒業した秋月氏は長崎医科大学放射線科に入局し、一度は永井氏の直弟子になるが、市中の病院に移り、その後浦上第一病院へ医長として赴任した。一九四五年に入り、後に妻となる村井スガ看護婦が入ってきた。そして運命の日を迎えた。

前日あたりより八月六日の広島の話が長崎へも伝わっていた。ちょうど東京からの帰り広島を通った角尾晋長崎医科大学学長が、長崎へ戻り八月八日に広島の実情を報告していた。

八月九日がやってきた。秋月氏は当日朝八時半より外来診療を始め、三〇名の患者の診察、処置にあたっていた。村井さんも人工気胸の介添えを担当していた。午前一一時過ぎ、白色の閃光が輝いたと同時に巨大な衝撃が生じ、様々な物が崩れ落ちてきた。咄嗟に病院が爆撃されたと思われたが、回りの見える限りの建物が全て燃えていることが判明し、病院だけの被害でないことが分かった。数千の米軍機が長崎市をじゅうたん爆撃したのかと思われたが、一機の敵機も見えず爆音も聞かなかった。

秋月氏らは燃え広がる火の中を、三階の入院患者たちを下へ運んだ。多くの焼けただれた人たちが病院へ向かって歩いてきた。腸のはみ出した幼児を抱えた父親も来たがどうしようもなかった。薬品類も医療器械も全て燃えてしまったのだ。一緒に働いていた女性医師は、爆風で飛んできた無数のガラス片による顔面からの大量出血で瀕死の傷を負った。

より爆心地に近い山里国民学校の先生や生徒、医科大学で臨床講義を受けていた学生の多くも犠牲になった（生き残って浦上第一病院にたどり着いたのが、私にとって長崎大学医学部脳神経外科医局の先輩医師でもあり、一九八五年から八六年の北九州市立八幡病院赴任当時院長を務めておられた川野正七氏であった。川野氏は、途中助け出せなかった母の側で泣いていた赤子を連れてきたが、その子も数日後死亡）。こうして、運命の日の長い一日は終わり、夜のとばりが降りた。秋月氏は、その日数えきれないほどの悲しみに接した感想を次のように表現されている。「この悲しみは、この日長崎でくりひろげられた幾万の悲痛な体験のひとつであり、そしてまた、これ以後長崎の人々に襲いかかる悲惨の十数万分の一のできごとであった。黒焦げの妻や夫や子どものそばで泣くことのできた人、祈りに囲まれて死ぬことのできた人――これはまだしもしあわせな死というべきかもしれない」（七八頁、以下全て長崎文献社出版の書より引用）。

翌日午前中、近くの民家へ往診に出て、初めて外の惨状を目のあたりにする。山上さん夫婦は三歳から一四歳の六人の子どもたちのうち、二人を被爆当日、それ以外の子も全て一カ月半の間に亡くした。一九四七年に出産した子も死産だった。東洋一とされた浦上天主堂も吹き飛んで一部を残しなくなっていた。

一一日の夜、被爆後初めての『朝日新聞』を読む。広島で使用された新型爆弾について触れてはいるが、放射能については全く記されていなかった。その後も三〇〇名の負傷者が運ばれてくるなど野戦病院の様相を呈した。しかし、あるのは少量のマーキュロや亜鉛華油などのみで、多くの患者の傷口から蛆《うじ》が湧き出した。

八月一五日の「終戦（敗戦）の日」を迎えた。正午から始まった「玉音放送」に対し、秋月氏は「遅い、あまりにも遅すぎる。なぜこんなになるまで、国民を戦いに駆り立てのだ！」と憤り、「遅すぎし終戦のみことのり　われ読めば焦土に伏した被爆者は哭く」という歌を詠んだ。

こうして八月下旬となり、九月が終わり、一〇月を迎える四〇～五〇日間に、「原爆症」という未知の病が人々を襲い出した。その恐怖は被爆の瞬間の恐怖に優るとも劣らないものであった。それは診ている患者に対する医師としての恐怖とともに、自らの死に対する恐怖でもあった。爆心地から「死の同心円」「魔の同心円」が毎日少しずつ広がっていくのを実感した。九月二日に大雨、一六日に枕崎台風が長崎を襲い豪雨をもたらし、窓ガラスもない部屋で患者たちは風雨に晒されたが、結果的には放射能を洗い流したと思われた。その後の死亡者数が減少した。

九月下旬頃には、太平洋戦争開戦時（一九四一年一二月八日）特高刑事に逮捕連行された神父や修道士が戻ってきた。彼らは破壊された神学校や病院の建設に積極的に取り組み、また占領軍との仲をとりもち、新しい医薬品や医療器械を手に入れてくれた。それを見て不覚にも涙を流した自らのことを、秋月氏は以下のように語っている。「私の涙はその喜びばかりではなかった。なにもなすところなく、無数の被爆者を死にいたらしめてきたあの日以来の自分に対するくやし涙でもあった。もし百日前にこれを手に入れていたら……。私は血と泥にまみれ、黒く焦げて死んでいった子どもたちの面影を思い浮かべた」（二〇〇頁）。

一一月に入り、永井氏が病院を訪れてきた。被爆後初めての再会であった。永井氏は、「浄土真宗信者の秋月君がカトリック修道会の病院に行くなんて」と驚いた様子だった。念願の診療所が被爆後一一〇日目の一一月二七日に建てられ、聖フランシスコ診療所と名付けられた。

数えきれないほど書いた死亡診断書の中には、被爆後メチル（アルコール）を飲んで亡くなった人が何人もいた。また、壊れた屋根に瓦を敷くために登り、墜落して亡くなった人もいた。この人たちの死体検案書には「急性薬物中毒」や「頭蓋骨骨折」が記されたが、秋月氏は「これも原爆のせい」と、〝原爆〟の二字を書けないことに口惜しさをかみしめた。

昭和二〇年が暮れ、春がやってくる頃には、「街には早くも飲み屋や料理屋が軒《のき》を並べ始めた」。しかし、診療所はあい変わらず、一名の医師と三名の看護婦の体制のままであった。そして、またあの八月九日が訪れた。

この日だけは診療を休み、多くの職員が浦上天主堂の焼け跡で行なわれた原爆一周年慰霊祭に参加した。秋月氏は一人診察室に残り、久しぶりの静寂にしあわせを感じていた。永井氏の慰霊文の朗読には皆感激して帰ってきたが、秋月氏は「死者追悼のミサに出なかったことを残念なこととは思わなかった」。永井氏が読み上げる慰霊文を聞きたいとも思わなかった。

秋には長崎くんちも行なわれ、日本の捕鯨船団が長崎港を出航した。そして浦上天主堂再建の話が持ち上がった。自分たちの家もまだ再建できていない人々の献身的努力で、一二月一日には仮御堂が落成した。その後の天主堂については、山田かん氏の『長崎原爆・論集』二五一～二五六頁の「被爆象徴としての旧浦上天主堂」に詳しい。「一九五一年頃から、広島産業奨励館（原爆ドーム）と並んで長崎被爆の唯一の象徴とされていた旧浦上天主堂の存廃問題が論議されるようになった」。結果、「旧浦上天主堂の撤去作業は一九五八年三月一四日にはじまり五月はじめに終った」。

当然ながら、長崎市の議会において論争がなされたが、同年二月半ばの臨時市議会で解体が決定した。市会議員・岩口夏夫氏の「……すべての遺蹟がそうでありますように、ただこの原爆の天主堂の遺蹟は古いが故に尊いというのではなく、その遺蹟がその時代を語り、歴史を教え、そうして新しい時代への警告を発するところに私はすべての遺蹟の価値があると考えている次第であります。……これを私共はただ観光的な資源として残そうという考えは毛頭なくして、長崎市を訪れる各国、外国の元首その他の長崎観光客をして一瞬原爆の恐ろしさ、戦争の愚かさを反省せしめる貴重な、私は歴史的な資源とするために、これは万金を惜しまずして永久にかのうかぎりの施策を講じてもこれは保存すべきであると、こういう観点に立つものでございます……」という発言、荒木徳五郎議員の「遺蹟にしても……私どもは私どもの子孫のために一分間でも一秒間でもこれを残してやるべく努力をわれわれがはかるのが私ども生きている人類の務めであろうと思うのであります。どうしてあなたは岩口君のあの誠心誠意ある要望にこたえてくれないんですか。あれを解いてしまってですね、百年後二百年後のですね、あなたの後を継いだ長崎市長がですね、あれがあったらどうだと思われませんか。残すべきです。あれは残して下さい。市長お願いします。あれをつぶしてしまってどうなりますか。あれを。市長、原爆青年乙女の連中はですね、涙を流して残してくれと言っておるんですよ。……」という切実たる賛同意見に対し、当時の田川務市長（弁護士、被爆者）は以下のように答えた。「……浦上天主堂の残骸が原爆の悲惨を物語る資料として十分なりや否や、こういう点に考えをもって参りますときに、私は率直に申し上げます。原爆の悲惨を物語る資料としては適切にあらずと。平和を守るために存置する必要はないとこれが私の考え方でございます。……私は教会並びに信者の方々が物質的並びに精神方面のお考え方に対しまして、その犠牲においてあれを残すという考えはもっておりません。そういう意味におきまして今日の段階においては、私としては取り壊されてもやむを得ないだろうとこういうふうに存じております」。三四名の議員による「保存に関する決議案」も採択されたが、二カ月後には撤去作業が開始された。

一連の経過について山田氏は、「（田川市長の答弁には）人類史的惨虐を歴史にとどめるという視点の重大な欠落とともに、被爆を浦上信徒の被爆に限定し矮小化していこうとする意図とともに、ともかく存置については論議の如何にかかわらず、絶対に承認しないという、固定された認識の開き直りだけが、大胆にむき出しになっていた」、「市民、県民または世界人類ともに、未曾有の象徴性たるべき原爆被爆を明示する貴重な遺産が永遠に消え去ったのである」、「残されたものはご存知のとおりの、原爆の矮小化の危険さえはらむミニチュアに過ぎなかった」、と痛恨の気持で批判されている（浦上天主堂取り壊しの背景に付いては、長崎市出身の被爆二世高瀬毅《つよし》氏が二〇〇九年に出版された『ナガサキ　消えたもう一つの「原爆ドーム」』平凡社、に詳しい。

一九五五年の長崎市、セントポール市姉妹都市提携を記念して、翌年八月、一カ月間渡米した田川市長に対するアメリカ側の強いはたらきかけ、また当時、浦上司教区の山口愛次郎大司教が有した永井隆氏の「神のご摂理」に沿う考え、が取り壊しの原動力になったことが論証されている）。

秋月氏の中では病院再建の気持ちが益々強くなり、診療所から約一〇キロの山間部三山町の木場という所から、材木を購入する話が進んだ。一九四七年の年が明け、三月には棟上げが行なわれ、四月には二五床の病室と診療室とをそなえた新しい病院ができ上がった。

秋月氏は「自分の仕事が一段落したような気持ちに」なり、病院をやめる決心をした。永井氏が住む如己堂を訪れ、お別れを伝えた。そして一九四八年三月、柳行李《やなぎごうり》二個をリヤカーに乗せ本原をあとにする。秋月氏三二歳であった。長崎と佐賀の県境多良岳の麓の炭焼き小屋をめざした。行った先で秋月氏は農村の人々に慕われ、結局忙しい日々を過ごす。時々訪ねてきた村井看護婦と年末に結婚。披露宴も新婚旅行もなかった。

秋月氏が多良岳で過ごしていた一九四九年五月、天皇が長崎へ「行幸《ぎょうこう》」した。その際永井氏は自宅から病床のまま運ばれ「拝謁《はいえつ》」することになる。秋月氏は興奮にわき立つ長崎市民の様子を聞く。「私はそれを聞いて悲しかった。釈然としなかった。なにをいまさらというのが、いつわりのない自分の気持ちであった。遅すぎた平和を思い、開戦の日の勅語を思い、どうしても素直に熱狂の渦のなかにはいっていけなかった」（二四二～二四三頁）という感想を述べている。

天皇の長崎訪問をきっかけに、被爆者の声が抑えられていく現実を秋月氏は感じとった。「大部分の長崎の人たちは、原爆の惨禍が縁となって、平和と文化国家建設を唱えられる天皇陛下をおむかえできたことを歓喜した」。「これがポイントとなって「怒りの広島」に対し「祈りの長崎」が強調されるようになった。原爆投下を神の恩寵と思い、汝の敵を愛するカトリックの精神は偉大だが、それがいつとなく戦争の残虐や弾圧にたいする怒りとすりかえられていったのである」（二四三〜二四四頁）。

一九五二年春、秋月氏は再び本原へ戻ってきた。聖フランシスコ結核療養所になっていた。仏教徒として親鸞の教えに傾倒していた秋月氏は、翌年の一〇月、カトリック教徒に転宗した。一九六三年には聖フランシスコ病院と名を改め、一九七一年には二二〇床を有する現在の病院へと発展した。

「悲運の長崎原爆の実態記録は、忘れられていったのではなく、はじめから空白であった」（八頁）で始まる同書は、あとがきにかわる「いくたびかめぐる暑い夏」において、以下のような切実たる言葉で締めくくられている。

「長崎原爆の実態が、はじめから知られていない、正確に調査され、記録されていない、という不満が私をいらだたせるのである。被爆の直後から、これを知らせまいとする、またくわしく調べさせまいとするなにかがあったのではないだろうか」（二五八頁）。

「要するに、原子爆弾というものは、終始私たちには知らされず、歴史の流れのなかにぼかされていくのである」（二五九頁）。

「いわゆる科学的調査報告ができあがった。原爆症による死亡者が何年後には何パーセントになり、白血病はどうかわったなどという報告書は完成した。しかし、人間の運命についての調査はついになされなかった」（二五九頁）。

「じつはだれもほんとうは原爆について知らないのである」（二六二頁）。

「賢くて愚かな人間は、あの八月九日から全然かわっていない。悲しいことに、おなじあやまちをくりかえそうとしているのである。あれから、とうに四半世紀がすぎたというのに――」（二六三頁）。

秋月氏の五〇年近く被爆医療に携わってこられた体験者としての心からの叫びは、現在の原発事故後の被曝者についても言えることであろう。真実を誰も知らされていない。今後知らされようともしていない。それは、このたびの福島における被災者、そして全国民が置かれている現実でもある。その意味では、確かに「四半世紀」どころか「七〇年間」全く変わっていないと言わざるを得ない。

（注7）
被爆直後の国や米国による実態調査について、以下のような記述がある。まず一九九五年一一月一四日付『中国新聞』に、「障害あたえる放射能なし――旧日本陸軍が広島原爆報告（米は英訳で改ざん）」という見出しの記事が掲載された。占領史研究家の笹本征男氏と慶応大学経済学部教授（当時）の松村高夫氏との研究によって明らかになった真実とされる。広島に原爆が投下された九日後の八月一五日（「終戦の日」）、旧日本陸軍より「爆心地付近では、人体に障害を与える放射線は認めない」との現地調査報告がなされた。その直後、報告を受けた占領軍が、「投下直後は放射能物質の存在は証明できなかった」と英訳した。

松村氏によると、①八月一五日現在、爆心地付近で若干の放射能増加を認めることはできるが、人体に障害を与える程度ではない、②爆撃直後に人体に障害を与え得る程度の放射線あるいは放射能物質の存在は必ずしも否定できない、との調査報告であった。ところが笹本氏の研究では、②について以下のように英訳されていた。「爆撃直後に人体に障害を与えた放射線量は決定できず、放射性物質の存在は証明できなかった」。以上の事実から、米国が旧日本陸軍による調査報告を、「非人道的兵器の使用」という批判をかわすために好都合な資料として利用したものとされた。その上で、「残留放射能の危険性を否定する被爆国側の情報は、第二次世界大戦後、核を中心とした世界戦略をスタートさせた米国にとって〝国益〟に沿っていたことは明らか」と紙上で断じている。

同記事と関連して、『三田学会雑誌』八九巻一号（一九九六年四月）に、松村氏が「（資料）広島・長崎の原子爆弾に関する初期調査」と題する論文を掲載された（一〇八～一二六頁）。それによれば、八月六日より一五日に至るまで毎日のように、陸海軍（大本営）、各帝国大学などの調査団が広島・長崎に派遣され、理化学研究所（理研）の仁科芳雄氏、玉木英彦氏らがそれに加わった。八月一五日の『読売報知』など各紙に、仁科報告として「原子爆弾」の最初の公表がなされた。

一四日に広島へ派遣された陸軍省第二次調査班の報告は、「目的」「判決」「調査方法」「調査結果ノ概要」「対策」「意見」の六項目で成り立っているが、うち「判決」には、以下のように記されている。

1．現在（八月一五日）爆心地付近ニ於テハ若干ノ放射能ノ増加ヲ認メ得ルモ人体ニ障害ヲ与ヘル程度ニハアラザルモノノ如シ

2．爆撃直後ニ於テハ人体ニ障害ヲ与ヘ得ル程度ノ放射線或ハ放射性物質ノ存在セル事及ビ人工放射線物質ノ発現セルコトハ必ズシモ否定シ得ズ

また、「調査結果ノ概要」中の「測定ヨリ得タル結論」に、以下述べられている。

i．人体ニ障害ヲ与ヘル放射線量ヲ一日〇・ニγトセバ其ノ空気ノイオン化能力ハ略自然漏洩ノ千倍ニ相当スルニヨリ現在以後ニ於テハ爆心地ト雖ヘドモ先ヅ人ニ障害ヲ与ヘル程度ニハアラザルモノト思考セラル、更ニ現地ノ放射能ハ日ト共ニ減少スルモノナリ

ii. 爆心地ニ於ル放射能ガ爆発時ニ生ゼル中性子ニヨリ生ゼルモノナリヤ、敵ノ使用セル放射性元素ノ断片等ニヨルモノナリヤハ（爆心地付近ニ於ル空気中ノ状況）ノ結果ハ比較的「ムラ」ガ存スルニヨリ断定シ得ズ、元素ノ断片ニヨルモノナリトセバ其ノ直上ニ居住セバ生物学的ニ障害ヲ生ズル可能性否定シ得ザルモ、比較的多量ノ断片ガ広ク持続的ニ存在ストハ思考シ難シ　之ガ決定ニハ更ニ細カク点ヲトリ再測定ノ要アリ

iii. 骨ノ一部ニ証明セル放射能ハ焼骨ニ瓦ニツイテノ値ナルニヨリ全骨ニ換算セバ人体ニ障害ヲ与ヘル程度ト成リ得ルモノモ存ス、故ニ死亡セザル負傷者及ビ健康者中ニモ造血作用ニ障害ヲ生ズル程度ノ骨ノ放射能ヲ有セルモノモ存スル理ナリ　但シ骨ノ新陳代謝及ビ放射能ノ減衰ニヨリ障害性ハ時日ト共ニ低下ス

さらに、「対策」には、以下のような記述がある。

1. 爆心地ニ先ズ人体ニ有害ナル程度ニ放射能全面的ニ存スルトハ思考セラレザルニヨリ人心安定ヲ策スル要アリ

以上のように、極めて放射能の影響を過小評価した調査報告であることは一目瞭然である。加えて、それを訳したアメリカ太平洋軍総司令部による英文中には、随所にわたって報告文の改ざんが行なわれている。それは偶然の重なりではなく故意に行なわれ、結論として「原子爆弾投下直後から放射能の人体に対する害はないとする方向に沿って」結論付けられた、と松村氏は語っておられる。

論文ではさらに、改ざんがなぜ行なわれたのかを解明するべく、一九四五年八月～九月以降の原爆調査について紹介されている。八月下旬から九月下旬、土山先生の話にも登場する都築正男東京帝国大学医学部教授を中心とする調査団が、陸軍軍医学校や理研の調査に加わった。

一方アメリカは、これも土山先生の話に出てくる「マンハッタン管区原子爆弾調査団」を来日させた。指揮官以下三〇名の多くは原子爆弾を研究・開発した「マンハッタン計画」に携わった人々であり、その目的が「核政策の一環」であるのは明らかであった。また、進駐米軍の安全のため、残留放射能の有無を確認する目的もあった。さらに、「被爆者の反感を抑え、無差別大量殺害に対する世界の批判をかわすために、原子爆弾の被害を過少に評価する」ことも目論まれた。

一九四五年九月六日、指揮官のトマス・ファレルは記者会見を行ない、「広島・長崎で原爆症で死ぬべき者は死んでしまい、九月上旬現在、原爆症で苦しんでいるものは皆無である」とする声明を発表した。先の英訳文の日付も同じ九月六日であり、これらが連動していたことは明らかである。

その後九月二二日には、GHQ軍医団、マンハッタン管区調査団、都築教授指揮下の日本側研究者からなる「日本における原子爆弾の効果を調査するための軍合同委員会」(アメリカでの正式名称)が組織された。一一月三〇日には、全国の医学部教授など千数百名で組織された「原子爆弾災害調査研究特別委員会」の席上、日本人による原子爆弾災害研究はGHQの許可を要すること、その結果の公表を禁止する旨の通告がなされた。それに対し都築教授は、「たとえ進駐軍の命令であっても、医学上の問題について研究発表を禁止することは、人道上、許されることではない」との意見を英語で表明し、激しい議論が繰り返された(都築教授は、翌年八月一五日公職追放になり東大教授を辞し、一九四六年末に設立されたABCCからも翌年七月解任された)。

その後「特別委員会」は一九四七年まで調査・研究を続けたが、結局日本人研究者の調査結果発表は許されなかった。その成果は、土山先生のお話通り、一九五一年八月の日本学術会議『原子爆弾災害調査報告書』まで待つことになる。

コラム4

被爆者医療に五〇年取り組んだ父・秋月辰一郎

藤　信子

父（秋月辰一郎）は、当時看護婦として働きそのあと妻となった私の母と共に、爆心地から一・五キロのところ（本原）で被爆したのですが、たまたまレンガ建ての病院内部にいたので、そこにいた人はみんな助かったわけです。その後聖フランシスコ診療所の医師として医療活動を展開しましたが、診療所は一九六三年聖フランシスコ病院として拡張され、一九七一年に現在の病院へと近代化されました。その診療所から、一時期ちょっと離れたことはありますが（一九四八年三月、三二歳の時に、長崎と佐賀の県境多良岳の麓、湯江の炭焼き小屋に移り住む。時折訪ねてきた看護婦の村井すが子と結婚後、一九五二年春病院へ復帰）、五〇年近く、四七年間その地域で診療してきました。被爆者の医療というより、地域でずっと暮らして患者さんを診ていたわけです。周りにはものすごく多くの被爆者の方がいらっしゃったし、原爆でお子さんを亡くされた方とか、ケロイドがひどい方とか、いろんな方がいて、そういう中で一九四九年に生まれた私は育ったわけです。ですから、特別、父のしていることが被爆者のための医療とは思わなかったのです。

父が一番悔しかったのは、何もできなかった、医療では救えなかった、ということだったみたいです。皆さん、病院があるからといって受診されるのですが、病院で亡くなる。急性の原爆病で亡くなる。やけどで亡くなる。やっと助かったなあ、何もなかったから助かったのかなあと思っていたら、突然急性の症状が出てその後亡くなったり、お子さんを出産直後に大量出血して亡くなったり、ということを周りで見てきたわけです。核兵器を使うことがどれほど人間にいろんな被害を与えるのかを知って、医療は結局何もできないんだということが辛かったのですね。

もう一つは、私にはそちらの方が印象深かったんですが、そういう医療の傍らで、被爆地の地図の復元運動をやっておりました。一瞬にして原爆で皆さんが亡くなったために、隣近所の人の消息が全く分からない、誰がどこで死んだのか分からないのは非常に悔しいだろうと、知っていた方に聞いて回って、お隣の人は誰だったのかを確かめようとしていたのです。私にとっては、一人ひとりを大切にしなければならないのだな、ということが印象的でした。

このたび出版された『思想としての「医学概論」――いま「いのち」とどう向き合うか』(岩波書店)にも、シンポジウムの中で語られていましたが、父がいつも言ってましたのは、「国は国民に何の情報も知らせていない」ということでした。それを父が一九七二年に講談社より出版した『死の同心円――長崎被曝医師の記録』(二〇一〇年、長崎文献社より再出版)に書いております。『思想としての「医学概論」』中でも、三・一一以降の福島第一原発事故後の情況が何も知らされていないという事実について触れてあるのをみて、六〇何年この国は全然変わらないのだ、何も知らせてくれないのだということを知りました。

私たちがどうなっているのか分からない、私たちはどうやって自分の身を守ればいいのか、どう今後の方向を考えていけばいいのか分からないということなのです。悔しいというか腹立たしい思いで、私に分かることがあったらどうやって伝えていこうかと日々考えています。

コラム5

被爆地・長崎で見た現実

西村　豊行

私は、本日の会には招請をいただいたうえで、学ぶことを目的で参加していることを、はじめに申しあげておきます。それから参加された方々に、本日販売されている『思想としての「医学概論」――いま「いのち」とどう向き合うか』を是非とも購入して読んでいただきたい、と思います。本著の帯には、「三・一一後を生きるための医学・医療とは?」と書かれています。「三・一一後（情勢）」のあるべき医療の姿を真摯に問う、岩波書店の学術図書の重要な内容の本だと言えます。今回、〈三・一一〉後の被曝をとらえて、医学と医療の立場から考える本が出版されたのは有意義なことです。私が被爆問題に関心を持つようになったきっかけのひとつも、同じ岩波書店から一九六五年に新書として出版された大江健三郎さんの『ヒロシマノート』でした。私は、生意気にも、大江さんとは違った観点からナガサキの被爆者にアプローチしようと試みました。

同書の後半のシンポジウム「『医学概論』の射程――一九六〇年代から三・一一後へ」（三一七～三八六頁）の三六七頁に、山口研一郎さんの発言の中で紹介されている拙著『ナガサキの被爆者――部落・朝鮮・中国』（新報新書）は、今から四三年前の一九七〇年八月に刊行されたものです。山口さんは、福島原発事故による重大な放射能汚染の問題に重ね、『ナガサキの被爆者』の次の箇所に注目して発言し、ご自身の主張と論のなかに発展させています。問題は故永井隆氏の発言であります。それは、「…戦争の最後のころ、私たち日本人はいわゆるじり貧におちいって、全く絶望状態にあった。そこへピカドンと原子爆弾がはじけたしだいだった。原子爆弾は人類に、全く新しい資源のあることを教えてくれた。ここに大きな意義がある。石油は乏しくなる。石炭の底は見えてきた、動力源がなくなると共に人類の文明も終わるのではあるまいか？　人類生存の前途には絶望の黒岩が立ちふさがっていた。―その岩をあの原子爆弾は吹き飛ばしたのだった。原子爆弾の吹き飛ばした穴を通して、新しい世界の光が射し出すのを人類は見た」（『この子を残して』中央出版社、一九八三年、一九〇～一九一頁）という内容であります。

山口さんが『ナガサキの被爆者』を取りあげて強調しているのは、故永井隆氏が原子爆弾（被爆直後には広島で一四万人、長崎で七万人。ほとんど即死者ですが、その厖大さには衝撃を受けずにはおられません。その後さらに増え続けていきます）の残虐で悲惨極まりない殺人兵器を謳歌し、原子時代の先がけとした発言を、福島原発事故に重ねて弾劾するだけにとどまりません。それは同時に、今後にわたる社会的な「加害―被害」の関係を越えて、さらに差別―被差別の重層的な問題をふくんでくる、と言うところに力点をおいた重要な提起です。階級は本来的に一つであるにもかかわらず、被支配のなかに差別や被差別をはじめ、対立や排除によって幾重にも分断をつくり、階級性と団結を破壊するという、帝国主義（今日的には最末期の新自由主義）の階級支配における重層構造を批判する重要な内容だったのです。

本日の会につきましては、まず松井英介さんが「〝低線量〟放射線内部被曝と健康障害」の問題に注目し、「低線量」に力点をおいて強調していることに重要な意味があると考えさせられました（本書第1章）。「低線量」の反対は「高線量」ですが、テレビなどでもよく「ホットスポット」という表現が出てきて、それでも「すぐには健康に害はない」と非道にも否定してしまいます。「高線量」は当然問題になりますが、「低線量だから問題はないのか」というとそうではなく、「深刻な問題があるのだ」ということを、松井さんは強く訴えていました。放射能汚染では内部被曝こそが問題である、と強調されており、私は深く教えられました。

中嶌哲演さんの「若狭湾における反原発の闘い」の講演（本書第2章）は、「原発銀座」と称される「若狭における反原発の闘い」の住民による優れた実践活動を取りあげた、学ぶことの多い報告でした。

小松美彦さんの「医療政策としての脳死・尊厳死」の講演（本書第3章）は、広島・長崎における被爆問題を考えるうえでも、核心的な問題を提起されておりました。私が特に教えられたのは、講演の最後に提起された、「ナチスの人体利用」という問題であります。広島・長崎への原爆投下は一九四五年の八月六日と九日ですが、その直後の一五日に日本は敗（終）戦を迎えました。じつは敗戦前の段階で、アメリカは六日や九日のはるか以前に、「日本は既に敗戦の情況である」という情報を掴み、認識を持っていました。それにもかかわらず、アメリカは日本に原爆を投下したのです。ナチスが、生きた人間の人体を利用して様々な製品を作った犯罪を、小松さんが講演で明らかにされました。一方のアメリカは、生きた人間に対する人体実験、人間をモルモットにして原子爆弾が兵器としてどれほどの威力をもっているか、つまり生きた人間を実験に使って殺戮の効力がどれほどのものかを試す、そのためにこそ、原子爆弾を投下した恐るべきシナリオが、紛れもない事実としてあります。人類の歴史と戦争の歴史において、ウランとプルトニウム＝放射能が殺人兵器としてはじめて実験的に使用されたのです。

二〇一一年三月一一日に東日本大震災が起こりました。大震災と大津波と福島第一原子力発電所が破壊を受けて放射能漏れの大事故です。仙台や福島には友人がおり、機会をえて、一カ月後の四月一二、一三、一四日に福島を案内していただき、一五、一六日に仙台のほうへ向いました。主に津波の被害の大きい浜通りを辿っていただきました。福島第一原発の周辺は検問が敷かれており、立ち入り禁止で入れませんでした。福島原発事故による放射能漏れの事態は、未だに収束せず、新しい事故が今日なお日々起こりつづけております。廃炉・収束に向けて何が起こるか分からない事態と言えます。放射能汚染のために古里（故郷）を破壊され、離れざるをえなかった農民や酪農家たち（乳牛の大量の殺処分や希望を絶たれ自死者までも）。漁場を放射能汚染された漁民たち。工場を破壊された多くの労働者たち。そして避難所での生活。闘いはこれからです。

私は、一九九五年一月一七日、阪神・淡路大震災が起こった直後に支援のため被災地を訪ねるようにしました。その経験が重くあります。そしてヒロシマ・ナガサキにかかわった立場から、もう一度「ヒロシマ・ナガサキ」を考え直さなくてはならないことに気付かされました。「フクシマを通してもう一度ヒロシマ・ナガサキを、同時にヒロシマ・ナガサキからフクシマを見直す必要に迫られている」とひそかに自分との対話を始めました。ヒロシマ・ナガサキ・ビキニ・フクシマの闘いを一つにすることが大切です。

松井さんの講演の中で、チェルノブイリでの被曝に関して「原爆小頭症」のことが紹介されていました。放射線が人間を殺戮したのですが、胎内の子どもさえも脳の損傷を受けて「知的障害」を強制されたわけです。ヒロシマと同じようにナガサキにも胎内被爆者(児)がいました。母親の胎内で四から五カ月位の胎児が、最も放射能の被害を多く受けるといわれ、医学的には「原爆小頭症」と名づけられ、生後に困難を強いられて生きる子どもたちを、私は訪ね歩き、話を聞きました。

そのなかの一人の少女について紹介します。「知的障害」とともに強烈な「てんかん発作」を強いられ、精神病院に入院しておりました。病院の壁は厚かったのですが、時間をかけて訪ねることで会うことができるようになりました。彼女の闘病や病院内での生活が、やがて日記や俳句を通して伝えられるようになりました。俳句の中に自分と対話して考えさせる作品が多くなりました。病院内での生活や心の内側を見据えた一句を紹介しておきます。その作品は、被爆者が病苦と闘って生きていくこと、それがどのような苛烈な日々の連続なのかを、これ以上にない簡潔な言葉を選んで表現しております。今日的には原爆被爆者の戦後七〇年近い修羅の歳月の理不尽極まる仕打ちによる、壮絶な人生を生きてきた魂の苦闘が読む者の心を強く打ちます。

「夏の花　熱くてとてもてません」

あとがき　苦からの解放をめざす人々へ

神戸　修

本書に収録された、さまざまな論考を通して、私たちは、原子力発電と災害の問題に関して、驚くべき事実と、多様な課題を発見することができるでしょう。様々な事実と深刻な問題を前にして、圧倒されさえするかもしれません。本書が明らかにする状況を前にして、仏教徒として、どのように向かい合うか。私の思いを明らかにして、この「あとがき」に代えたいと思います。

この状況に、仏教徒として、どう向かい合うか。私は、釈尊の教えの原点に還ること、そのことが最も重要だと考えます。釈尊の教えの原点。それは、一つには「自己こそ自分の主である。他人がどうして（自分の）主であろうか？　自己をよくととのえたならば、得がたき主を得る」（『ダンマパダ』第一六十偈《げ》・自立の智慧）であり、もう一つには「すべての者は暴力におびえ、すべての者は死をおそれる。己が身をひきくらべて、殺してはならぬ。殺させてはならぬ」（『ダンマパダ』第一二九偈・他を思いやる慈悲）という教えです。

「自己こそ自分の主である」という教えは、神話に裏付けられた虚構によって、人間がカーストという差別秩序に組み入れられ、それを「運命」として諦め、外的な権威によって支配されることの拒否を意味します。しかし現在、私たちは「自己こそ自己の主である」という状況に、本当に生きているでしょうか。

一九二九年三月五日、「山宣一人孤塁を守る。だが私はさみしくない。背後には大衆が支持しているから」という言葉で知られた山本宣治が、右翼の凶刃に倒れました。彼が命をかけて批判しようとし、そのために命を奪われた「治安維持法」。それは「国体」という曖昧模糊とした概念が無限に取り締まり対象を拡大し、国民が恐怖と不安によって、むしろ自主的に国家に服従する恐るべき状況を生み出し、国民を戦争へと駆り立てた悪法でありました。この法律は、敗戦とともに滅びたはずでした。

しかし二〇一三年一二月六日、この法律が亡霊のようによみがえり、参議院で強行採決されて、血肉を得たのです。「秘密保護法」の登場です。「治安維持法」と「秘密保護法」と、名前は異なれど、それらは、不安と恐怖の内に国民に恫喝を加え、「知らしむべからず、依らしむべし」として、外的な権威・権力に自発的に服従する人間を生み出すことを目指していることにおいて酷似しています。

そして、東日本大震災においてみられた、原発事故をめぐる様々な状況の中で、まさにこの「自主的な服従」と呼ぶにふさわしい出来事が、いくつもおこったのでした。典型的な出来事が、二〇一一年三月一八の日本気象学会理事長の声明でしょう。

今回の未曾有の原子力災害に関しては、政府の災害対策本部の指揮・命令のもと、国を挙げてその対策に当たっているところであり、当学会の気象学・大気科学の関係者が不確実性を伴う情報を提供、あるいは不用意に一般に伝わりかねない手段で交換することは、徒に国の防災対策に関する情報等を混乱させることになりかねません。放射能の影響・予防については、国の原子力防災対策の中で、文部科学省等が信頼できる予防システムを整備しており、その予測に基づいて適切な防災情報が、提供されることになっています。（中略）会員の皆様はこの点を念頭において適切に対応されるようお願いしたいと思います。（日本気象学会理事長・新野宏　声明文）

言うまでもなく、事故後の気象は、放射能汚染の動向に関して、極めて大きな影響を持ちます。人びとの安全にとって、重大な情報です。その情報を伝えず、政府の圧力に唯々諾々と随って、むしろ人々から隠蔽する。こんなことが許されるでしょうか。戦争下、気象情報さえも軍事機密となり、重要な災害につながる情報が住民に伝わらず、大きな犠牲が相次いだという、歴史的事実が想起されます。

さらにこの問題は、医療における先端技術の問題にも関わります。例えば、「出生前診断」の技術は、近年さらに進んできました。その中で、子どもが障害をもって生まれてくることを突き止め、それによって、堕胎をするというケースが増えていると言います。それは母親あるいは夫婦の「自主的選択」ということにされてしまいがちです。しかし、それは子どもが生まれてくる社会が障害をもった子どもを受け入れ、個人の努力だけではなく、社会全体がその家族を支援できるかどうかがカギだと言えます。「自主的選択」と言いながら、堕胎行為は、実は障害者差別によって、半ば強制された行為だと言えましょう。そして、技術というものは、技術を取り巻く社会自体を問う視点を、それ自体の中に含むものではないのです。このような中で、「自己を主とする」ことによる真の「自主的判断」ができるような環境作りが大事だとは言えないでしょうか。

もう一つの、「すべての者は暴力におびえる」という教え、「殺さない、殺さしめない」という願いは、「暴力」を運命として受け入れることでも、そのための「心の訓練」をすることでもありません。それは、「暴力」の本質を見極め、それをいかに除去するかということを明らかにすることの重要性を力説したものだと言えます。当然そのためには、現実の明確で正確な把握が絶対条件であることは言うまでもありません。

しかし、この度の原発事故において、東京電力などから、驚くほどの大量の虚偽情報が氾濫したことは、もう周知のことです。とりわけ、国と一体になって「安全」を繰り返しアピールした「学者」の存在は問題です。例えば「放射線健康リスク管理アドバイザー」である山下俊一氏（長崎大学医学部原医研教授、元福島県立医大副学長）は、チェルノブイリ事故について以下のような鋭い指摘をしました。

原発の事故が起きると、その大半のブルーム、すなわち環境中に放出される放射性物質は放射性のヨウ素です。それをいち早く無機ヨウ素材を投与することで甲状腺の被ばくをブロックし、その後の発がんリスクを予防できるのです。その事実を明らかにしたと同時に、一旦被ばくをした子どもたちは生涯続く甲状腺の発がんリスクを持つということが明らかになりました。（日本臨床内科医会・会誌　第二三巻第五号　二〇〇九年三月）

しかし、山下氏はこの度の福島原発事故については、以下のような講演を福島で行なっているのです。

いいですか。一ミリシーベルト浴びた。でも翌日は治っている。これが人間の身体です。一〇〇ミリシーベルト浴びた。九九個うまく治した。でも一個間違って治したかもしれない。この細胞が何十年も経って増えてきて、ガンの芽になるということを怖がって、いま皆さんが議論していることを健康影響というふうに話をします。まさにこれは確率論です。事実は一ミリシーベルト浴びると一個の遺伝子に傷がつく。一〇〇ミリシーベルト浴びると一〇〇個付く。一回にですよ。じゃあ、いま問題になっている一〇マイクロシーベルト、五〇マイクロシーベルトという値は、実は傷が付いたか付かないかわからん。付かんのです。（「放射

能と私たちの健康との関係」講演会、二〇一一年三月二一日）

彼が「ウソをついている」という極端なことを言いたいのではありません。しかしチェルノブイリでは状況の危険性を強調して慎重な取り組みを促しているのに対して、福島ではやたら「安全」を強調して、住民の警戒を解く役割を果たしてしまっていることはどう考えればよいのでしょうか。学者の役割とは、経済性や利便性を優先しがちな国や自治体に警告を発し、企業の責任を明らかにし、大衆の目には見えない危険性を、非難を受けても告げ知らせることではないのでしょうか。

かつて水俣病の原因と責任の追及において、真実を追求することなく、国家と企業の利益を代表して、「組合原因説」などをでっち上げたのも「学者」でありました。この産官学の事実隠しの構造は、いつまで繰り返されるのでしょうか。

そしてこの問題も、先ほどの先端医療の問題と関わってきます。医療技術が高度化すればするほど、その内容と影響は、一部の専門家集団にしか把握し得ないものとなり、そして専門家集団というのは、自己完結しがちで、意識するとしないとにかかわらず、一般大衆に対して権威として君臨し、多くの人々がその技術のもたらす現実を把握することが困難となります。しかし、あることが「できる」こととそれが「よい」ことであるということは別の問題です。「可能／不可能」と「善／悪」とは切り離して考えるべきでしょう。例えば、自動車の運転は特別の技術を必要としますが、自動車を走らせることの善悪の判断は、自動車を走らせる技術を持つ人にも持たない人にも平等に開かれるべきでしょう。先端医療に内在する、この現実の正確な把握の困難性は重要な問題です。

さらに言えば、こういった、現実の状況を認識し、変えていくことではなく、その状況がもたらしたストレスを解消することに、不当に重きを置くような社会心理も問題でありましょう。一九九九年九月に起こった東海村の原発の放射能漏れ事件において、「怖いと震えている子どもを救う」「心のケア」が叫ばれ、結局原発の存在や国家のエネルギー政策、あるいは電力会社の責任が曖昧になってしまった事件も記憶に新しいところです。

こういった風潮に関して、姜尚中《カンサンジュン》氏が、「気がかりなことは、テレビや雑誌、新聞などのメディアを問わず、〝こころ主義〟と言いたくなるような傾向が蔓延していることである。つまり、おそろしく複雑な社会環境を人のこころ、その内面に封じ込めて出来事の原因をわかりやすく説明しようとする動きが、目立って増えつつあるのだ。」（『朝日新聞』二〇〇〇年一二月二九日付）と指摘しています。特に「自主避難」を行なった人々に対して、放射能の危険性を客観的に知ることよりも、それを「気の持ちよう」の問題として歪めてしまう向きもあるといいます。「危険か安全か」という問題を「怖いか怖くないか」という問題にすり替える誤魔化しが横行しているのです。

しかし、かつては仏教教団も、差別の苦しみを、差別を生みだす構造の問題ではなく、それを「前世の業」として説明し、問題はその業（ごう）を個人々々が精神的に受け入れるかいなか、という文脈で語ってきたことがありました。我々は、その痛恨の思いを込めて、そういった「精神主義」を批判しなければならないと考えています。

間違ってはなりません。仏教の目指すところは、苦の原因の除去であって、苦がもたらすストレスを解消することではないのです。そしてそれは、およそ苦からの解放を願うすべての人々にとっての、変らぬ真理でありましょう。

本書によって明らかにされた状況や問題を、深く心に刻み、命を奪われた人々の無念を思い、現在も苦の中にある人々に思いを馳せ、私は、釈尊の教えの原点である、「すべての生きとし生けるものに、平安あれ、安楽あれ！」という願いを、この本の読者とともにかみしめたいと思います。

【補遺】なぜ、いま、「永井隆」を問うのか
――『国策と犠牲』を読む

篠原睦治

一　少年の頃、憧れた永井隆

まず、読者の皆さんには、次の歌詞を読んで頂く。

こよなく晴れた　青空を／悲しと思う　せつなさよ／うねりの波の　人の世に／はかなく
生きる　野の花よ／なぐさめ　はげまし　長崎の／ああ　長崎の鐘が鳴る
召されて妻は　天国へ／別れて妻はひとり　旅立ちぬ／形見に残る　ロザリオの／鎖に
白き　わが涙／（以下、同じ）
こころの罪を　うちあけて／更けゆく夜の　月すみぬ／貧しき家の　柱にも／気高き白き
マリアさま／（以下、同じ）

この歌詞は「長崎の鐘」と題されている。長崎の原爆投下（一九四五年八月九日、午前一一時二分）で自らも被爆したカトリック医師、永井隆（当時、長崎医科大学物理的療法科助教授）の自伝的作品『長

崎の鐘』（一九四五年脱稿、一九四九年出版、『永井隆全集 Ⅱ』所収、発行サンパウロ、二〇〇三年、以下『全集』と略す）を素材に、出版と同じ年、サトウハチロウ作詞、古関裕而作曲で、藤山一郎が歌ったものである。私は、少年のころ、ラジオから流れてくるこの歌をよく口ずさんだものである。この主人公、永井は、被爆ゆえの瀕死の状態を引きずりつつも、被爆者たちの救護活動に専心し、やがて病に伏すのだが、失った妻を思慕しつつ、残していかなくてはならない二人のわが子たちを案じて、平和を説いた、ヒューマニスト、平和主義者であった。そして、この歌謡曲は、被爆の悲惨さを想起させる歌詞のないまま、いや、それゆえに、人生のはかなさと希望を情緒的、宗教的に歌って、戦後を生きる人々を慰め励ましていた。永井に関する、こんなポジティブ・イメージが、つい最近までの私のものだった。

二　社臨第21回総会での山口さんの発題に触発されて

ところが、二〇一三年の春、社会臨床学会総会は、シンポ「生命観の変化を考える—胎児診断と延命医療の現状から」（『社会臨床雑誌』（以下、社臨誌）21巻2号　五三～八〇頁）を開いたが、山口研一郎さんが「国策としての『脳死・臓器移植』『安楽死・尊厳死』—背景にある『優生思想』と『人体利用』」と題して話題提供をしたなかで、私は、とっくに知っているべきだったことで、初めて気づかされたことを聞いた。

すなわち、この日のシンポで、山口さんは、永井隆が早々と、カトリック教徒として長崎・浦上天主堂への投下は「神の摂理」であると説き、専門医の立場からは「原子力の平和利用」を主張した、と発言した。今日、山口さんには、福島第一原発事故（二〇一一年三月一一日）で「平和利用」という「国策」がもたらした生命と環境の不可逆的な「犠牲」が顕在した、という問題意識があるのだが、彼は、当該事故直後、永井がかつて所属した大学（現、長崎大学）から福島県立医科大学副学長として派遣された、彼の同級生でもある山下俊一が、「かつて、永井先生が長崎の原爆に果たした役割の二の舞にならないか」と案じている（社臨誌21巻2号　六三頁）。

それゆえ、ここで、「永井先生が長崎の原爆に果たした役割」の検証作業が今日性を持ってくる。一昨年のシンポの席上では、このことについて「余り断定的なことが言えないのですが」と控えめに発言していたが、二〇一四年一一月発行された本書では、「永井隆の役割と今日性」を詳述している。それは、「第7章 長崎の医師・永井隆、秋月辰一郎のことなど―土山秀夫先生に聞く」が軸になって展開しているが、そのプロローグは「第6章 科学技術における『国策』と『犠牲』の連鎖の構図―四 原爆投下後の被爆者救済と永井隆氏、五 ABCC（原爆傷害調査委員会）の役割とその後の原子力政策」である。そして第7章の（注1）～（注7）では、「土山秀夫先生に聞く」なかで、登場する方たちを訪ねて語りあったことや、彼らが書き記したことを丁寧に紹介し、論じている。

私は、これらを繰り返して読むうちに、山口さんの「国策と犠牲」というキーワードに集約される問題意識、危機意識に納得していくのだが、それは、ご自身の「医師としての反省とあり方」

を探る思索の旅にもなっている。本稿では、一連の（注）を含む第7章を中心に、その内容を紹介しながら、私の感想、意見にも触れていく。

三　永井隆と秋月辰一郎、土山先生と山口さんの関係

まずは、「永井隆」を論じるにあたって、なぜ、同時に、「秋月辰一郎」と組み合わせてなのか。そして、なぜ、それを「土山秀夫先生」に聞くのかを紹介する。山口さんが長崎大学医学部学生の頃（七〇年代）、土山先生は同大学教授で、「不正入試」などを糾弾する学生たちとの交渉役をするなど、「医学部の権威の代表」的存在だった。九〇年代に入ると、山口さんは、土山先生の書いた「七三一部隊が医学に問いかけるもの」（『メディカル朝日』一九九五年八月）に巡り合っている。山口さんは、この論文を結ぶ次の言葉に共感し、以後、交流を深めていく。「彼らの行為は、戦時中という特殊な環境下にあったのだから、仕方がなかった、とする〝環境悪論〟だけで片付け得るものであろうか。私たちは改めてこの点を深く掘り下げて考えない限り、今後再び同じ過ちを繰り返す可能性が皆無だと言えない」。

第7章で、永井（一九〇八―一九五一）と並んで論じられていく秋月（一九一六―二〇〇五）は、京大医学部を卒業後、永井が上司になる長崎医科大学放射線科に入局し、彼の直弟子になる。被爆時には、浦上第一病院医長であったが、自ら負傷しつつも被爆者の救護活動に従事。二人は、親交を重ねていくのだが、土山先生は、当時、長崎医科大学医学専門部の学生だった。一緒に救護

活動に参加しているが、今日、生前の永井も秋月も知っている数少ない方である。

本稿では、主に「永井」論をめぐって、幾つかの立場を紹介していくので、秋月については、その限りで言及することになる。

四　永井が唱えた「浦上燔祭説」と「原子力の平和利用論」

まず、永井の原爆をめぐる言動を紹介するが、大きく言って、二つの切り口がある。

一つは、浦上天主堂教会信者代表として述べた「原子爆弾死者合同葬弔辞」（一九四五年一一月二三日）である。その詳細は、第7章（注3）（三三〇〜三三一頁）で読むことができるが、ここでは、幾つかの要点を記す。

終戦の大詔（一九四五年八月一五日）は、軍部に抗した天皇陛下のご聖断だが、この日は、聖母マリア被昇天の大祝日に当たる。世界戦争という人類の罪の償いとして聖地浦上が犠牲の祭壇に屠られ燃やされるべき潔き仔羊として選ばれたと信じる。ご聖断は、天皇陛下に神が天啓を垂れてなされたものに違いない。かくて、浦上教会が世界中より選ばれ燔祭に供せられたことを感謝しよう（以下、これを「浦上燔祭説」と呼ぶ）。

もう一つは、「昭和二十年八月─十月　原子爆弾救護報告　長崎医科大学物理的療法科」（『全集Ⅰ』六一一〜六八三頁）の「結辞」に述べられていることで、その後もくり返されていく主張である。

ここでは、最後の段落を引用する。

「すべては終わった。祖国は敗れた。吾大学は消滅し吾教室は烏有に帰した。余等亦傷つき倒れた。住むべき家は焼け、着る物も失われ、家族は死傷した。今更何を言わんやである。唯願う処はかかる悲劇を再び人類が演じたくない。

原子爆弾の原理を利用し、これを動力源として、文化に貢献出来る如く更に一層の研究を進めたい。転禍為福。世界の文明形態は原子エネルギーの利用により一変するに決まっている。そうして新しい世界が作られるならば、多数犠牲者の霊も亦、慰められるであろう。」（以下、これを「原子力の平和利用論」と呼ぶ）。

五　高橋眞司の「浦上燔祭説」「平和利用論」批判

下記に述べる高橋眞司によれば「浦上燔祭説」を初めて批判したのは、秋月の『長崎原爆記』（弘文堂、一九六六年）であるが、高橋は、これによって、永井批判のタブーが破られたと指摘している（本書　三一六頁）。追って、秋月は『死の同心円―長崎被爆医師の記録』（講談社、一九七二年）を世に問うが、その結び「いくたびかめぐる暑い夏」では、「要するに、原子爆弾というものは、終始私たちには知らされず、歴史の流れのなかにぼかされていくのである。」「いわゆる科学的調査報告ができ上がった。原爆症による死亡者には何年後には何パーセントになり、白血病はどう変わったなどという報告書は完成した。しかし、人間の運命についての調査はついになされなかった」などと述べている（本書　三四八頁、傍線は篠原）。

上記高橋は、永井を批判し秋月を対比的に評価したのだが、彼は、『長崎にあって哲学する―核時代の死と生』（北樹出版、一九九四年）を世に問うている。高橋は、「長崎原爆＝神の摂理、燔祭、試練」（浦上燔祭説）には、キリシタン弾圧の歴史によって作られてきた長崎の二重構造、即ち浦上天主堂を囲む地区「キリシタン長崎」対「港長崎」が背景にあるとし、この説は、後者の前者に対する「天罰」論に抗して、浦上人を慰謝する言説になっていると分析している。とはいえ、高橋は、「浦上燔祭説」は、天皇を頂点とする国家の戦争責任と、原爆を投下した米国の最高責任者の加害責任を免除していると批判する。

それゆえ、永井は、GHQや日本の支配層に引き立てられ、原爆に関する報道規制のなかでも、『長崎の鐘』を初めとして、次々と公刊が図られているし、一九四九年には、既に病床にあった永井は、昭和天皇の見舞いすらを直々に受けているのだと厳しい。

さらに、高橋は、永井が、医師、医学者、原子物理学者の立場から、原爆の後遺症や遺伝的影響については「何も心配はいらない」と述べ、「明るい、明るい平和の原子力時代！　希望に満ちた原子力時代！」と楽観的に語ることに疑問を投げかけている。一方で、「唯愛の掟に従って相互に協商せよ。浦上人は灰の中に伏して神に祈る。希わくばこの浦上をして世界最後の原子野たらしめ給え」（『長崎の鐘』末尾）を引用して、「永井隆のもっとも重要なメッセージだった」と結んではいる（第7章（注1）三一四〜三一八頁）。

六　山田かんの『長崎原爆・論集』における永井批判

一四才で被爆して長崎に住み続けた詩人、山田かん（一九三〇〜二〇〇三年）は、いまは『長崎原爆・論集』（二〇〇一年）に収められている「聖者・招かれざる代弁者」（一九七二年五月、『潮』掲載）で、①「浦上燔祭説」は「他者の教義」になっていて、それゆえ、大きな反応を起こすことなく、それが、かえって長崎原爆に対する「一種のタブー意識」になってしまっているとしている。そして、②「（被爆後の影響については）何も心配はいらない」などと楽観的に語る永井に対しては、現実を無視した科学者らしからぬ[1]態度であるとして断罪している。

さらに、③原爆が終戦をもたらしたという言説は、「アメリカの（原爆を投下した）政治的発想を補強し支えるデマゴギー」であるとしている。そして、上記書所収の「絶後からの再びの」では、④「『天啓』なるカトリシズムの摂理教義と天皇の強引な接合は、家父長的共同体意識のもとに永年生かされてきた『被爆者』の、当然戦後に目覚むべきものをも、はやばやと圧殺する反動イデオロギーとしての役割を十分担っていたのだ」と批判する。

山田は、もうひとつ、戦争責任に関わって、永井が中国大陸で軍医中尉として日中戦争に従軍したことに触れ、『亡びぬものを』（一九四八年『全集Ⅲ』所収、二九五〜三〇三頁）では、⑤「帝国主義」や「天皇制国体」への批判はなく、「内地で戦争は儲かるものと思い込み、肩で風を切って町を練り歩く利権屋ども」への怒り程度で終わっていると批判している（第7章（注2）、三一八〜三二一頁、なお①〜⑤は、篠原が任意に付けた)。

実は、山口さんは、二〇一四年早々に、山田に面会希望の手紙を送るのだが、既述したように、山田は亡くなっていた。和子夫人からは、お手紙と共に『山田かん追想―かんの谺』(草土詩舎、二〇〇四年)と、没後一〇周年としての第一回〝草土忌〟に、同夫人が朗読した「帰り来よ と―」(一九八三年)が届けられた。この詩の中で、原発の危険性を強く憂いているのだが、山口さんは、その危機意識を、いまだからこそ、心に刻むために、この詩を本書に再録させてもらっている(第7章(注2)、三三三〜三三五頁)。

一九八三年と言えば、スリーマイル原発事故(アメリカ、一九七九年)とチェルノブイリ原発事故(旧ソ連、一九八六年)の間の時期であり、日本で反原発運動が全国化するのは、チェルノブイリ事故以降である。その意味で、山田は、「原子力の平和利用」批判の嚆矢のひとりと言えるが、それは、永井の「原子力の平和利用論」に抗する文脈になっている。

七 カトリック教徒・伊藤修一の永井批判

永井がカトリック教徒であることについてはくり返し言及してきたが、戦後、彼の戦争責任に対する反省は自らの口から語られることはなかった。カトリック教徒、伊藤修一は、日本カトリック正義と平和協議会(一九九五年一月)で、「日本カトリック教会の戦争協力・信徒編―詩人・三木露風と医師・永井隆」を発表している。追って、「永井隆の実像とは―ヴァチカンと長崎と原子爆弾についての信仰理解の差異」を論じている。詳細は、山口さんの要約にゆだねるが（第7章（注3）、三二五〜三三二頁）、伊藤は、戦中、戦後の一貫した「永井の性向」は、永井自らと「浦上信徒」を貶しめているとし、加えて、「ラジウム温泉地」みたいとして、ことさら被爆地の安全性を強調し、残留放射能の危険性を無視する永井の姿に戦慄を禁じ得ないとし、「思想操作（信仰操作）が、占領下において計画的かつ執拗になされた」と結論付けている。

以上のことは、山口さんが土山先生に聞くなかで、お話のなかに登場する方やご遺族を訪ねたり、彼らの著書、論文を読むことで、明らかにしていったことだが、その要約の仕方は、私の問題意識の一端を表現していることは言うまでもない。

八　「神の摂理論」の信仰的リアリティに向き合って

実は、あと二つのことをもう少し考えたい。一つは、「浦上燔祭説」についてである。そして、もう一つは、「今日、永井隆を問う意味」（第7章、三〇三〜三〇四頁）である。

（高橋の言う）「浦上燔祭説（摂理、燔祭、試練）」の軸には（永井が説く）「浦上地区への原爆投下＝神の摂理」があった。カトリック教徒、片岡千鶴子は、高橋に反論して、（高橋も指摘しているが）長崎には同地区のカトリック信徒への差別意識が根強くあって、永井は、原爆投下は「天罰」という心ない俗説にも悩まされていた信徒たちを、自らも含めて慰め励ます言葉として、これを用いたのだと述べている（本書二九〇頁、片岡ら編著『被爆地長崎の再建』長崎純心大学博物館、一九九六年、

『長崎新聞』二〇一四年十二月二十一日)。

「神の摂理論」に関わって、少し横道に入るが、例えば、新バビロニア帝国によるパレスティナ侵略と聖都エルサレム陥落、そしてユダヤ人のバビロン捕囚(紀元前六世紀)や、ローマ帝国支配に抗するユダヤ人の反乱と敗退そして離散(ディアスポラ)(紀元後一世紀)がある。バビロン捕囚では、新バビロニア帝国がペルシャ帝国に滅ぼされることによって、ユダヤ人は解放される。捕囚期間中、ユダヤ教の聖典化、会堂建設、儀式化は進行し、ユダヤ民族としてのアイデンティティを確立していく。帰還後、エルサレムには、破壊された神殿が「第二神殿」として再建されていく。後者の話は、「選民思想」を支えに、ポグロム・ホロコースト(ユダヤ民族撲滅)の危機を越えて、「約束の地」パレスティナに戻って、イスラエル建国(一九四八年)に到る[2]。

これら、ユダヤ民族迫害の歴史は、同民族に対する神の怒り、裁き、試練そして赦し、恩寵(慈愛と希望)からなる「神の摂理」として自ら語られてきた。こうして「神の摂理」論は、ユダヤ民族の歴史と社会、そして彼らの暮らしをリードし支える信仰的リアリティなのである。

ユダヤ教の「神の摂理」論はキリスト教においても継承されてきた。「浦上燔祭説」も、その一環である。キリスト教徒にとってもなお、その信仰的リアリティは重い[3]。

本書を読みながら、「戦争」「原爆・原発」という経済的・政治的・社会的・関係的な加害・被害の諸事態を「神の摂理」と括ってしまうと、人間同士が引き受けあわなくてはならない痛み、反省そして「反戦・反核」といった、リアルで深刻な倫理的・政治的課題を免罪することになると、改めて気づくのである。

ただし、既に見たように、同じキリスト教徒でも、それぞれの信仰に立って、永井的告白になる場合と伊藤的反省になる場合がある。後者の立場は、教理・教義を、世俗的現実の渦中で、相対化しながら、それらを絡めて倫理的・政治的決断として創られたのだと思う。私は、少年、青年時代に培ったキリスト教徒としての信念、生き方を、その後、今日まで、反省的に問題化してきたつもりだが、それでも「棄教宣言」をする気持のないままでいる。いま、私は、人類社会が長きにわたって、種々さまざまに抱えてきた「神の摂理」論を改めて再考する宿題を与えられた気持である。

九　永井隆から山下俊一への流れを憂える

もう一つは、「今日、永井隆を問う意味」(第7章、三〇三～三〇四頁)である。土山先生は、山口さんを前に、「『フクシマ』が起こり、改めて『ヒロシマ・ナガサキ』を問い直す時、永井氏の問題は避けて通れません。(中略)それは、長崎大学医学部教授(原爆後遺障害医療研究施設)で福島県立医大の副学長を兼任していた山下俊一君の存在もあるかもしれません。(中略)山下君は長崎市長の平和宣言の起草委員でもありますし、常々意見交換もしています。『ニコニコしている人には放射線は来ない』という誤解を生む言葉も、素人向きに言ったものと思われます。永井氏が『原爆も気の持ちようで打ち勝っていける』といったニュアンスのことを言っていることと共通したものがあります」と述べている。

そして、「長崎大学が戦後置かれた状況の中で、永井氏のことが礼賛一色でいいのか、が問われる一方で、現在の、永井氏を崇拝し、その思想に一歩でも近づきたいとする山下君の時代になっているという、一つの流れがあるのではないか。科学の万能を信じ込んで真の反省がないまま現在に至っているとすれば、私たちは自然への畏敬の念をもつ謙虚さを学び直すべきではないでしょうか」と憂いている。

一〇　山下の権威的、啓蒙的言動を警戒する生活感覚の涵養こそ

さて、私は、すでに「第6章　科学技術における『国策』と『犠牲』の連鎖の構図―四　原爆投下後の被爆者救済と永井隆氏、五　ABCC（原爆傷害調査委員会）の役割とその後の原子力政策」は、紹介してきた第7章のプロローグ的位置になると言ったが、山口さんは、上記土山先生の発言を受けた形で、この章で、ナガサキ→フクシマ、永井→山下の流れに対する危機意識を詳論している。山下は土山先生の教え子にあたり、山口さんの同級生である。したがって、「山下君」と呼ばせてもらうと断りつつ、彼の言動を批判している。詳細は、本書（二三二〜二三六頁）に当たって頂ければと思うが、山下は、福島第一原発事故直後、県の要請を受けて、福島県立医科大学副学長となって、放射線被爆の影響を調査し、県民に講演などをしているが、山口さんは、彼が、専門学会な

どで専門家たちに発言する内容と一般の人々に話す内容とのギャップを指摘している。

例えば、山下は、日本臨床内科学会（長崎、二〇〇八年九月）では、（チェルノブイリ事故に言及しながら）「主として二〇歳未満の人たちで、過剰な放射線を被曝すると、一〇〜一〇〇ミリシーベルトの間で発がんが起こり得るというリスクを否定できません」と言っている。また、ある医学書『甲状腺疾患のすべて』では、「甲状腺癌発症に随伴する自己抗体の産生も示唆され、さらに、放射線被曝により甲状腺自己抗体の陽性頻度が増加する、との報告もあり注意が必要である」と述べている。

ところが、このような発言とは打って変わって、山下は、二〇一一年四月一日、飯館村の村議などに、「今の飯館村の放射線量では外部被曝は問題ない。内部被曝が問題だが、がんのリスクが上がるのは年間一〇〇ミリシーベルト以上。それ未満ならリスクはゼロと考えてよい」と説明している。また、事故から一週間後の三月一八日、福島県立医科大学での市民向け講演会では、「自信を持って大丈夫だ、心配いらん。子どもが外で遊んでおろうが、この子らが（将来の）日本を支えるんだと思えば、放射線なんてのは絶対打ち勝つことができると思っています」、「避難されている方々の放射線量は微々たるものです。私たちが来た理由は、住民の方々に安心と安全をお話したいということです」と、高揚した調子で、医学的慎重さを欠いた、でも、医師・研究者・副学長といった権威を振りかざした、「お上」の期待に応えようとする、ナショナリスティックで治安維持的なアジテーションを行なっている。

山口さんは、筆致を抑えて、「山下君は被曝によって不安を感じ風評被害に晒されかねない福島の人々を安心させ励ます為の言動であったのでしょう。しかしそこには、一般の民衆を『放射能汚染に関する素人』とみなし、『知らしむべからず、依らしむべし』流の目線も存在することも確かなのです」と静かに批判している。

改めて、「クロウト」の「シロウト」に対する権威的振る舞いや啓蒙的態度と、そこに隠されていく科学的・思想的浅薄さを見抜くという共同の作業が、「シロウト」側にも突きつけられていることを自覚しなくてはならないのだが、「シロウト」の私は、彼らと同様の知識、技術を持って適切な判断をしなくてはならないとは考えない。既に見たように、山下のごとき、権威的、啓蒙的な言動に、「シロウト」同士がウソを嗅ぎ分ける感覚を涵養して共有していければいいのだと考えている。

一一「ワルイ医者」か、「イイ医者」ではないか

本書を第6章と第7章に限定して読んで来たが、実は、二〇一三年の社臨シンポⅡで、私は山口さんに対して、「少年時代、永井隆を素敵なヒューマニスト医師として描いていました。今回のお話を聞くまで、一九五〇年代半ばの国連でアイゼンハワー米大統領が『核の平和利用』を強調したのが、一番古い発言だと思っていましたが、それ以前に、永井が『核の平和利用』を言い出していたのですね。長崎の被爆体験を『神の試練』『祈り』のテーマとして考えていたということ

はショックでした。それから、福島第一原発事故以後、福島県立医科大学副学長だった山下俊一医師は、永井隆の孫弟子くらいになるのでしょうか。彼をリーダーとする、福島での健康被害の調査活動も『安全』神話に乗っている感が強く、ぼくは、『ワルイ医者』という印象を持っています。永井隆は、いまなお、『祈りの人』として美しく語られてきたまま、実は『核の平和利用』の先駆的主張者であったということは、三・一一以後のマスコミでも語られていませんね。何かタブー的なものを感じますが、いかがですか」と尋ねている（社臨誌21巻2号、六六頁）。

確かに、戦後、永井はヒューマニスト、平和主義者として全国的に高名かつ尊敬されたがゆえに、「永井批判」は、七〇年代に入るまで、長崎でも、彼の周囲の人でも、いや、近い関係であるがゆえに、タブー化されていた。それにしても、本書を読むことで、私が質問した二〇一三年の段階では、タブーはすでに解かれていたのが分かった。特に福島第一原発事故以降、永井の「原子力の平和利用」幻想は自ずと糺されてきたのだが、本書は、もっとも明確に、このことに対峙したことになる。それにしても、本書に登場する山口さんたちは、長崎の人、長崎大学関係者である。

この関係のなかで、領域的にも思想的にも永井の系譜を継ぐ山下俊一の現在的言動を批判しているのだが、その批判する様子には「告発、糾弾」といった感じがない。ご自分たちを含む長崎大学の先輩、後輩関係が相互に負っていて困惑し自戒している雰囲気すらが感じられてくる。彼らには、上記したが、私がもった「山下＝ワルイ医者」というイメージはない。永井も山下も（私も、そう感じるようになったが）「イイ医者」のようである。最後に、このことについて考える。

一二　熱い迫力のある永井のメッセージを味わいつつも「ヒロシマ――ナガサキ――フクシマ」と向き合う

戦地から復員すると、被爆で妻と五人の子どもが「黒い骨」のまま、眼前に散らばっていたのに直面して市太郎さんが悄然として永井宅に現れたとき、永井は、すでに論じた「原子爆弾死者合同葬弔辞」の草稿を、その前日かに読ませている。

「市太郎さんは読み終わって眼をつむった。『やっぱり家内と子供は地獄へは行かなかったにちがいない』しばらくして呟いた。『先生、そうすると、わしら生き残りはなんですか？』。『私もあなたも天国の入学試験の落第生ですな』。『天国の落第生、なるほど』二人は声をそろえて大きく笑った。胸のつかえが下りたようだ。」（『長崎の鐘』『全集Ⅱ』所収七七頁）

この際、二人の会話内容の吟味に立ち入らないが、同じ信徒同士として、永井が市太郎を誠に慰め励ませたことは事実である。

また、病床のなかから、わが子、誠一とカヤノに呼びかけた言葉にも真実がこもっている。「わが子よ――憲法で決めるだけなら、どんなことでも決められる。（中略）これこそ、戦争の惨禍に目覚めたほんとうの日本人の声なのだよ。（中略）日本をめぐる国際情勢次第では、日本人の中から憲法を改めて戦争放棄の条項を削れ、と叫ぶ者が出ないともかぎらない。そしてその叫びが、いかにももっともらしい理屈をつけて、世論を日本再武装に引きつけるかもしれない。そのときこそ、……誠一よ、カヤノよ、たとい最後の二人となっても、どんなののしりや暴力を受けても、きっぱりと『戦争絶対反対』を叫び続け、叫びとうしておくれ！」。

これもまた、平和主義者、永井のわが子らに託したメッセージであるし、この歴史性と今日性は説得的である。私が上記した「神の摂理論」（特に、赦し、慈愛と希望）に対応する発言で、「信仰告白」的なものと読める。

私は、これを以て、山口さんたちが丁寧かつ誠実に追ってきた「永井→山下」論を一蹴するのではない。といって、永井は、自らの戦争責任を問うていないまま、きれいごとを言っているだけと断ずる立場でもない。とはいえ、私は、戦争の惨禍を身に沁みて体験している分だけ、平和を希求するという、彼のリアルで説得的な文章に感動することに留まりたくない。すなわち、あの戦争の加害（侵略）と被害（被占領）の循環を、自ら苦悩と痛みを引きずりつつ、歴史的・社会的文脈を置いて検証し続ける作業を放棄してはならないと改めて思うのだ。そして、今日的、緊急の課題で言えば、「ヒロシマ―ナガサキ―フクシマ」という流れのなかで、福島第一原発事故の惨禍と解決に向き合い続けなければならないと、本書に問い掛けられている。

本書には、「脳死・尊厳死」「人体部品資源化・商品化」「脳死・臓器移植」「遺伝子診断」等の問題が、各々の著者によって論じられている。それらは、山口さんによって示された「科学技術における『国策』と『犠牲』の連環の構図」のなかで組み立てられている。

（初出：『社会臨床雑誌』23巻1号、二〇一五年四月）

（注1）

私は、「現実を無視した科学者らしからぬ態度」と要約したが、原文は、「『水頭症』や『被爆二世』の問題を……」となっている。被爆・被曝の影響で「水頭症児」「奇形児」などが生まれることがあることは「事実」である。しかし、これらの「事実」を強調して「だから被爆・被曝は心配である」と言ってしまうことは、「いま、ここで、そのような状態で生きている人たち」を〝生きるに値しない存在〟とみなしていることの反映になる。私は、「原子力（原爆・原発）」は、生命・自然、環境・関係の不可逆的な分断・階層化、そして破壊・破滅をもたらすと包括的に批判することで、余りにも十分であると考えている。篠原「反原発の論理を確める―障害者排除・優生思想を問いつつ」（社臨誌20巻1号、三～八頁、二〇一二年六月）

（注2）

イスラエル建国に伴って、直ちに生起し、今日いよいよ深刻化している「イスラエル・パレスティナ」問題については、六〇年代半ば、イスラエル・キブツを取材して以来、私も葛藤し続けてきた課題である。拙著『キブツの子どもたち』（誠心書房　一九七一年）の「あとがき」や「イスラエル再訪の旅」（『「社会臨床の思索』所収、私家版、一九七七年）などで報告し思索してきたが、ここでは割愛する。

（注3）

「神の摂理」信仰は、「赦しと恩寵（慈愛と希望）」を以て完結するというのが、私の理解である。このことによって、後に触れるが、永井が「平和憲法」死守を主張する文脈が理解しやすくなると考える。

「増補改訂版」の発行にあたって

山口研一郎

本書の初版発行から約一ヶ月後に迎えた二〇一五年は、「戦後七〇年」にあたる年でした。同時に、原爆が投下されて七〇年にあたる年でもありました。自然、世論の動向は、改めて戦争を問い、被爆がもたらした惨劇について思い起こし、原発の行く末を案じ、マス・メディア上でも、同様なスタンスで多くの記事が書かれました。

一方、「戦後の大転換」とも言うべき幾多の「国策」が講じられました。一つは、「安全保障関連法」の成立です。同法により軍隊（自衛隊）を公然と海外へ派兵できる国へ転換されました。それは、戦後国の規範とされてきた日本国憲法とりわけ九条の存在を反古にする暴挙でもありました。

二つ目は、沖縄において、米軍普天間飛行場の移設先に「名護市辺野古」が浮上した一九九七年以来二〇年間の「辺野古米軍基地建設反対闘争」に対する警視庁の機動隊まで動員しての暴力的圧殺、ジュゴンやウミガメ、サンゴ礁など多様な固有の動植物が生息する大浦湾の埋め立て工事着手、翁長雄志沖縄県知事の埋め立て承認取り消しを違法とする法的処置（福岡高裁那覇支部への「取り消し」撤回代執行のための提訴）です。

三つ目は、二〇一一年三月一一日の福島第一原発事故をきっかけに、稼動を停止していた全国の原発に対し、川内《せんだい》原発（鹿児島）、伊方原発（愛媛）、高浜・大飯原発（福井）と、次々に原子力規制庁や司法による承認を与え、再稼動への策動を開始しています。中でも、高浜・大飯原発は、二〇一五年と一四年の福井地裁における「再稼働差し止め」の判決にもかかわらず、同じ司法が判決を覆して再稼働を謀ろうとしています。

＊

そのような時代背景において、本書発行以来様々な方からの書評をいただきました。

二〇一五年一月、『沖縄タイムス』紙上で、沖縄大学名誉教授の加藤彰彦氏が、「医療の実態から問う現実」と題して、科学技術庁が設置された一九五六年以降、「重化学工業を中心とする高度成長路線が拡大」したことを論じておられます。その中で、「水俣病」、「石炭から石油のエネルギー転換による炭鉱の閉山」、各種薬害が発生し、原発が建設されました。原発事故については早々と終息宣言を発し、オリンピック誘致へと突き進む現実が指摘されています。

二月、『週刊読書人』に、東京医科歯科大学准教授の田中智彦氏が、「いのち見つめなおす時代に――私たち自身の生きざまをも鋭く問う」との論文を寄せてくださいました。「進歩」や「発展」のために生命《いのち》が犠牲になるのはやむを得ないとする論理の「まやかし」性について論じ、「国策」にはそれが貫かれていると指摘されました。その最たる例を、原発事故被災地の人々を「見捨て」つつ原発再稼働が進められている現実にみておられます。一方、「見捨て」ることに加担している私たち自身の生命が「喰いもの」にされている現実も指摘されています。それは今始まったことではなく、戦前から戦後の歴史の中に確認でき、本書の序章で高氏が繰り返し語っておられる、今やいのちを「根こそぎに」見つめなおす時であることを再確認しておられます。

三月、『長崎新聞』に、同新聞社報道部の山田貴己《よしき》氏が、「国策と犠牲の連鎖、読み解く──『住民自身が専門家に』」と題して、特別記事を掲載してくださいました。本書が、一九九二年以来「現代医療を考える会」で討議されてきた、先端医療、生命や死の問題、戦時中の医学・医療、原発政策などについての集大成であることが紹介されています。その上で、故宇井純氏の「公害をなくすためには住民が専門家になるほか道はない」との指摘同様、多様化する科学技術、社会問題に対して「市民が専門家になる」ことの意義を語っていただきました。

一方、被爆後の長崎における永井隆氏の役割については、私信を含め多くの感想が寄せられました。一月、花園大学文学部元教授の八木晃介氏が、私的通信『試行社通信』に、「〝国策と犠牲〟を読む」と題して論じてくださいました。その中で、永井氏の、カトリック信者を始めとする被爆者に対して語った、「祭壇に供えられた潔き仔羊」、「放射能は洗い流され証明できない。何の心配もいらない」、「原子エネルギーの利用」といった言説が、現在放射能安全神話を吹聴しつづけている原子力村の医学者たちに受け継がれている、と指摘されています。

四月、「日本社会臨床学会」発行の『社会臨床雑誌』に、クリスチャンでもある篠原睦治氏が、「なぜ、いま、『永井隆』を問うのか」と題する長文を掲載してくださいました。様々な角度からの貴重な永井論であり、本書への掲載を快諾いただきました。特に「神の摂理論」が、永井隆独自のものではなく、キリスト教に継承されてきたものであり、「再考する宿題を与えられた」との指摘は重いものです。

八月、『世界』（岩波書店）に、ジャーナリストの斎藤貴男氏が、「永井隆は己の如く人を愛したか」という一文を寄せられました。冒頭、戦中戦後の永井隆像が紹介され（本書二九二〜三〇〇頁参照）、その上で、「いま、なぜ永井隆なのか」について言及されています。「安倍晋三政権は原子力立国を目指して」おり、その奔流の源に永井氏がいる。その手がかりになるのが長崎大学教授の山下俊一氏の言動とされ、「(山下にとって永井は)行動の基盤であり、善悪の判断基準」との二〇〇六年八月の『中国新聞』記事が紹介されています。さらに、戦時中の永井氏の姿が浮き彫りにされ(本書第7章の注3参照)、彼の「科学と日本魂《やまとだましい》」はすべての日本人が持ち合わせたものであり、「浦上燔祭説」によって日米両国の最高責任者を免責し天皇を中心とする支配構造に組み込んでいる論理はキリスト教とは無縁、との論旨が紹介されています(斎藤氏は、二〇一五年一一月出版の『「東京電力」研究 排除の系譜』角川文庫において、新章として「永井隆、〝聖者の亡霊〟」と題し、『世界』上の論文に長崎のカトリック史など大幅な加筆を加え、掲載されました)。

＊

本書と関連する内容の書籍として、二〇一五年八月、戦後(被爆)七〇周年を迎えるにあたり、二冊の本が出版されました。高橋眞司著『長崎にあって哲学する・完―3・11後の平和責任』(北樹出版)、四條知恵(長崎大学核兵器廃絶研究センター)著『浦上の原爆の語り―永井隆からローマ教皇へ』(未来社)です。

高橋氏の著書は、既に出版されている二冊の『長崎にあって哲学する(長哲)』の完結版にあたります。一冊目の『長哲』に触れている秋月辰一郎氏についてより深く掘り下げられ、同時に秋月氏を通してみた「永井像」に言及されています(第2編)。

興味深かったのは、第6編の「『遺伝子神話』の生成とその駁撃―現代における生命科学技術の進歩とその問題性」です。すべてが遺伝子によって決定される、とする論理に対し、その文献的批判が試みられています。特に「ヒトゲノム科学が（優生学としてかつてのホロコーストに奉仕したように）『死の科学』へ転落するのを防止することこそ、21世紀における『遺伝倫理学』の最大の課題」との指摘は重要です。そのためには、①デモクラシーの確立、②科学者自身の教育、③危険性を生じた場合の「警笛」「内部告発」など危機への対処、の必要性を上げておられます。

第7編では、「3・11後の平和責任」がまとめられています。それを導き出す方法として、「放射線防護にかんする、歴史のもっとも古い」ICRP（国際放射線防護委員会、一九五〇年発足）が唱える「放射線防護の体系」について紹介し、そこで貫かれる「損害」の程度と「便益」という考え方に疑問を呈しています。特に、「人間の生命」が「金銭化」「定量化」され、「人間の尊厳」という思想が否定されている、と断じています。

一方、「核実験や核施設による被害の現実」として、米国の四例が紹介され、さらにチェルノブイリ原発事故について言及されています。特にチェルノブイリでは、①低線量被爆による免疫機能の低下、②セシウム137による内臓器官の異常、③セシウムによる自律神経系の異常（「放射能恐怖症」と表現される心因説の否定）、について特筆されています。

以上の「現実」の上に、ICRPにかわるECRR（ヨーロッパ放射線リスク委員会、一九九七年創設）が紹介されます。ECRRは「二〇一〇年勧告」で、電離放射線の危険性を分子生物学によるDNA損傷のメカニズムに基づき記述しました。また、「がんの世界的異常発生の原因究明」についても重要な貢献がありました。その上で、「原子力エネルギーは犠牲が大きすぎるエネルギーである」との見解を出したのです。

以上のような観点、及びガルトゥング（ノルウェー）の「暴力」の定義、すなわち「生存欲求」、「福祉欲求」（病気にならない）、「アイデンティティ欲求」（社会から「疎外」されない）、「自由欲求」（居住、移動の自由）の毀損《きそん》、という見地に立てば、「平和のための原子力」つまり「原子力の平和利用」としての原発は「暴力」そのものである、との結論に達したのです。高橋氏は同著の最後を以下の言葉で結んでおられます。「核兵器と原発は究極の暴力である。なぜなら、『発生した電離放射線被曝に対しては、線量の高低に関係なく、効果的な治療法はまったくないからである』（ドネル・W・ボードマン及び肥田舜太郎）。したがって、『核時代の平和責任』とは、『核暴力』に対して『基本的人権』と『人間の尊厳』を守るたたかいである」。

今日安倍政権が、国内における原発の再稼働と同時に、インド（二〇一五年一二月、「原子力協定」合意）を始め、多くの国々へ原発技術を輸出し増設を促していることが、いかに国内外の人々の「生存」や「福祉」あるいは「自由」を侵害するものであるか明白なのです。

＊

四條氏は、長崎は広島に比べ被爆実態についての記録に乏しく、特に被爆中心地である浦上地区において「甚大な被害を受けた浦上のカトリック集団に着目した研究は少ない」との認識のもとに、「長崎市への原子爆弾の投下という歴史的な出来事を対象に、浦上のカトリック教徒がどのように原爆被害を捉え、語ってきたのか」について明らかにすることを目的に同著を執筆されました。

第二章においては、長崎において差別され続けてきた「浦上のカトリック教徒」と、だからこそ語らざるを得なかった「永井隆の燔祭説」について論じられています。その上で、一九五〇年代から九〇年代以降の「燔祭説」に対する賛否論争が丁寧に紹介され、論争の問題点が指摘されています。

第三章では、永井氏が最も盛んに執筆活動を行なった占領下での氏自身の長崎における位置付けを知るために、敗戦直後より一九五一年五月の永井氏の死までの『長崎新聞』や『長崎日日新聞』を参考に論じられています。永井氏に関する記事の掲載は被爆後半年を経た一九四六年二月ですが、翌年七月占領軍による永井氏の広報化以降頻繁に取り上げられ、特に「燔祭説」がそのたびに提示されました。周知のように、数多くの著書が出版され、マス・メディアで紹介され、映画も上映され、国会や長崎市議会、政府や皇室、ローマ教皇に至るまで、様々な団体や個人から表彰状や記念品が送られたのです。四條氏は、一連の動向について、以下の三点において、時代の流れであったと総括されています。①占領軍とマス・メディアによって作られた「永井像」、②「国際文化都市」長崎の象徴、③日本への布教を強化するカトリックによる広告塔（永井氏の「反共性」もその一つ）。

第四章については以下のようになります。戦後、長崎純心高等女学校（現純心女子学園）においては、「燔祭」が長く語り継がれてきました。しかし、一九八一年二月、ローマ教皇ヨハネ・パウロ二世が日本を訪れ、長崎において六万人近くの市民を前にミサを行ない、中でもカトリック系の恵の丘長崎原爆ホームを訪れ、「皆さんの生きざまそのものが、…戦争反対、平和推進のため最も説得力のあるアピール」とのメッセージを残したことにより、純心における語りに「死者から生者に力点がおかれる」点で変容があった、とのことです。四條氏は「燔祭（ホロコースト）」という文言のイメージについて、以下のような重要な問題提起をされています。「原爆死に『燔祭』という言葉を使用することに関連して、ナチスのユダヤ人大虐殺を指して『ホロコースト』という言葉を使うことに対する批判的な意見がある。暴力による理不尽な死を宗教的用語で呼ぶことは、その死を歪曲し、無意味な死を直視し受け入れることを拒否するという強制収容所体験者からの批判である。……原爆死に『燔祭』という言葉を使用して正当性を与えることは、意図的ではないにせよ、構造として原爆の暴力そのものに肯定的な意味を与える危険性を孕むものでもあった」。

最後に第五章及び結びにおいて、「燔祭説」をもたらしたきっかけとしての「原子爆弾は天罰」という語りが、必ずしも浦上外の人々から発せられたものではなく、浦上のカトリック教徒のあいだにもあり、それが「ひび」として存在したことが実証されています。また、長い歴史の中で数々の迫害に耐え、多くの殉教者を出してきた浦上の人々の強い結びつき、共同体についても紹介されています。その上で、前述した高橋氏が指摘された「核による四つの暴力」に対抗する「燔祭説論」を抱げ、本書は閉じられています。「浦上で被爆したカトリック教徒にとって、原爆被害とは、みずからの負った火傷や怪我、放射線障害あるいは肉親の死にとどまるものではない。自宅と財産に加え、多くの隣人、友人、同僚を失い、ときに学校や職場、さらには信仰の中心である協会と暮らしの基盤でもあった地域共同体を失うことだった。……。浦上のカトリック教徒、またカトリック集団にとって、燔祭説が与えた原爆死の意味は、崩壊された社会のなかで生きるための希望を指し示すものだった。……。それは、浦上のカトリック教徒たちに、過去と未来を提示することで、集団を再統合し、共同体を作りだす試みであり、それによって、生き残ったカトリック教徒たちは、もう一度、集団のなかの個人としてのアイデンティティを確保し、再建に向かって歩み出す力を与えられたのである。

……。燔祭説は、カトリック教徒であったために必然的に語られたものではなく、それを提唱した永井隆の存在と、浦上のもつ固有の条件から長崎のカトリック教界に生まれた独特なものと言える」。

本書にとっても示唆に富む貴重な著作と言えます。

＊

各書評や書籍の中で、それぞれ異なる「永井論」が語られています。「キリスト教」「カトリック」に原点を求めるもの、「日本人の化身」とする意見、「浦上」を起因とする説、様々です。本書において明確な答えを出すことはできません。

しかし、「いま永井隆を問う」意味に言及することは重要です。それは三・一一後、永井的言説が多くの科学者・医学者により論じられ、それが政府による原発再稼働政策の有力な原動力になっているからです。

専門職の言動は政府や企業にとって力強い味方になる一方、一般民衆を黙らせ無力化させる役割を持つことがあります。その一挙手一投足が、科学技術のみならず時代の流れを牽引していく力を有することもあるのです。

永井氏は被爆地の悲惨の中から立ち上がり、数多くの浦上の人々を慰め励まし救い、自らの生命を燃焼し尽くしました。その壮絶な人生に対しては、誰しも一目置かざるを得ません。しかしながら、だからこそ、医師・科学者としての永井氏に対し、改めてその生き様を問う必要もあるのです。その作業は同時に、被爆後の広島・長崎と多くの点で同様な被曝後の福島を迎えてしまった現代、私たち一人ひとりの生き方を問うことでもあるのです。

著者紹介

山口研一郎（やまぐち・けんいちろう）1949 年生まれ。医師（やまぐちクリニック）。現代医療を考える会代表。著書：『思想としての「医学概論」――いま「いのち」とどう向き合うか』（共著、岩波書店）など。

高　史明（コ・サミョン）1932 年生まれ。作家。著書：『月愛三昧―親鸞に聞く』（大月書店）、『生きることの意味』（ちくま文庫）など。

塩見有生（しおみ・ゆうき）1981 年生まれ。阪神医療生活協同組合勤務。

松井英介（まつい・えいすけ）1938 年生まれ。医師（座禅同診療所）。岐阜環境医学研究所所長。著書：『見えない恐怖』（旬報社）など。

中嶌哲演（なかじま・てつえん）1942 年生まれ。明通寺（真言宗御室派）住職。著書：『大飯原発再稼働と脱原発列島』（批評社）など。

水戸喜世子（みと・きよこ）1935 年生まれ。「ふくしま脱被ばく裁判」共同代表。水戸巌著『原発は滅びゆく恐竜である』（緑風出版）の編集委員。

西沢いづみ（にしざわ・いづみ）1957 年生まれ。看護学校生物学・生命倫理学講師。著書：『生物と生命倫理の基本ノート』（共著、金芳堂）など。

小松美彦（こまつ・よしひこ）1955 年生まれ。武蔵野大学薬学部教授。著書：『生を肯定する』（青土社）、『生命倫理の源流』（共著、岩波書店）など。

天笠啓祐（あまがさ・けいすけ）1947 年生まれ。市民バイオテクノロジー情報室代表。著書：『暴走するバイオテクノロジー』（金曜日）など。

川見公子（かわみ・きみこ）1948 年生まれ。臓器移植法を問い直す市民ネットワーク事務局長。著書：『脳死・臓器移植Ｑ＆Ａ５０』（共著、海鳴社）

亀口公一（かめぐち・こういち）1950 年生まれ。ＮＰＯ法人アジール舎会長（理事長）。著書：『福祉と人間の考え方』（共著、ナカニシア出版）

沖克太郎（おき・かつたろう）1940 年生まれ。元三池炭鉱労働組合組合長。『三池ＣＯ闘争を闘いつづけて５０周年』を発行。

藤　信子（ふじ・のぶこ）1949 年生まれ。立命館大学大学院応用人間科学研究科教授。著書：『対人援助の心理学』（共著、朝倉書店）など。

西村豊行（にしむら・とよゆき）1937 年生まれ。著書：『解放への照準』（社会評論社）、『部落解放への架け橋』（南風社）など。

神戸　修（こうべ・おさむ）1960 年生まれ。浄土真宗本願寺派僧侶。大阪芸術大学短期大学部教員。著書：『人権理論の視座』（明石書店）など。

篠原睦治（しのはら・むつはる）1938 年生まれ。和光大学名誉教授。子供問題研究会、社会臨床学会の企画、運営に参加。著書：『関係の現像を描く――「障害」元学生との対話を重ねて』（現代書館）など。

【増補改訂版】
国策と犠牲——原爆・原発　そして現代医療のゆくえ

2016年２月15日　初版第１刷発行

編著者——山口研一郎
装　幀——中野多恵子
発行人——松田健二
発行所——株式会社社会評論社
東京都文京区本郷2-3-10　お茶の水ビル
☎03（3814）3861　FAX03（3818）2808
http://www.shahyo.com
組　版——合同会社 悠
印刷・製本——株式会社ミツワ